现代
医疗技术中的
伦理问题

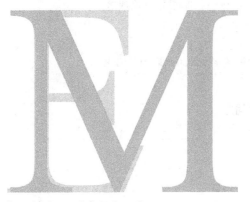

U0391204

主 编 田勇泉 张 欣

副主编 刘 星

编 委 (按拼音字母排列)

陈云良　冯 琼　卢光琇

李 伦　刘 星　毛新志

涂 玲　田勇泉　王晓敏

肖水源　周胜华　张 欣

张新庆

湖南大学出版社·长沙

内 容 简 介

　　现代医疗技术的发展使人类的生存和生活方式发生了根本变革，它的"双刃剑"效应从未如此明显：它一方面给人类带来了巨大福祉；另一方面也动摇了人类的道德坚守，冲击着现有的社会规范和法律制度，产生了诸多的社会伦理和法律问题。究其根源，社会需求异化所凸显的医疗技术异化、医学科研异化，以及人们价值取向、道德观念，乃至人性的异化是其根本原因。本书致力于探究这些伦理问题背后的深层次原因，分析伴生惊喜的现代忧患现象，以期抛砖引玉，建构出现代医疗技术和谐发展的健康体系。

图书在版编目（CIP）数据

　　现代医疗技术中的伦理问题/田勇泉，张欣主编 . —长沙：湖南大学出版社，2020.12
　　（湘雅医学人文丛书）
　　ISBN 978-7-5667-1932-4

　　Ⅰ.①现… Ⅱ.①田… ②张… Ⅲ.①医学伦理学
Ⅳ.①R-052

　　中国版本图书馆 CIP 数据核字（2020）第 016591 号

现代医疗技术中的伦理问题
XIANDAI YILIAO JISHU ZHONG DE LUNLI WENTI

主　　编：田勇泉　张　欣
责任编辑：陈　维
印　　装：广东虎彩云印刷有限公司
开　　本：710 mm×1000 mm　1/16　印张：15.25　字数：296 千
版　　次：2020 年 12 月第 1 版　印次：2020 年 12 月第 1 次印刷
书　　号：ISBN 978-7-5667-1932-4
定　　价：58.00 元

出 版 人：李文邦
出版发行：湖南大学出版社
社　　址：湖南·长沙·岳麓山　邮　　编：410082
电　　话：0731-88822559（营销部），88821594（编辑室），88821006（出版部）
传　　真：0731-88822264（总编室）
网　　址：http://www.hnupress.com
电子邮箱：wanguia@126.com

目　次

第一章　现代医疗技术及其伦理问题概论

20世纪50年代，美国生物学家沃森（J. D. Watson）和英国物理学家克里克（F. H. Compton Crick）发现了双螺旋结构模型的 DNA 分子，并刊登于1953年4月25日的《自然》杂志上，向世界揭示了生命信息储存和传递的"生命之谜"，开启了生命科学的新时代与新篇章。借助生命科学的发展，医学在各个领域中都实现了深刻的改革，获得了长足的进步。例如，生殖与发育、疾病的预防与控制、遗传咨询与干预、行为与死亡控制等。与此同时，在医学发展和社会需求的双重刺激下，各项医疗手段也得到了极大的丰富，各种新兴医疗技术层出不穷。例如，大脑移植技术、基因编辑工程技术和大脑神经科学技术等。然而，这些新兴医疗技术在丰富疾病的诊疗手段、提高疾病诊疗的有效率、推进传统医疗手段改革和发展的同时，也逐渐动摇了人类的某些传统伦理观念，对人类传统道德领域提出了巨大挑战，让我们对未来既充满憧憬又困惑不安。辅助生殖技术在消除不孕症患者疾苦、满足其生儿育女幸福期待的同时，也挑战了两性结合的传统生育观念，甚至导致人们对生命尊严崇敬性的缺失。正如德国伦理学家伦克所说："伦理学问题现在比以往任何时候都更为紧迫，这不但是由于人的力量向非人的环境即向自然扩展的结果，而且也是因为人有了能够控制和干预人的生命本身的前所未有的新方法。"①

确实，现代医疗技术在现代医学的支撑下获得了前所未有的成功。但是，当我们逐渐把传统梦想变为现实，并沉浸在医疗新技术的突破性进展带来的巨大喜悦中时，潜在的风险或威胁总会不期而遇。它们总能促使我们静下心来进行反思：是否每种医疗新技术都具有善的倾向性？我们如何在现代医疗技术的发展过程中进行合理权衡和规治，使其带来最大的善和最小的恶？当然，人们对现代医疗技术社会运用后果的反思也由来已久。1971年，美国生物学家波特（V. R. Potter）首次提出了"生命伦理学"概念，意味着从伦理学的视角审视生命科学技术发展及其社会运用后果的思想已经被生命科学家逐渐接受并开始规范化。1975年，一些生命伦理学家聚集在加利福尼亚的阿西洛玛，一

---

① H. 伦克，孟庆时. 当代的哲学、伦理学和人的技术活动［J］. 哲学译丛，1985，2：54-56.

起探究 DNA 重组技术的安全性问题。自此，基因工程技术的安全风险问题逐渐为普通大众、生物学家、生命伦理学家以及政府监管部门所关注。[①] 1979年，我国在广州举行了全国医学辩证法学术会议，邱仁宗教授介绍了国际生命伦理学的发展概况和热点问题，例如脑死亡、安乐死、辅助生殖、器官移植和遗传学等，从此生命伦理学理论和原则逐渐成为国内生物医学相关领域规范发展的主要依据。[②] 现代医疗技术的发展引起了社会各领域人们的关注和重视，但不同于传统医学技术的是，它的能力及社会应用的范围早已突破传统医学模式的限制，它所导致的相关伦理、社会和法律问题致使其在社会运行中无力维持中立的姿态。现代医疗技术更多地与个人、公众与社会的需求紧密联系，它们总是需要承载过多的期待，以至于在迎合各种期待并随时加以演化的过程中偏离了本身发展的正常轨迹。

第一节　现代医疗技术的演进

现代医学的发展得益于现代科学技术革命的巨大推动，它所取得的成就比以往任何一个时代都要多，医学研究领域的拓展也在不断加深，医学技术应用和推广的速度大幅度加快。现代医学的发展开始于孟德尔遗传规律的再次发现，以人类基因组图谱绘制完成而达到顶峰。当然，现代医学的发展离不开传统医学科学的丰富积累和持续推进。但是，正如普遍意义上的科学与技术关系一样，尽管两者同根同源，但性质不同，在历史演进过程中的相当一段时期内，科学与技术是相对的，并各自为阵。直到近现代时期两者才实现真正意义上的互相融合、互相促进，比如科学的技术化和技术的科学化状态。医学与医疗技术也是同根同源的，但两者的结合和相互促进具有偶然性和随机性，因为真正为了医学的发展而发明的医疗技术十分少见，技术转化为医疗技术的过程和速度也是非常缓慢的。因此，医学与医疗技术高度融合、共同进步的良性循环同样是近现代的一个话题，即医学的发展对医疗技术提出了新的需求，医疗技术随着这种需求的增长和刺激而不断改进，反过来又促进医学的精进和完善。

---

① FARAH M J. Neuroethics: the practical and the philosophical [J]. Trends in Cognitive Sciences, 2005, 9: 34-40.

② 邱仁宗. 中国发展生命伦理学之路: 纪念中国生命伦理学发展 30 周年 [J]. 中国医学伦理学, 2012, 25 (1): 4-6.

一、科学与技术

作为科学技术哲学的基本问题，科学与技术的关系一直备受质疑。[①] 很多学者认为，随着社会的发展和科学技术的进步，科学与技术之间相互依存、相互转化的相随相伴现象十分明显，两者的界限非常模糊。但是，陈昌曙教授认为，科学与技术实际上是人与自然界的关系的反映，两者都与生产力发展相关，互相联系紧密。但科学与技术又是两种不尽相同的社会文化，它们各有自己的性质、任务、内容、方法、研究过程、劳动特点、评价标准和意义。[②]

科学致力于回答研究对象"是什么""为什么"的问题，它是一种客观的认识活动，探索的是自然界或人类社会活动过程的客观规律，从而增加人类知识文化的积累、构建客观的知识体系并推动其发展；技术侧重于解决"做什么""如何做"的问题，是人类运用科学知识在社会实践活动中的手段、方式和方法，通过认知自然来更好地协调人与自然的关系，以此获得人类物质财富的增益和人类生活质量的提高。

科学广泛的认知意义具有促进文化教育和社会文明的价值，而技术的推广具有重要的经济和生态价值。如果从对造成环境污染和生态恶化"负责"来说，科学可以不承担直接责任，而技术则不同，技术的应用虽未必是造成生态和环境问题的祸首，却常会被认为是直接执行者而列入被告席。科学与技术之间的差别是两者相互联系和转化的前提，只有确认两者之间的重要区别，才谈得上彼此的互动，如果两者是无差别的同一，则互动无从谈起。[③]

在承认科学与技术之间差别的基础上，我们同时更应该重视两者之间的紧密联系和互动。科学上的每次重大突破都可能导致新技术的出现，从而在一定时间内极大地影响人类的社会生活；新技术的出现和发展也会增加、丰富和提高人类探索自然的手段和能力，从而推动科学的深入发展。科学技术化和技术科学化早就已成为当前社会中逐渐达成的普遍认同。然而，两者并非从一开始就具备这种相互交融的关系，科学与技术在很长一段时期内是相互独立地发展和演化着的，这种相伴相随及其密切的联系和互动只是两者近现代状态的写照，在此之前两者虽经历了漫长的实践和融合过程，但这和医学与医疗技术的同根同源现象存在根本差异。

---

① 陈昌曙. 技术哲学引论 [M]. 北京：科学出版社，2012，4：129.
② 陈昌曙. 技术哲学引论 [M]. 北京：科学出版社，2012，4：130.
③ 陈昌曙. 技术哲学引论 [M]. 北京：科学出版社，2012，4：135.

二、传统医学与医疗技术

医学是预防、治疗生理疾病并保持人体生理机体健康的科学，主要致力于研究人类的生命发展过程及疾病发生的原因。而医疗技术则是指医疗机构及医务人员通过诊断和采取治疗手段对疾病做出判断继而消除病痛、改善机体功能和延长生命，从而达到诊断和治疗疾病的目的。[①] 从医学与医疗技术发展和演变的历史看，两者互相促进。例如，石器时代原始人利用人工取火技术改善自己的生存条件：取暖御寒，防范风寒引起的外感疾病和风湿疾病；改善饮食，减少消化道疾病。石制针灸工具砭石作为最古老的医疗器具，常常用于手术切割，用来切开脓肿、排脓放血、清除腐败等；[②] 针灸铜人模型铸造技术的发明，很好地发挥了穴位规范化的作用，有力地促进了针灸医学的发展；解剖技术的深入发展极大地促进了生理学和血液循环学说的发展，推动了医生对解剖学和生理学知识的理解和掌握，为近代医学的发展奠定了良好的基础。17 世纪显微镜的发明将医学领入现代医学阶段，为观察微观世界提供了强有力的工具，人类从此从宏观走入微观。自此，组织病理学和神经生理学等学科得以诞生和发展，同时微观医学发展和进步的需求反过来激发了对显微镜功能改进的需求，推动了显微镜改良的不断精进，[③] 特别是光学显微镜的发展。同样，听诊器的发明、1862 年的视力表、1865 年的膀胱镜、1898—1900 年的气管镜和胃镜等物理诊断技术等都各自推动了相关医学的巨大发展和进步。值得一提的是，1895 年伦琴发现了 X 线，为影像学的发展开辟了先河，成为不可或缺的诊断手段。[④]

医学的进步主要依靠实践经验的积累，我们可以观察到 20 世纪之前医疗技术的发明具有明显的偶然性，它能提供给医学进步的支撑也是迟缓和随机的，况且这些知识和信息的共享十分有限。从总体上看，传统医学和医疗技术呈现出几个方面的特点：首先，医学进展缓慢。传统医学经历了数个世纪的发展，所取得的成就十分有限。其次，医疗技术的发明具有偶然性。医疗技术的发明主要依靠其他领域技术的随机应用，或医疗技术的不断改进，真正为了满足医学发展需求而研发的医疗技术十分少见，例如显微镜来源于伽利略对望远镜的发明和改进。再次，医疗技术转化为医学实践的能力有限。例如，针灸技

① 《医疗技术临床应用管理办法》卫医政发〔2009〕18 号第二条.
② 王振国，张大庆. 中外医学史 [M]. 北京：中国中医药出版社，2013，1：7-11.
③ 王振国，张大庆. 中外医学史 [M]. 北京：中国中医药出版社，2013，1：59-67.
④ 王振国，张大庆. 中外医学史 [M]. 北京：中国中医药出版社，2013，1：90-92.

术在针灸铜人模型制造成功以前，经历了漫长的探索历程，在近代经络腧穴正确定位、穴位规范化之后，针灸学在医学实践中才显示出其重要性。最后，重要技术发明推动医学进步的步伐缓慢。例如，解剖学技术的现代研究才促进生理学和神经病学的发展。

三、现代医学与现代医疗技术

20 世纪以来，现代科学技术革命的持续进行大幅度地改变着整个世界的面貌。现代科学技术在医学中的应用直接改变着医学界各个领域，特别是一些重大技术成果逐渐成为现代医学发展的强力臂膀，不仅促进了医学的发展和进步，并且显著地改善了人类的生命健康水平。此外，它也促进了现代医疗技术的突飞猛进，如超声技术、微电子技术、激光技术、辅助生殖技术、基因治疗技术、移植技术和脑成像等一系列技术应运而生。

1895 年物理学家伦琴发现 X 线使其成为了影像学的奠基。1898 年美国医学家坎农，将铋或钡元素配合 X 线应用到全身各器官的检查，使其成为诊断学的基本内容。1917 年数学家拉顿用数学方法从 X 线投影的无限集合来重建图像。1969 年英国工程师豪斯菲尔德在前人的研究基础上成功地设计了一台由 X 线断层扫描、电子计算机与电子显示装置组成的诊断仪器，并在对患者的检查中清晰地显示出肿瘤的形态和大小，引发世界瞩目。紧接着，世界上第一台 CT 问世，自此被广泛应用于临床。

另外，20 世纪初生殖医学的发展对人类的繁衍作出巨大贡献，归功于人工授精、体外受精以及无性繁殖等技术的发展。1890 年，美国人杜莱姆森（Dulemson）首先将人工授精技术应用于临床，医学界一片哗然。1953 年，美国阿肯色大学医学中心的谢尔曼（Sherman）和伯奇（Bunge）开辟了冷冻精子在人工授精方面的广阔应用前景。1978 年 7 月 25 日，世界上第一例试管婴儿在英国诞生，从此体外受精技术被广泛运用。1992 年卵胞浆内单精子注射（ICSI）技术大大提高了试管婴儿技术的成功率。[1]

基因工程的开展为人类医学的发展提供了多重可能性。1980 年，美国学者克莱因（M. Cline）等给两名患地中海贫血症的病人进行了首次基因治疗，以失败告终。1983 年，曼（R. Man）等构建了包装细胞系，基因治疗再次被关注。1986 年，科恩（D. Kohn）等把载有腺苷脱氨酶（ADA）基因的逆转录病毒载体导入灵长目动物，使持续表达获得印证。1990 年，美国国家卫生研究院（NIH）下属的 DNA 重组委员会批准了第一例人体基因治疗（ADA 缺

① 王振国，张大庆. 中外医学史 [M]. 北京：中国中医药出版社，2013，1：187-207.

乏症）并获得成功，再次印证基因工程对于人类健康的巨大推动作用。到目前为止，尽管基因治疗似乎展示了美好的前景，然而由于技术上的诸多局限，基因治疗还没有达到根治遗传疾病的水平，并且其带来的伦理问题也值得各界关注。

此外，电子计算机的运用促进了现代医院内部和病患病情管理的专业化、有效化。1953 年，美国密执安州的医院开始把计算机用于医院的病理管理。20 世纪 50 年代中期，计算机开始用于心电图的研究。1959 年华盛顿举行的会议鉴定模拟转换器和心电图分析的计算机程序。1966 年，美国波士顿医学中心儿童医院把计算机用于监护病房的管理。1969 年莱德利（Robert S. Ledley）等人报道了一种叫作 FIDAC 的胸部 X 线射片自动识别仪。1969 年豪斯菲尔德（N. Housfield）成功研制了一台可用于临床的 CT 扫描仪，1972 年首次报道了 CT 的临床使用情况。1974 年，美国物理学家科马克（Cormack）最终解决了计算机断层扫描技术的理论问题。磁共振成像（MRI）是继 CT 之后又一项重大的发明，并于 1982 年开始应用于临床，[①] 逐渐成为临床诊断的重要技术手段之一。

现代医学之所以能够取得如此重大的进步，其重要原因在于现代科学技术的许多重大成果在医学上的应用和推广，从而催生现代医学的面貌从基础到临床、从理论到实践的巨大变化。现代物理学、现代化学以及现代生物学的变革是推动现代医学发展的强大驱力，尤其 DNA 双螺旋结构的发现使分子生物学逐渐成为人们认识自身和疾病本质的主要工具。[②] 同时，从几千年医学技术演进的历史进程看，从古代的经验医学到近现代的实验医学，几乎所有的医学都与技术相互联系和作用：从人工动力、机械动力到原子动力，医学技术越来越复杂，医学呈现出根本性的变化，医学逐渐与技术融为一体；从医生操作医疗技术到现代医学技术左右医生，从以疾病治疗为对象到以社会需求为引导，医学研究的对象越来越远离疾病或患者本身，逐步成为社会化的产物。

第二节　现代医疗技术的基本特征

工程技术与生命科学和医学科学的融合，促使医学技术和工程技术的互补与互动成为现代医学技术的一个重要特点。医学工程技术为当代医学技术提供强大动力支撑，医学由最初治疗修复人体生命体征的偏差，修复脏器的失衡与

---

① 张大庆，和中浚. 中外医学史 [M]. 北京：中国中医药出版社，2005，1：221-223.
② 王振国，张大庆. 中外医学史 [M]. 北京：中国中医药出版社，2013，1：150-151.

缺损进而走向制造、安装人体的某些脏器，甚至再造人体、再造生命。"医学对人体生命和疾病的认知，也处于量化、数字化和模糊化的统一，标准化与变量化的统一之中，以致造成对人体认知的碎片化、疾病的局部化、心与身的逐渐分离。"① 不仅如此，医疗技术的发展也逐渐从以疾病治疗为导向，走向更广泛的社会需求，医疗技术越来越被社会需求所引导，成为社会多种文化、多种学科领域相互交融的一个完整的体系。这个体系也同时渗透到了几乎一切与人们相关的领域，例如生命与死亡、人类优异、人格尊严等，极大地影响并改变着人们传统的价值观念。

一、以社会需求为导向

传统技术着力于自然的开发，传统医学倾向于治疗疾病并减轻患者痛苦。故而，传统医疗技术是在与疾病的诊断和斗争的经验总结中开发和发展起来的。然而，随着现代科学的发展和引导，现代医疗技术早已摆脱了目标设定的可见性和现实性，并逐渐开始向人们对未来期待的方向转变，具体表现为目标设定的不可预见性和超现实性。而且，现代技术总是在手段与预定目标之间进行突破，在把预定目标转化为新目标实现的手段或基础后，在新的诱因催动下不断进步并转换角色、承接期待。也即，德国哲学家汉斯·约纳斯总结到："现代技术为人类欲求和需要增加了新对象和新物种，同时也增加了新的任务。偶然发明的事物满足人们的生活需求，并逐步并入社会经济的习惯性食谱，这样，技术不断更新成为实现目标的手段，两者互相促进。"② 现代医疗技术在改善人类健康状况、提高生命质量和维护人类优越性方面具有无可比拟的价值。

然而，现代医疗技术以社会需求为导向的特征，生发了一系列的社会和伦理问题。例如，辅助生殖技术在为不孕症患者带来福音的同时，并没有满足并止步于这种成功，而是被某些极端的社会需求所诱导，出现了性别选择、代孕，甚至是无性生殖等。于是，一些传统中不可能出现的伦理问题被提了出来。例如，胚胎的生命权问题、商业化问题、代孕母亲的权益问题以及谁是孩子的父母等问题。神经科学技术不但为神经外科的诊断和治疗带来福音，同时也被运用于人类心理的研究与干预，例如，神经营销学和神经政治学等。于是有关个体自主、隐私、知情同意以及个体同一性等问题引起了人们的关注。现代医疗技术所带来的已不是单纯针对疾病治疗和减缓患者痛苦的合理使用所产

---

① 杜治政. 当代医学技术演进若干问题的探讨 [J]. 医学与哲学，2014，35 (3A)：1-6.

② 约纳斯. 技术、医学与伦理学 [M]. 张荣，译. 上海：上海译文出版社，2008，8：5-7，139.

生的问题，而是属于非人性化倾向所导致的异化问题。

二、多领域高度融合

传统医疗技术进展的内驱力主要来源于疾病诊断与治疗的经验总结，主要涉及医学领域；而现代医疗技术的驱力却是多元的，不仅来源于科学技术自身的革新，还来自其他领域的发展需求，涉及多种学科、多种领域。也即，现代医疗技术不同于传统医疗技术的一个明显特征是，它具有多学科、多领域高度融合的特性，已经形成一个科学—技术—社会相互融合的完整体系。现代科技的发展方向常常受制于商业、军事和政治。商业、军事、科技与道德之间的拉锯战犹如政治与道德，只有当现代文明的道德有了生长的土壤，科技才能孕育出果实。① 现代医疗技术的多领域高度融合的特征，在脑成像技术的发展方面表现突出：融合现代物理科学、电子与计算机技术，加之疾病诊疗现实需求的潜在刺激，催生了一批功能强大并且无创伤性的脑功能成像手段。脑成像技术的进一步发展和成熟，不仅是应用于疾病诊断和治疗的辅助手段，而且在认知神经科学、心理学、道德哲学、社会治安以及国家防控领域也取得了空前的成效。不容置疑，成像资料解释是多学科和多领域高度配合的医疗技术，资料的合理阐释不仅需要多种学科在科学层面的良性融合，也需要多元文化在知识层面的宽容交叉，否则可能导致很多伦理问题，例如安全性、自主性、隐私保护、人类尊严等。② 由此可见，这种复杂的医学技术得益于多种学科和领域的高度融合，在其成功显示功效时又扩散至其他学科和社会领域，其中，科学、技术和社会明显地相互融合为一个完整的体系。

三、社会影响的深刻性

现代医疗技术的发展壮大，犹如一场生命的盛宴。人类辅助生殖技术增加了人类繁衍的机会，脑成像技术让大脑病灶无处可逃，基因工程给遗传病患者带来了希望，等等。各色佳肴呈现在眼前，人们的尊严和权利得到了极大满足，生活和生命的质量得到显著提升。

随着现代医疗技术慢慢主导人类的生活，人们逐渐意识到，其多领域高度融合的特征，使之延伸到几乎一切与人们相关的领域，例如生命与死亡、人类优异、人格尊严、自我形象甚至是世代利益等，它的每一次进步都会给予社会

① 卢风，肖巍. 应用伦理学概论 [M]. 北京：中国人民大学出版社，2007，1：376-377.
② 刘星，田永泉. 脑成像技术的伦理问题及研究对策 [J]. 科学技术哲学研究，2014，31（4）：60-64.

相关期待以满足，极大地促进社会进步，同时也在默化传统文化甚至整个社会的价值观念。这种情况在产前诊断中表现极为明显，产前诊断不仅可能使人们对堕胎的畏惧不断消失，并且使堕胎作为一种在思想上令人振奋的习惯在社会上蔓延开来，同时在感情上减轻了杀婴的痛苦。而且，从目标上看，这种旨在预防疾病的措施已经转变为人们对完美生命之期待的肆意追求。①

不可否认的是，人们赖以信任并为之欢呼雀跃的现代医疗技术，在其凯歌高奏中也暗自滋生祸端的萌芽。人们越来越迷信技术的权威，这种自信在技术给予人们期待的一次次满足中得到了极度膨胀，于是，技术成为了人们追求梦想、到达理想彼岸的摆渡利器。为了迎合眼前的短期利益和需要，人们集中大量人力、物力投入技术的开拓与创新，梦想不断被刷新和超越。然而，技术并非万能的上帝，不足以迎合人类无休止的欲望并使人毫无遗憾地滋养欲望裂隙并使之饱和。在抵押未来而享受科技带来的短期利益时，人们逐渐迷失自我并成为技术进阶的牺牲品。3D 技术改变了人们对于生命概念的界定；生殖技术重构了人们对于生命尊严的信念；神经科学技术刷新了人们对于生命价值的认知；基因治疗技术正挑战人们对于生命存在的体悟。现代医疗技术正以一种富含超然价值的意识流不断地冲击着人们传统的文化价值理念。技术建构论认为，技术发展的速度、规模和动向体现了社会的利益格局和价值取向；技术决定论认为，技术已成为一种自主的技术。它不仅表现为对客观自然规律的遵循，还表现为特定的价值取向——对于社会文化价值取向具有动态的重构作用。②

四、风险的不可预见性

伴随着现代医疗技术为人类带来的巨大收益，风险不期而至。由于人类对现代医疗技术的发展动向和未来掌控的未可知性，常常表现为对风险的不可预见性。其主要有三个方面的特征：第一，现代医疗技术在为人类进行疾病诊断和治疗时，常常将人体看成一台机器，将人体的各个部分分割成机器的各个零件。这种只顾部分而忽视整体的特点，极有可能破坏人体的协调性和整体性，对未来将会形成的病灶不可预知。例如，异种器官移植技术虽然可以解决人体移植器官短缺的现状，但其是否可能导致跨物种病毒感染和未来繁殖变异等隐患是目前无法推测的。第二，现代医疗技术是以社会需求为导向的，在现实社会情境中，不同行为主体的价值取向和利益诉求不尽相同。价值和利益的差异

---

① 约纳斯. 技术、医学与伦理学［M］. 张荣，译. 上海：上海译文出版社，2008，8：5-7.
② 甘绍平，余涌. 应用伦理学教程［M］. 北京：中国社会科学出版社，2008，12：146-157.

性导致医疗技术被某一部分群体当成追求利益的工具，不顾难以预测的风险进行利益追逐和极端目的的达成。例如，基因治疗技术的诞生和成熟得益于不同物种 DNA 分子的体外基因重组研究；基因疗法的临床实践原本能够秉承传统医学治病救人、造福人类的目的，却被部分研究者随意设计、改造，甚至制造生命。比如生殖性克隆、人兽嵌合体技术等，不仅践踏了人类尊严，而且不确定性乃至危险因素必将给社会和人类带来大量的未知风险。第三，现代医疗技术往往比较注重满足当前的社会获利，很少顾及或考虑未来世代的利益。例如，生殖细胞基因治疗，虽然可治疗遗传病并且避免后代延续病灶，但在细胞基因组合中，接受转基因的受体生殖细胞发生的随机基因整合可能产生一些新型的病灶，从而产生不可预知的严重风险。显然，目前的技术水平还不能全面和及时地预测和防范这些风险。

第三节　现代医疗技术中的伦理问题

现代医疗技术在生物技术与生命科学的快速发展进程中越来越显现出其在医学科学中的位置，它不断冲击并改变着医学这块阵地，导致人们对生命健康、医学模式和医学思维图式等方面的认知不断变化，传统医学面临着前所未有的挑战。同时，现代生命科学技术向医学领域的转化也越来越快，人类控制和干预自身生命的工具越来越多，人类传统伦理道德领域不断遭受着前所未有的冲击和挑战，造成当代伦理问题比以往任何时候都更为紧迫。例如，辅助生殖技术挑战了人类传统的生育观念，移植技术冲击着人类有关自身统一性和完整性的理念，脑成像技术给隐私、知情同意和公正等带来了阐释，等等。

一、辅助生殖技术相关问题

与一般医疗技术相比，辅助生殖技术（ART）拥有自身的一些特点：性与生殖的分离将遭遇社会、文化、伦理及法律等相关问题，人们的传统道德理念受到了极大的挑战和冲击。在辅助生殖技术的操作过程中，很多人为因素可能会给社会带来一些措手不及的后果和伦理困惑。

（一）受孕方式的改变与传统道德

生育在中国传统道德观念中被认为是天经地义的事情，正如《孟子·离娄上》所说，不孝有三，无后为大，生育就是夫妻婚配中的必然结果。辅助生殖用技术的手段进行介入从而彻底取代了我们自然的生殖方式，也就是说，无需进行男女之间的性交就可以繁衍后代。婚姻的固然属性遇到了巨大的挑战，婚姻生儿育女的神圣使命无需再传承。辅助生殖技术的良善维度当然可以体现在帮助有生育障碍的夫妇实现其生育的渴望。但是，有些人很容易受到新技术宣传的蛊惑，用 ART 来满足自身随心所欲的生殖想法，无视儒家传统家庭道德观念，婚姻观念扭曲，逃避自身在婚姻家庭中的义务和责任，ART 将不可避免地导致家庭伦理的部分缺席。

(二) 第三方遗传物质与核子家庭

1. 人伦关系复杂化、家庭模式多元化

人类精子库的建立，辅助人工技术、异源性配子的使用，尤其是体外受精技术能够充分结合胚胎冷冻、胚胎移植、代孕妈妈、卵胞浆内单精子显微注射等技术，让夫妻关系之外的生殖事实变得可能，几千年的传统家庭模式遭到挑战，家庭模式变得多元化。由于精子、卵子、怀孕者可以是毫无关系的三个方面，产生的后代将面临复杂的人伦关系，因为可能会出现多个父母亲，如基因父母、孕育母亲、抚养父母等。"家庭模式的多元化将导致家庭关系和社会关系变得模糊、混乱和颠倒，使某些社会现象陷入不伦不类和尴尬的境地。"①

2. 后代成长问题

辅助生殖技术、代孕技术及异源性配子的广泛应用，将会让以下情况成为事实：①单身女子可通过人类精子库及辅助生殖技术做母亲；②单身男士可通过找人代孕做父亲；③女同性恋者可以通过人类精子库及辅助生殖技术，做同性"父母"；④男同性恋者可以找代孕妈妈，繁衍携带自身基因的后代。这种技术的确考虑到了部分特殊人群的生育愿望，却忽视了生长出来的后代可能会面临的社会、心理等各个方面的压力和伤害，因为这些孩子将生长在一种特异的环境之下。

3. 血亲婚配危险增大

随着供精、供卵等现代生殖技术的广泛应用，血亲通婚是可能存在的潜在风险。在辅助生殖技术中，同一供精者或供卵者可以提供多个精子或卵子给社会。出于相关因素的考虑，我国相关生殖条例规定捐赠者、接受者及后代均要求互盲。尽管如此，辅助生殖技术的后代将面临由于地理位置相近却因为不知情而近亲婚配的风险。而且，即使地理位置相距甚远，但现代社会的频繁迁徙也可能增大近亲婚配的概率。虽然，已有国外学者运用群体遗传学理论和统计

---

① 朱文兵，范立青，涂玲，等. 人类精子库伦理管理的困惑与对策 [J]. 医学与哲学，2007，28 (9)：26-28.

遗传学方法论证了供精人工授精出生儿血缘婚配的总体风险是可以忽略不计的，[①] 但是，随着生殖技术应用的越来越广，近亲婚配的概率也会相应地不断增大。

（三）基因歧视

男性不育患者由于有了精子库而看到了生育的希望。捐精对于供体来说是没有身体伤害的，在美国，健康男士捐精是一种正常的行为。[②] 但是当这种行为走向泛滥之势的时候，将会出现我们难以预料的影响。21 世纪初，武汉出现了"博士精子库"，成都建立了"名人精子库"，[③] 英国"名人老爹"捐精公司还隆重推出了"名人精子库"项目。该项目提供体育健将、商业名流等人的精子给那些渴望怀孕的准妈妈。事实上这种名人基因效应的科学性是值得怀疑的。本以为是在搜罗"最优"精子，事实上，这将导致人类基因库多样性的丧失，最终影响到人类本身的生命质量。

（四）"克隆"技术与人的尊严

20 世纪末克隆羊"多莉"的问世是生命科学技术又一次历史性的革命。克隆技术可以广泛应用于珍稀动植物的拯救、动植物良种培育及保存、器官移植、药用蛋白质的生产、疾病动物模型等研究。但是，当涉及人类生殖克隆问题时，其相关的伦理思考变得异常敏感。①人类是否可以像克隆羊那样利用体细胞克隆自己？如果可以的话，我们如何从伦理、心理、法律等诸多方面去看待与自己有相同外貌的"人"？②无免疫排斥反应的人体移植器官是否可以通过克隆技术获得？"人类胚胎"的克隆是否可以成为移植器官的来源？③通过技术获得的"克隆人"如何面对社会和公众的目光？其在家庭中的角色该如何定位？如何确定其亲属关系？这些都是公众和伦理学家们尤为关注的问题。

（五）植入前遗传学诊断（preimplantation genetic diagnosis，PGD）与性别选择

对于有高风险遗传病和先天缺陷的人群，PGD 是一种能够控制家族性遗传疾病垂直传递的有效医疗手段。这类技术的应用可以检测并选择性地淘汰在

---

① 朱文兵，范立青，涂玲，等. 人类精子库伦理管理的困惑与对策 [J]. 医学与哲学，2007，28 (9)：26-28.

② 王德彦. 生·死·性：遭遇挑战 [J]. 科学技术与辩证法，2002，19 (1)：6-9.

③ 赵敏，周丹慧. 名人精子库的伦理学思考 [J]. 中国医学伦理学，2001，(1)：60.

胚胎植入子宫前存在遗传异常的胚胎，这样就可以有效预防垂直传替相关遗传疾病。这种技术还可以分离 X 与 Y 精子，降低连锁遗传病的发生率。但是人类通过这种医学技术手段还可以进行胚胎的性别选择，人类自然繁殖的法则被有意地干预了。如果这种技术不能够得到有效的控制，那么人类的性别比例失衡将更加严重和明显，其不良社会影响将无法估量。

二、移植技术相关问题

（一）器官来源中的伦理问题

我国器官移植的应用和发展受限于器官来源的不足。目前，我国主要的器官来源为尸体器官捐献和活体器官捐献。捐献过程中存在的诸多伦理问题成为影响器官来源的主要问题。

1. 活体器官捐献中的伦理问题

摘取活体器官是活体器官捐献中一个争议较大的伦理和法律问题。活体器官捐献对捐献者存在各类潜在和实质伤害，捐献者通常是选择受者的血缘亲属。活体器官移植的优势在于，它使器官移植的手术成功率大大提高。但是，我们不能因此而忽略活体捐献给个体带来的一些潜在危害和风险。活体器官不具备再生的功能，一旦被摘除，供者的身体必然会受到一定的损伤，而且身体其他器官的功能也会因此受到影响，这些都会给供者带来不可预知的并发症甚至是生命的影响。再者，我国现行法律并没有对器官捐献者提供相关的保障，无偿捐献器官后往往导致供者无力承担捐献后出现的各种身体异常状况，这就给很多愿意捐献器官的人造成了极大的心理负担，让他们的积极性受到了极大的影响。所以我们当前要解决的伦理难题就是在保证捐献者基本健康不受损害的前提下，倡导无偿捐献。

2. 尸体器官捐献中的伦理问题

目前，我国器官移植的主要来源是尸体器官捐献。通过摘除尸体的器官，我们可以避免活体捐献器官带来的身体伤害等风险问题。但是，尸体器官捐献还是会存在一些我们不能忽视的伦理问题。一是受到我国传统生死观念和道德观念的影响，尸体器官捐献很难获得社会的支持从而不能大范围地展开。在我国，大部分人还是反对这类行为，不但自己不愿意捐献，而且还反对他人进行捐献。二是脑死亡标准尚未确立，使得很多尸体器官被浪费。传统的死亡是根据心肺是否跳动进行判定的，但是这种死亡的判定方法将直接影响尸体器官的活性和功能，这不但影响了器官移植手术的成功概率，而且造成了很多器官的白白浪费，无数生命不能够得到及时的救治。如果我们能够采用西方国家的脑死亡标准，根据科学研究，在这种条件下摘取的器官显然要比传统死亡标准下摘取的器官质量要高得多，这就能够大大提高器官移植手术的成功率。

（二）器官买卖行为引发的伦理问题

器官不仅关系到人的健康还事关人的尊严，因为它是组成人体的一部分。器官买卖行为在世界上大部分国家都是严厉禁止的，但是地下买卖市场依然存在，而且在利益的驱动下还有愈演愈烈的趋势。尽管器官短缺的事实可以通过器官交易进行缓解，但是一旦这种行为盛行，不但会对人类造成巨大的伤害，而且还将引发各类伦理问题。一是器官买卖的行为会损害人的尊严。人和动物的一个重要区别就是人是具有人格尊严的，人体器官作为人体的一部分是不能当作商品进行买卖的，虽然它们不能够等同于身体，但它们作为人类尊严的载体承担着尊严。如果把器官视为市场上的商品一样进行买卖，那么人类将类如物品，人就成为了一种工具而不是目的本身。二是器官买卖会加剧社会的不公正。器官买卖中，有钱人通常能够获得自己想要的器官而生存下去，而穷人如果无力支付高昂的器官费用就得不到及时的救治，如果听任市场发展，必然会使社会两极分化更加严重，滋生新的社会矛盾。三是为了获得器官，器官买卖还会引发一些绑架犯罪的违法行为。这种行为不但会破坏社会已有的稳定，人性泛现罪恶，而且人类自身的生存和发展也会受到极大的挑战。

（三）器官分配带来的伦理问题

当前器官的供给远远无法满足社会的需要，器官已成为一种非常宝贵的稀缺资源。那么根据什么原则进行器官分配？当一个器官面临着多名需求者的时候，我们该如何进行优先排序？这个问题是我们当代社会探讨的公平正义问题，但至今没有一个统一的伦理标准给出很好的解决方案。公平一直是人类梦寐以求的目标，如果在器官分配的过程中，不能解决好公平问题，还可能会带来其他的社会伦理问题，会给人类自身的生存和社会文明的进步带来不利的影响。

三、基因治疗技术相关问题

（一）基因技术的应用导致的基因隐私权的伦理问题

个体最基本的隐私就是基因信息，它关系到个体作为社会成员部分的命运与尊严。只有保护好个人的隐私，个人的选择才能够得到尊重，这样才不会伤害到个人。依据当前的基因技术，通过个体的一根头发或者是一滴血就可以获知这个人的基因图谱，个体的健康情况及其发展趋势便可推测获知。如果暴露了个体的基因信息，其生活各个方面都必然会受到影响，如婚姻、就业等。因此，如果基因与疾病之间的相关信息不能够被科学地解释，对于那些携带这些基因但未发病的人群来说，这种技术带给他们的只有恐慌和焦虑。随着人类基因组计划的不断深入和发展，很多相关伦理问题都将凸显：谁将掌握遗传信息？个体和家庭是否具有相关信息的知情权？知情权如何实现？如果这类疑问不能够得到很好的解决，由于基因隐私的曝光，那么我们似乎是生活在一个没有个人隐私的社会中。

（二）基因技术的应用导致的基因不平等和歧视的伦理问题

科学显示，在基因组方面，世界上所有人的基因都具有统一性，不管是什么人种，人的基因组 99.9％以上的核苷酸序列是相同的。[①] 人类基因的差异就是这剩下的不到 0.1％导致的。如果我们不能认真地对待这小小的 0.1％，人类社会将面临不可预知的风险，如无序等，由此还可能出现基因工程导致的"阶级斗争"。事实上，目前社会中已经出现了基因歧视的不良现象。乔治敦大学（Georgetown Univeristy）的学者调查了 332 个有遗传病史的家庭，结果显示，由于基因的原因，13％的家庭失去工作，22％的家庭被拒绝购买医疗保险。[②] 人类基因组研究表明，疾病是由于病原基因组与人类基因组中的有关基因发生了相互作用，人类机体的应激反应、病情的发展以及机体组织再生，都不可避免地与相关的基因存在关联。"从这一意义上说，所有的疾病都是基因病。"[③] 因此，人们自然给基因贴上"坏基因"和"好基因"的分类标签。这种对于基因好坏的伦理判断将会对那些天生携带某类基因的人群产生基因歧视。

（三）基因技术的应用导致基因殖民主义和基因资源的争夺

近年来，在国际社会中，对基因资源的争夺已成为与人类基因组研究相伴随的一个核心的伦理问题。不同地域和国家的不同人类基因导致了社会、人种、环境、文化等的差异，通过大量不同样本基因之间的差异研究可以破译很多疾病的秘密，借此获得可观的商业利润。因此，一些国家的商业机构利用不

---

① 甘绍平. 应用伦理学前沿问题研究 [M]. 南昌：江西人民出版社，2002.

② 刘大椿. 在真与善之间：科技时代的伦理问题与道德抉择 [M]. 北京：中国社会科学出版社，2000.

③ 张华夏. 现代科学与伦理世界：道德哲学的探索与反思 [M]. 长沙：湖南教育出版社，1999.

同国家和地区的人类原始基因进行科学研究和商业行为，一场争夺基因资源的战争已悄然打响。有信息报道，参与免疫调节的生长激素的基因价值为 10 亿美元，而一个肥胖病基因的转让费高达 114 亿美元。[①] 殖民主义在高科技时代有新的表现形式，那就是发达国家凭借自身的科研成果对发展中国家进行基因的劫掠性研究，从而实现其商业和政治目的，这比当年对领土的侵略更为恐怖。发达国家在这场"生物掠夺"中，为了名正言顺地把蕴含巨大价值的基因归为自己所有而常常冠以"合作"的名义，但是这种合作并不是在公平、公正、公开的情况下进行的，将来这种科研成果也并不会拿来分享。目前这类"合作"项目正在对全世界各个发展中国家中进行。如：在 20 世纪末，美国某健康研究机构以研究中国人的遗传缺陷基因为名，堂而皇之地组织抽取了我国一万多名百岁老人的血样，并最终独占了研究的成果。正是由于这类不平等的"合作"，中国人的"哮喘病基因位点"被他人彻底掌握了。

四、脑成像技术相关问题

（一）知情同意

个体知情同意问题在脑成像技术中主要体现为以下两方面：信息的告知和信息的理解。由于技术自身的复杂性和研究对象的特殊性，医务人员的信息告知和受试人群对信息的理解都可能不全面。这主要有三个原因：一是脑成像信息的高度相关性和复杂性。单一脑区信息分析和意义传递的有限性源于大脑不同脑区之间的不同连接模式及相互作用。比如，一项脑部扫描结果数据不但可以作为当前研究任务的参考资料，而且这些信息中包含着个体其他疾病信息，所以还可以作为未来研究任务的参考资料。二是脑成像技术具有极强的专业性和技术性，操作要求极高，不但要求相关操作人员具有较高的实践专业素养，而且还需要他们能够熟练掌握相关专业知识（例如大脑生理活动规律、脑部结构构成及不同影响因素的作用情况等等）。在实际操作过程中，信息传递和理解的不完善性都是由这些因素共同造成的。三是受试个体在受教育程度、文化修养等方面存在较大差异性，理解信息的局限性和复杂性可能是由所有上述因素造成的。[②]

---

①　李春秋. 当代生命科技的伦理审视 [M]. 南京：江苏人民出版社，2002.
②　刘星，田勇泉. 脑成像技术的伦理问题 [J]. 伦理学研究，2012，2：104-109.

（二）隐私保护

　　脑成像技术通过脑部血流类型成像，与人类的基因、指纹一样，个体脑部血流类型可以作为个体识别的唯一的标识，而且结合人类基因信息可以预测个体疾病的发生。脑隐私被称为"思想隐私""认知隐私""精神隐私"等，人类传统意义上最后一个隐私领域将由于脑成像技术，即这种"折中"的方式受到窥探。通过对个体脑部进行目的性成像扫描，不仅预期检测的相关信息可以获得，而且还能够从个体现存的参考中获得个体的其他私密的信息，当那些可以预测到未来可能的认知障碍或其他疾病的信息被掌握后，个体的隐私就存在被泄露和侵犯的风险，同时还有其社会利益可能也会遭受侵害，个体甚至会被他人歧视。如果这些隐私信息被保险公司或雇主得知后，个体将很有可能被歧视而失去保险或工作机会。但有一点值得注意，歧视不能等同于侵犯隐私，因为隐私信息泄露导致的个人歧视从根本上说并没有直接侵犯到隐私权。与此同时，隐私的侵犯可能变得异常模糊了，即在隐私的间接侵犯和直接侵犯之间已没有明确的界限。个体隐私保护及人格的传统界限被脑成像技术突破了。

（三）自主性

　　脑成像技术通过扫描成像数据能够预测、诊断个体的生理和心理状态，但是这种预测资料的获取可能并不是其本来的研究目的，并且可能未获得个体完全的知情同意。一旦这些隐私信息被泄露出去，个体可能会受到不应该有的歧视，原本应该拥有的机会可能会失去，如婚姻、工作、保险等，个体生活轨迹从此被迫发生改变，自主性也受到一定程度的影响。尤其是个体行为和认知能力通过脑成像技术来鉴定时，这将更大地影响个体的自主性。如，利用物理设备对个体行为或认知能力进行直接增强，或通过脑成像研究研发神经增强类药物。当这类提高或增强在社会影响广泛，从而成为一种共同方式被社会认可时，那么由于认知增强压力或药物依赖的强烈影响，个体努力的方式和生活方式将会被迫发生改变，甚至可能彻底丧失其自主性。让人恐惧的是，这种情况下的自主性可能是无意识的、缓慢的，有时甚至可能是有意的丧失。

（四）公正原则

　　对于脑成像研究来说，我们无法对其带来的整体善恶社会效应做一个清晰的判定，但是当其作为诊疗技术和预防技术的时候，我们可以明确其善的价值和意义，因为它可以对疾病进行诊断和精确定位，为医疗事业带来前所未有的改革和创新，为人类健康带来福祉；但是，如果我们把脑成像技术应用于心理、认知、未来行为的检测的话，由于社会心理可接受性的限制和技术本身发展的局限，可能会导致不公正的社会资源分配，人们更可能形成强烈的不平等感和依赖感，群体的自主性逐渐丧失，最终产生可预见的严重的社会恶果。整体看来，在目前的形势下，脑成像研究只有应用在疾病的诊疗领域才可以获得功利主义的辩护。

五、医患关系相关问题

（一）法律诉讼化倾向

伴随着西方的病人权利运动，患者的自主意识不断增强，患者开始自觉使用法律手段来保护自己，医疗纠纷的诉讼案件不断增加，而且要求经济赔偿的数额巨大。据统计，美国在 1979 年一年中，平均每 8 名医生中有 1 名受到起诉，至 1983 年为每 5 名医生中有 1 名受到起诉。1997 年纽约医疗事故平均赔偿费用为 1.12 万美元，至 2001 年达到 2.06 万美元，四年增加近一倍。据美国《法律》杂志统计，2001 年纽约市法院判决的十大诉讼赔偿案中，医疗事故案就占了六例，而且赔偿金额最高的两例分别为 1.448 亿美元和 1.078 亿美元，均为医疗赔偿案。[①] 中国近些年这类问题也较多，医患关系紧张，医疗纠纷频繁，医疗赔偿的额度也高昂，2001 年我国涉及的医患纠纷案赔偿总额多达 42 亿元人民币。

（二）医患矛盾出现升级和加剧的趋势

在我国社会经济不断快速发展及社会转型过程中，出现不同原因导致的医患矛盾与冲突。医生收受患者红包、拿回扣，医院乱收费、过度医疗，将引进新设备的成本转嫁给患者，医患之间的信任感被严重破坏。患者作为弱势群体从不理解、争执到围堵医院，从设灵堂发展到出现辱骂殴打医务工作人员等违法行为。如果医患之间的矛盾不能得到合理的疏通和解决，可能导致更为严重的暴力冲突。自 2001 年，在重庆市、湖北应城市、湖南长沙市相继发生了三起医生被患者所杀的惨案，医患关系升级到如此恶劣的程度，这在我国医学史上实属罕见。

---

① Medical Malpractice: The New York Jury Verdict Reporter. Medical Society of the State of New York: News of New York. Vol. 57 (4): 1.

（三）呈频发性、群体性

医患关系冲突近些年变性异常频繁。从医疗事故、医疗差错至患者无故医闹，医患冲突进入白热化。据我国消费者协会统计，在全国受理的消费者投诉信中，每 100 封中就有 2～3 封是关于医疗投诉的。医疗投诉在 1997 年与 1998 年分别比 1996 年增加 86.2％和 54％。而且许多单个医患冲突已经上升为群体性冲突事件。2003 年，一起恶劣的群体性医患冲突事件发生在南京市妇幼保健院。三起医患纠纷的病患家属纠集到一起与医方谈判，结果谈判失败，最终出现封、打、砸医院的恶性事件。2005 年，山东潍坊市某医院也出现了一百多人围堵医院并放哀乐的恶劣事件。① 此类医患冲突导致的群体事件，手段多样，参与人员多，往往有预谋性和组织性，涉及面广，影响十分恶劣。

（四）由于多方介入更显复杂

近年来，医患矛盾已成为舆论和社会的焦点，其引起的负面影响较大，医患关系更加紧张，除了医院和患者各自的原因之外，媒体的推波助澜也是原因之一。有些媒体无视医学的一些客观事实，一些所谓的记者在对医学知识缺乏了解的情况下，为了制造新闻点或以同情弱者为名而进行夸大事实甚至歪曲事实的报道。如某电视台报道的一肾癌患者到河北一家医院就医却意外"失去"左肾，而事实上是由于患者自身疾病造成了左肾萎缩，经有关部门调查证实这并不是手术医生的过失，但经电视台歪曲报道后，引起诸多不良的社会反应。媒体的过分渲染加深了患者群体对医务人员的不信任。如河南一患儿用庆大霉素引起耳聋，患者向医院第一次索赔 87 万元，第二次索赔 40 万元。其实任何药物都有一定的副作用，这还是医务人员无过失的医疗纠纷，但经媒体过分渲染，却引起轩然大波。如果患者的医疗并发症、副作用和医疗意外都归咎于医院，那么医院将无力生存下去。

由于"医药分开"和医疗保险制度等的建立，当前医患间的冲突由医患双方的利益关系变成医、患、保、药等多维的关系，利益关系出现了多元化的特点，医患之间的矛盾可能因这种多方的关系变得更加复杂。有些利益团体看到了医患冲突中存在的巨额经济赔偿，他们以维护患者"权利"为名，成为"名正言顺"的第三方营利人。这些个人或组织，不实事求是，不遵守法律程序，预谋策划混淆视听的群众闹事，或围堵医院、或威胁医务人员的生命安全，甚至有些与黑社会势力勾结而加剧医患关系冲突。2002 年，湖南省衡阳市南华

---

① 郭继志. 论医患冲突与和谐医患关系的重建 [J]. 中国医学伦理学，2006，19（3）：44.

大学附一院发生了一起羞辱医生的案件，实际就是当地黑社会势力借医患纠纷趁机敲诈钱财。黑社会势力安插人员到医院，通过各种渠道获得医疗纠纷的相关信息，一旦有机可乘便纠集同伙来到医院，同时勾结不法法医和律师，以病人家属的身份向医院索要各种赔偿，成功之后即与病人瓜分赔偿费。[①] 本来紧张的医患关系由于多方的介入而更显复杂。

第四节　现代医疗技术伦理问题的缘由

现代医疗技术和医学科学的发展越来越受到社会需求的牵引而不自觉地摆脱了自身发展的逻辑，成为实现利益的现实工具。在医疗技术、医学科学和社会需求不断的相互影响中，三者已俨然构成了三位一体的整体系统。现代医疗技术作为医学科学系统社会实践的媒介，由其导致的各类相关伦理问题，彰显了此整体系统的异化特征和内部矛盾。现代医疗技术作为医学科学实践领域的最新宠儿，主要以满足社会需要为目的，具有社会影响深刻、多领域高度融合以及风险不可预测等主要特点，其所引发的相关伦理问题与这些特征是休戚相关的。究其根源，社会需求异化所凸显的医疗技术异化和医学科研的异化以及人们价值取向、道德观念乃至人性的异化是现代医疗技术伦理问题产生的根本原因。

（一）医学科学的异化

传统医学的宗旨是治病救人、救死扶伤。伴随着医学科学事业的进步、医疗技术的发展以及日益增长的社会需求，医学科学在自身健康发展的过程中，渐渐地远离了治病救人的唯一宗旨和自身发展的逻辑轨迹，并沦为少部分群体个人淬炼和满足野心的工具，医学科学研究也已经远离了医学最初的治病救人的目的，转而成为束缚、压抑和奴役人们的异己力量。例如，脑成像技术，其初衷是探索和发现人类大脑的生理结构及其系统功能，从而为相关疾病提供病理和生理的地图集，为神经科学的诊疗提供清晰的科学方案，减少手术对患者可能带来的伤害，而且在临床药物实践领域，神经科学研究还能检测出药物药理作用机制，为科学合理的疾病诊疗和相关疾病早期管理新方法的获取带来希望。但是，随着研究的发展和不断增加的社会需求刺激，神经科学研究正致力于观测个人精神活动、评估个体心理状况、大脑神经系统功能增强以控制个体行为等。如，神经成像已经被用于研发脑神经系统功能增强的药物，还用于探

---

① 曹勇．衡阳"辱医案"深度内幕［N］．南方周末，2002-6-20．

测个体"犯罪意识"的研究试验，它甚至还被应用于健康人群的政治决策倾向及神经机制研究等。[①] 医学科学的发展与研究越来越远离人类的主要价值取向，成为挑战伦理和扭曲人性的主战场。当然，医学发展并不仅仅是因为社会需求的刺激，还源自于医学自身逻辑发展的牵引。当代医学对人类自我及其道德生活领域的影响范围是巨大的，它甚至左右并占据了人类健康生活的大部分内容，而当医学研究触及人类自身和其道德生活领域时，任何更进一步的发展，都有可能危及人类传统道德观念本身，成为挑战传统道德的异己力量。而且，在现代医疗技术渐渐走向市场化的形势下，医学研究成果的社会推广是无法回避的。任何有益于人类健康福祉的医学科学研究，都会很快地被社会加以推广和应用，但紧随其左右的潜在风险却常常在这种狂热应用的欢呼声中被淹没，直至我们遭遇某种反噬并对此现象进行反思。因此，从这个角度来看，社会需求刺激与医学自身逻辑的牵引共同作用导致了医学研究的异化。

（二）医疗技术的异化

现代医疗技术早已摆脱医学科学事业单纯的实践应用的束缚，成为了一种具有强大自主性的技术力量，人类不能够低估甚至忽视这种力量，在某些情形中，它们逐渐开始背离人类正常的情感和价值，变成奴役人性、违背人类意志的异己力量。如科技异化一样，科技作为人类创造物，本应是造福于人类、服务于人类的，却以同样的力量奴役人，成为人的对立力量。[②]

目前，现代医疗技术的异化主要表现在以下三方面：首先，临床医疗实践方面。在传统医疗实践中，医生行医看病主要基于自身积累的丰富经验和直觉，医疗科学技术仅仅是作为一种辅助性的工具，技术检验结果也只是医生医疗决策的参考性材料，医生和病人都是完整的、具有自主性的个体。但是，伴随着新型医疗技术的快速发展，医生和病人的自主性都在一定程度上有所缺失，那就是当面对新型医疗技术的检测报告时，部分医生的自信缺失和决策彷徨，以及大多数病人的妄自菲薄和唯命是从。而且，随着现代医疗技术手段的渐渐多样化和程序化，患者诊疗过程的流水线操作，医患之间的沟通交流越来越少，医患关系出现冰冷化和技术化，治病救人逐渐凸显为机械性的修补和替换人体部件，医疗人性化缺位，医疗服务变得越来越市场化和商品化，最终医患之间的信任很可能瓦解和崩溃。再者，现代医疗技术的异化还表现在剥夺患

---

① 刘星，田勇泉. 脑成像技术的伦理问题及研究对策 [J]. 科学技术哲学研究，2014，31（4）：60-64.

② 程现昆. 科技伦理研究论纲 [M]. 北京：北京师范大学出版社，2011，1：194-195.

者的自由意志和违背患者的基本权利。生命维持技术虽然可以延长生命的长度，但没有考虑到生命的质量，这可能会违背病人自身的意愿。

其次，医学科研导向方面。人类对于科学的技术化和技术的科学化已经形成了一种共识，但是，技术扮演的角色仍然具有自主性，有时甚至在"科学—技术"序列关系中处于引导地位，技术很大程度上刺激和引导了科学研究。例如，基因技术使不同 DNA 分子水平上重组和融合 DNA 片段成为可能，从而有力地促进了基因重组和基因检测的研究；医学科学微观领域的进步无疑得益于高分辨率电子显微镜的发展；脑成像研究和微观神经活动研究是源于神经成像技术的发展；等等。然而，从不同因素的逻辑递进关系上看，医学科学的异化很大程度上是由于技术的刺激和引导所造成的。例如，脑成像研究成为探测人类大脑活动，从而实现控制人类行为的一种新的革命。

最后，社会观念引领方面。现代医疗技术的发明和应用，对人们传统生活方式、社会观念的冲击是巨大的，对社会整体的影响是深远的。例如，避孕技术把性与生育进行了分离，无疑在一定程度上造成了性的泛滥，同时也导致了爱情与性的异化；辅助生殖技术在分隔性与生育关系的同时，也挑战了两性结合并生儿育女的传统道德观念；等等。

（三）社会需求的异化

医疗技术和医学科学的发展离不开社会和市场的需要。我们当然也要承认医疗技术和医学科学自身具有发展的规律，但是相比较而言，不管是在研发与转化的效率上，还是在动力与方向方面，社会需求都更能发挥一种牵引作用。就像恩格斯所说："社会如果有技术的需求，这类需求比十所大学更能够促进科学的进步。"由此看出，医疗技术与医学科学的异化，同样也说明了社会需求的异化。

在以往的医学发展中，人们期待着医学的水平和能力能够不断提高和创新，从而更好地治疗人们的疾病并消除疾苦，但是更多的时候，这种期待并没有突破医学能力的上限，没有突破人自身对生命和未知世界的敬畏，医学发展的水平和方向也几乎完全被自身规律牵引。然而，现代医学的进步却总能给人们带来许多意外之喜，在享受这些惊喜之余，人们收获的不仅有健康、对医学未来发展的期待，也有窃窃自喜的自信膨胀。正是由于滋生了这种盲目自信，人们的欲望不断膨胀，以致最终超越了对生命本身的敬畏。于是，理性成为了欲望的奴隶，人类在不经意间，开始按照自己的欲望设计医学的发展和未来，医学逐渐偏离道德的轨道，变得不人性、不道德。与此同时，人们在欢喜并享用医学发展的成果时，却忽略了自身单纯且合乎理性的需要。医学治病救人的技术已不能满足人们的欲望，人们对其有了更多的期待。例如，辅助生殖技术被用于生产具有"完美基因"的婴儿；① 神经成像技术被用于思想探测和行为监控；基因重组技术被用于合成生命；等等。当人们满心欢喜地漫步在医学发展的道路上时，却也无意识地被医学的异化成果所牵引，虚假替代了真实的需求，人们在不断追逐和满足异化的需求中逐渐丢失了意志自由，颠倒了需求的真实与虚妄，丧失了对医学技术奴役的免疫力。

同时，作为社会需求主体的人，其价值取向和道德观念的变化也可以通过社会需求的变化来反映。在不违背法律的情况下，当一种社会需求成为一些人新的需求时尚，并且在某些方面真的能够满足他们的需求，无论这种需求的社会可接受性有多高，它都可能在极短时间内被迅速扩散并被普遍接受，进而成为一种被多数人认可和接受的新需求。然而，不可否认的是，在此过程中，很多人都随波逐流，他们的需求是虚假的或被强加的，因而在对需求的追逐中可能导致不加选择的需求异化。例如，尽管辅助生殖技术与传统的通过两性结合生儿育女的观念是不相容的，因它能够满足不孕不育患者的生殖需求，从而在短期内被社会普遍接受，但它同时也成为人们追求完美基因婴儿的普遍手段。当一种需求被社会普遍接受时，无论其是否合理，它都会相应地导致人们的道德观念和价值取向的变化；而当人们追逐的是异化需求时，在道德观念和价值取向的碰撞和蜕变中，我们不仅失去了自我选择的信念和能力，也同时异化了人性。马尔库塞认为："当一个社会按照它自己的组织方式，似乎越来越能满足个人的需要时，独立思考、意志自由和政治反对权的基本批判功能就逐渐被剥夺。"②

（四）政策法规的缺失

当高新医疗技术对人类生活出现异化作用时，人类理性诉诸法律来解决日益严峻的医患关系问题。当前涉及医患关系的有效的法律、规则、法规、规范等有近 150 种，涉及医疗活动环节的举证责任、知情同意、隐私保护、病历管理、尸体检验、医疗机构义务、应急处理 7 个方面。然而，在当前医患矛盾冲突日益紧张、医患行为失序的形势下，医患关系发展已经超出了现行的医疗法律的应激能力。中华医院管理学会有数据表明，自 2002 年 9 月实施《医疗事

---

① 谈新敏，易晨冉. 人类辅助生殖技术的"异化"及其对策探析 [J]. 自然辩证法研究，2012，28 (4)：73-77.

② 马尔库塞. 单向度的人：发达工业社会意识形态研究 [M]. 刘继，译. 上海：上海译文出版社，2008，4：3-4.

故处理条例》以来，我国平均每年的医疗事故发生率增长 22.9％；中国医院协会统计表明，2012 年，我国每所医院年平均发生伤医暴力事件约 27 起。2014 年，世界多国调查结果表明，医患矛盾已是世界性的问题。从立法上强化对医患行为的规制迫在眉睫。我们可以从以下几个方面了解医学法律法规的缺失。

第一，医疗程序规制的不完备性。随着医疗技术的不断更新和广泛运用，对法律法规的制定提出了巨大的挑战。我国近几年颁布的法律法规已逐步涉及医疗的各个方面，包含医生资格行为规范、医疗机构的管理、医疗废物的管理、医疗预防保健、卫生管理、事故处理等，贯穿人类生育、生殖、生长、死亡等生命全过程的医疗应用。但是目前现行法典只对疾病医疗做了规范，对于详尽具体的某些医疗过程的规制并不明确。如在辅助生殖技术立法层面上，只有《人类辅助生殖技术管理办法》和《人类精子库管理办法》两个法典，里面并没有包含其实施过程中各个环节如 AID 的同意与否定、身份认定、遗传物质管理、实施程序等详细规定。相关法典没有明确将每一个环节的操作规范化，势必导致医疗纠纷和社会人伦乱序。

第二，患者权利与义务的不明确性。我国目前还没有一部专门的法律来明确医务人员和患者的义务和权利。法典大多强调的仅仅是患者的知情同意、咨询、保密、隐私等权利，对于患者的义务却几乎没有规定。医患矛盾激化也是由于缺失对于患者义务的规制。2005 年，中华医院管理学会就医患关系问题对全国 270 家公立医院进行了相关调研，结果是：73.33％的医院出现过医务人员被病人及其家属辱骂、威胁、暴力殴打的事件；61.8％的医院发生过病人在医院死亡后，病人亲属朋友在医院内部设置灵堂、摆设花圈、烧纸、围堵医院或威胁医生生命安全等恶性事件。患者虽然作为医患关系的弱势一方，他们也应该履行相关义务，如尊重医务人员、遵循医疗程序、服从安排和支付医疗费用等义务。关于患者权利与义务的法律法规的出台对于处理医患关系具有重大意义。

第三，法律法规的滞后性。1973 年，基因工程的问世，开启了生物遗传性状可以被人工定向改造的新时代，但是也给人类带来了巨大挑战。因为，如果人类滥用种系基因治疗技术，某些道德缺失分子可能在相关利益的驱动下，无视人类道德底线，制造出"类人类生物"来。更有甚者，如果将此技术应用于生物武器制造和生物战争，有可能引发生态灾难，导致人类自身的灭绝。对于目前这种现状，现行法律法规只出台了有关基因治疗技术的权利保障的规范，如《人基因治疗研究和制剂质量控制技术指导原则》和《基因工程安全管理办法》等，但是对于该技术具有高速、高科技、高要求、高风险等特点，法律法规必须走在技术的前沿，不然等到负面技术大行其道则为时晚矣。

现代医疗科学技术的发展在动摇和冲击着人类固有的道德观念，医疗进步与伦理道德的关系不断引起科技哲学、伦理学和法学的关注。正是出于这种考虑，现代医疗技术的发展需要生命伦理学在跨文化的情境中对其进行批判性反思。同样，现代医疗技术也革新了医疗行为，医疗社会关系同样发生了重大变化，出现了很多问题，这也必然要求法律体系调整医疗社会关系，因为一个现代法治社会中，重要的伦理问题最后都需要借助法律的援助，得到法律层面的解决。法律对现代医疗关系的调整，应当以权利保障尤其是公民社会权利保障为核心。因此，为保障医患关系的良好发展，规范医疗技术朝着正确路径推进，避免医疗程序的混乱，完善医疗技术的相关立法是势在必行的。

第五节　现代医疗技术发展的路径选择

自20世纪50年代以来，医疗技术的发展因为有了生物技术的支持，人们的生活发生了巨大的改变。医疗技术解决了人类从生殖、生育、生长直至死亡过程的众多难题。例如，基因工程实现并解决了品种的改良与优化；器官移植征服了许多疑难杂症；生殖技术治疗了不孕不育症；等等。大规模的技术运用给人类以诸多惊喜。然而，忧患总是伴随惊喜而生的，法律与伦理问题和隐患倾巢而出。于是出现了一门致力于医疗技术和生命科学与其伦理价值构建的新型应用伦理学科——生命伦理学。1979年美国肯尼迪研究所的同仁访问中国社会科学院并第一次提出了生命伦理学问题研究。同年12月举行的全国医学哲学会议和《医学与哲学》杂志1980年的创刊标志着大陆生命伦理学的正式开始。

40年来，生命伦理学的发展取得了令人欣喜的成绩，解决了大部分的医疗冲突与纠纷。但是，自从克隆羊的诞生和人类胚胎干细胞的分离等技术的发展以及应用于医疗实践，逐渐形成生命伦理学的难题聚焦。生殖技术的试管婴儿使得人伦秩序混乱，器官移植导致人体器官商业化，3D打印机的复制功能让人彻底丧失人的独特性，等等。这些技术实践严重侵害人类的尊严和生命。因此，为了促进医患关系的健康发展并建设和谐社会，当务之急是探寻现代医疗技术发展的科学道路，妥善解决其发展过程中的诸多问题。田海平在《生命伦理学的中国难题及其研究展望》中指出："在当代汉语语境或者在生命伦理学面临的中国难题的意义上，我们可以思考生命伦理学作为一种新型伦理形态（ethic topology）的意义。"要实现这种新型伦理形态，我们就必须破除以往造成伦理失灵和法律失灵的扭曲常态，建立医疗技术发展常态化，也就是现代医疗技术的服务功能常态化。

（一）法律、伦理规制常态化

现代医疗技术的突飞猛进早已超出人类的视域范围，它不再仅应用于人类发展的福祉，而是威胁到了人类的安全与种族的存亡。例如，将克隆技术运用于人类的繁衍，势必扼杀人类多样性，同时也将剥夺人类的生育权；神经科学技术使得脑成像信息数据化、公开化，公众隐私将遭受侵害，造成人的自主权、人格权丧失；更有甚者，他们利用新型的合成生物技术，研制毁灭杀伤性生物武器开展生物战争彻底灭绝人类。故而，及时阻止现代医疗技术的恶性发展迫在眉睫。如何规范医疗技术发展的规则，亟需一套完整的并且具有前瞻性的法律法规进行实践规范。前面我们已经谈到，建国以来，我国已颁布相关的法律法规 170 多种，医疗实践中出现的伦理问题也受到许多专家、学者的关注。但是，我们可以看到，在我国相关法律法规中有很多条款无法真实地体现中华民族的传统价值、原则和道德。而在伦理的某些研究上也看不到法律法规提供的依据。田海平教授在谈到生命伦理学的难题中就讲到：中国生命伦理学亟需完成一种"语境梳理"，即从理论和实践两个方面，以多维交叉的跨学科视野，从更加广泛深入的实践探索中，与医疗领域研究者和生命科学家的对话研究中，进一步探寻适合我国国情的现代医疗技术中的伦理治理和法律对策。① 所以，在现行医疗实践中，现代医疗技术发展的方向既不是一味地立法执法，也不是一味地伦理教育，而是将伦理和法律法规二者结合起来，进行双重监督新常态发展趋势。

其一，完善各项技术相关立法。立法是根本，是医疗技术朝积极方向发展的必要保证。科技的研究应该把控好理论研究与应用研究的界限，将研究成果运用于实践的过程，必须经过伦理的论证与考核。在新兴技术飞速发展的态势下，伦理学和法律法规一定要有前瞻性、先进性、全面性。首先，完善关于医疗实践中各个步骤和程序中的法律法规。如在器官移植技术的临床实践中，从获取器官，到分配器官，再到移植器官，最后到器官的适配等过程中，包含供受双方的资格、器官摘取的标准、双方的协议以及权利与义务等相关的立法，必须规范化、制度化。其次，医患双方的权责不明确是大部分医患纠纷的始因。国家应该加快医患关系立法。一方面要细化医务人员的职业规范和法规建设，保证医生享受被尊重、医疗干预和报酬等权利的同时，也要履行操作规

① 田海平. 生命伦理学的中国难题及其研究展望［J］. 东南大学学报（哲学社会科学版），2012，14（2）：5-11.

范、告知、紧急医疗等相关义务。另一方面明确制定患者的义务与权利。患者虽然作为弱势群体，通常有获得治疗、知情同意和隐私等权利，但是也必须履行尊重医务人员、遵循医疗程序、服从安排和支付医疗费用等义务。只有合理完善医患双方的立法，才能促进现代医疗技术的新常态和谐发展。

其二，建立普适性伦理规制。虽然我们强调在立法中加入伦理的规制，考虑伦理价值的需求，但是伦理的制裁并没有出现在我国现行法律法规制度中。因为伦理作为哲学的分支，只是人内心的良知考量。当今多种价值观并存的时事下，在出现某种违背伦理规范的行为时，人们各抒己见。只有建立一种大众普遍接受的、可以诉诸评判的伦理标准，才能对行为进行规制。伦理不再是一般性的道德谴责，而是实质性的行为规范，将伦理真正运用于实践中，实现伦理规制常态化。

（二）医疗技术交叉研究的常态化

医疗技术是科学技术在医疗领域的应用。科学技术早已经不是一个个单独领域的研究，跨专业研究已经成为趋势。如，信息科学研究已经充分应用于几十个领域中：从人文社会科学的文字、语言、艺术、管理、经济到自然科学的化学、物理学、脑科学、生物学等。信息研究的开展必须有多个学科的交融，信息概念能够满足多个学科的要求，并且可以应用于相关专业领域。科学的发展需要进行这种多元化的交流，但研究对象的广泛性、综合性又使这种交流存在很大的困难。那么医疗技术作为一种科学技术，也必须对其进行交叉学科的研究，整合不同人群、不同学科的研究，这样才能有利于医疗科技的进步和发展。

其一，各学科间交叉性研究。学科交叉性研究是指学科间的相互渗透，就是说不再是以单纯的某一个学科知识为对象，而是跨学科、跨领域研究。就像现代的化学、物理、生物等学科之间的多种交叉研究的成果服务于医学领域。神经科学、遗传学、干细胞技术、基因技术、计算机辅助技术和脑科学等现代科学技术进入医疗实践领域，医务人员的综合素质面临着形势逼人的挑战。对于医疗技术的应用，学科交叉性研究对其具有根本性作用。

其二，人文与科技交叉性研究。科学技术给人类带来了曙光，使人类文明得以推进，可是它的负面影响不容我们小觑。人们渐渐开始反思，科技到底是使人类进步还是退步了？环境越来越恶化，人的惰性越来越放肆，等等无不是由科技发展带来的恶果。如何规避科技发展的劣端？这时候就需要我们对科技进行人文思考。为了保障科学技术的良性发展，人文与科技交叉性研究的开展是必须的，科技伦理随之应运而生。当我们开展科学技术活动时，同时进行伦理价值判断研究，这就是生命伦理学的价值和意义。

其三，跨文化交叉性研究。跨文化，顾名思义，就是不同文化的融合与渗透。科技始于西方国家的工业革命，必定有其特殊的民族要求与民族特色，我们要发展适合我国国情的医疗科技，就必须西为中用，研究不同文化背景下的发展特点。虽然生命伦理学起源于西方国家，但医疗技术的前沿性和全球性使得任何一个国家都不能独善其身，也没有哪一国能取得绝对的话语权。在这种时事下，各国只有整合全球人类范畴内的信息，才能迎来医疗科技的不断发展。随着麦肯锡提出的大数据时代的到来，人类已经无法拒绝彼此包含、彼此分享的趋势。大数据将应用于各个行业，医疗大数据也将对人类的伦理提出巨大的挑战。因此，为了确保现代医疗科技的正确方向，在发展我国特色科技的同时，还要融合不同文化的优势。

（三）以人为本的常态化

科技犹如一个潘多拉的盒子，里面藏着无数的宝藏，如生物技术、化工技术、核技术等，但是，这些技术却推着人们渐行渐远，各种问题日益凸显：环境日益恶化、食品安全问题、人伦关系异化等大大降低了人们的生活质量。科学技术作为人类追求幸福的手段，被人类异化为追求个人利益、满足变态心理的工具。科技给人类带来的作用逐渐与人类最初的愿望背道而驰。

随着人们对科技异化作用的逐渐认识，人文科学被提上重要日程，人们开始思考回归人类本身。现代医疗科技的发展必须承载"以人为本"的核心价值理念。良序发展要把人的根本利益作为始点和归宿，发展要体现人的尊严和价值，体现社会主义核心价值观。[①] 何为"以人为本"？先人管仲讲道："夫霸王之所始也，以人为本。本治则国固，本乱则国危。"[②] 还有许多关于"民为贵""民为邦本"等等表达以人为根本目的的观点。康德也在其著作中明确提出"人是目的"。可见，人类一切的行为活动都应是围绕人类自身来实现的。故而，在当今科技飞速发展并运用于人类生产生活之时，我们应将"以人为本"置于首要位置，实现围绕人的最终利益而行为常态化。

第一，应该临床个性化。所谓临床个性化就是指在医疗过程中，应该因人而异，给特定个体量身定制具体的、适用的医疗方案，致力于满足多元需求。一方面，体质的差异性治疗。因为人种、地域、性别、年龄的差别，制定符合需求的治疗程序。另一方面，服务的个性化。临床的个性化服务对于医务人员

---

① 田勇泉. 现代医疗技术的和谐发展之路 [N]. 光明日报，2012-4-1.

② 管仲. 管子：第二册 [M]. 北京：商务印书馆，1936（民国二十五年）.

的要求更高。如，在医疗过程的前期，自主性原则、知情同意原则、尊重原则等都要进行个性化定制。其中包含对于病患的性格、宗教、家庭状况、能力的考究，来判断何种方案为最佳选择。这就对伦理委员会提出了挑战，生命伦理学的对话与协商将实现常态化，医疗过程的伦理思考应为建立完整机制提供选择与参考。

第二，资源配置公平化。党的十六大报告明确提出全面建设小康社会，其中一个目标就是全民族的科学文化素质、思想道德素质和健康素质明显提高，形成比较完善的现代科学文化创新体系、国民教育体系、全民医疗卫生和健身体系。从上述的报告中，可以看出我国还处于世界卫生公平的滞后状态。我国卫生不公平的事实主要体现在以下两个方面：一方面中央拨款没有着重卫生财政投入，经济优先引导政府财政大部分投入基础设施建设和企业的发展创收。目前政府的卫生事业费中，地方政府拨款占95%以上，中央财政资金拨款不到5%，而且近年还有递减的苗头。另一方面是城乡资源分配不公平，城乡二元结构使农民享受不到国民待遇，并成为一种长时期的制度安排。在这种制度下，城乡居民不仅在收入上差距越来越大，而且要接受更加不平等的公共服务。只有实现医疗资源公平分配，只有深度改革公共卫生资源配置体制才能实现全民医疗公平。

一般来说，现代医疗技术可分为三类：第一类医疗技术是指有效性、安全性较高，通过在临床应用中的正常管理，医疗机构自身能确保其有效性、安全性的技术；第二类医疗技术是指有效性、安全性确切，但风险较高或涉及一定伦理，卫生行政部门应当加以严格控制和监督的医疗技术；第三类医疗技术是指有效性、安全性尚需经临床试验研究进一步验证，涉及高风险及严重伦理问题，需要卫生行政管理部门加以严格控制管理的医疗技术。从医疗技术的分类来看，现代医疗技术的实践中最难的并不是技术本身的问题，而是医疗技术引发的伦理问题，医疗技术的发展离不开生命伦理学的监督。因此，要应对每一项由现代医疗技术对生命伦理学以及相关的医学法律规范带来的挑战，实现现代医疗技术的合理发展目标，只有在"以人为本"的基础上，以完善的伦理、法律、法规为保证，才能实现公平医疗新常态化。

第二章 辅助生殖技术临床应用的
社会伦理问题及管理

生命的存在是宇宙中万事万物自身价值的体现，生命的传递是人类实现永恒的基本形式和源泉。生殖是人类延续生命的神圣活动，也是人类实现亲代与后代个体之间生命延续的唯一形式，在传统社会中更是被视为人类及其个体的自然权利。患有生殖障碍或者遗传缺陷的夫妇及家庭，无法生育自己的后代或者不能够自己生育健康后代，是人生的不足和遗憾。辅助生殖技术（assisted reproductive technique，ART）能够帮助这些夫妇克服遗憾和不足，实现个体的生育愿望与个体生命的延续，享受人类繁衍后代的生育权利。ART被称为20世纪最伟大的科学成就之一。1978年世界首例试管婴儿在英国诞生，从此，该项技术在世界范围内普遍应用，历经40多年的发展，技术方法得到不断完善，适用范围也在不断拓展。从开始的常规体外受精-胚胎移植技术（in vitro fertilization and embryo transfer，IVF-ET），到卵胞浆内单精子显微注射技术（intracytoplasmic sperm injection，ICSI），再到胚胎植入前遗传学诊断（pre-implantation genetic diagnosis，PGD）/胚胎植入前遗传学筛查（preimplanta-tion genetic screening，PGS），以及全基因组测序、全基因组筛查，囊胚培养以及单囊胚移植，目前全球累计出生的试管婴儿已超过500万人。2010年度诺贝尔生理学和医学奖获得者罗伯特·爱德华兹（Robert G. Edwards）先生，作为这项技术的创立者，由于为人类繁衍做出了卓越贡献而被载入史册。ART的发展，挽救了许多因为不能生育而濒临崩溃的家庭，为无数不孕不育夫妻带来了福音，促进了社会的和谐稳定。随着该技术的安全性、成功率以及社会认知度的不断提升，越来越多的不孕不育家庭将试管婴儿视为解决生育难题的最终选择。由于成效显著，辅助生殖技术收获广泛的社会认可，包括科学界、社会学界、伦理学界在内的各界主流意见均表示高度肯定。赞成者认为，该技术是生命史上的革命性飞跃，为不孕不育患者带来了延续生命的希望。辅助生殖技术的崛起，在为不孕不育患者解除痛苦的同时，也极大推动了人类发育生物学的研究开发，将人类遗传优生课题拓展到基因研究（gene research）领域。作为重要支柱和动力，ART加快了胚胎干细胞（embryonic stem cell）、再生医学（regenerative medicine）的研究，象征着现代医学和生物学对于人的生命的技术操作已经发展到分子水平，甚至可以通过对人体基因组的修改来进一步改善生命质量。辅助生殖技术以及延伸科研领域的蓬勃发展，为破解人类遗传优生难题、克服肿瘤等疑难杂症带来了新的研究方向和希望。

ART 诞生时曾饱受争议，被认为是反自然的，违反伦理道德的。但随着越来越多的试管婴儿出生并健康成长，大众对试管婴儿的态度开始转变，该技术已经成为治疗不孕症的主要医疗手段。但是，这项技术将人类最保守、最本能的生殖过程，变成能够在技术层面加以操作和控制的医学行为，而且患者需求的日益增大，带来了一些新的复杂社会问题，制造了一些新的利益需求或者需求链，导致某些人见利忘义，为了自己获利而抛弃道德准则；试管婴儿、配子及胚胎都可以作为物品买卖，商品化的倾向不容忽视；代孕争议持续不断，地下代孕已经形成一条浩大的产业链。2011 年，广州一对富豪夫妻通过代孕获得八胞胎，最终被广东人口计生委因超生处以高额罚款，敲响了代孕乱象的警钟，使规范 ART 实施及完善的相关法律法规再次受到高度关注，也让法律法规以及道德伦理在规范这项技术实施及其后果影响方面，发挥着越来越重要的作用。

第一节　人类辅助生殖技术的基本概念及意义

一、辅助生殖技术的基本概念

ART 是一种治疗不孕不育症的医学技术和方法，是指运用现代医学技术，对精子、卵子和胚胎进行体外操作和处理，对人类自然生殖过程的一个或几个环节进行人为干预，产生子代的一种生殖工程（reproductive engineering）技术。该技术替代了人类自然生育过程的某一步骤，解决生育障碍夫妇的生育问题，帮助有家族性遗传病的夫妇生育健康孩子。对此，国际上有不同解释，我国卫生部对于 ART 的定义是：辅助生殖技术包括人工授精（artificial insemination，AI）和体外受精-胚胎移植及其衍生技术（in vitro fertilization and embryo transfer，IVF-ET）两大类。

（一）人工授精（artificial insemination，AI）及人类冷冻精子库

1. 人工授精

人工授精是指通过医务人员操作，将收集到的精液注入女性生殖道内的一种助孕技术。女方良好的生殖道环境，内分泌功能正常是使用该方法助孕的基

本条件。该技术主要用于男性不育症的治疗。将丈夫的精液注入妻子的生殖道内称为夫精人工授精（artificial insemination husband，AIH），使用捐精者的精液称为供精人工授精（artificial insemination donor，AID），或者异源人工授精。男性性功能障碍，男方或者（和）女方生殖器畸形导致无法正常性交，是 AIH 的首选适应症。如果丈夫的精液中精子数量少，可以将几次收集的精液浓缩后使用；如果丈夫的精子质量差，可以将畸形精子分离后使用，以提高授精成功率。AID 的使用要严格掌握适应症，一般用于以下三种情况：①有子代遗传高风险的遗传病患者夫妇。例如男方患有显性常染色体病，或夫妇双方都是同一常染色体隐性杂合体的情况。②丈夫有严重的生精障碍，精液中无精子。③丈夫的精子不适宜或者无法采用的不育症。已经有越来越多的不可恢复性或者无法治疗的男性不育症患者及其配偶接受 AID 助孕治疗。目前，AID 已经成为某些不育症治疗无可替代的有效方法。

2. 人类精子库——人工授精的发展

人类精子库（human sperm bank）是应用超低温冷冻保存等技术，将收集到的人类精液集中储存的机构，又称精子银行。世界上最早的人类精子库于 19 世纪 50 年代早期在美国建立。之后，冷冻技术发展迅速，冷冻精液在临床上得到越来越广泛的使用，欧洲及亚洲的许多国家都相继建立精子库。据报道，世界上成功使卵子受精孕育出胎儿的冷冻精子，冻存时间最长的为 21 年，胎儿分别于 2002 年和 2009 年诞生在英国和美国。1981 年 11 月，原湖南医科大学卢光琇教授率先在湖南建立了中国大陆首家人类精子库。截至 2016 年 12 月底，中国大陆共有 23 家机构经审核批准设置了人类精子库。人类精子库技术在我国属于限制性使用技术，其设立必须符合区域卫生行政规划，只有在人员、设备、场地、技术水平与伦理管理均达到国家人类精子库技术规范要求的基本条件下，同时省卫计委组织的专家评审通过后才允许设立与开展相应工作。

精子库的主要用途为：

①用于生殖保险。为从事特殊职业（接触放射线、有毒物）、高风险职业（消防、航天、航海）、患有特殊疾病将接受某些损伤生育能力的治疗（例如：睾丸、附睾、前列腺等肿瘤疾病的手术、放疗、化疗）的男性在接受特殊治疗前，或者需要推迟生育年龄的男性将精液保存，以备他们生育时取用，生育自己的血亲后代。

②用于阻断遗传性疾病的传播。当丈夫是遗传病患者或者是遗传疾病基因携带者时，可能将致病基因传承给后代。使用人类精子库储存的健康精子生育，可以阻止遗传病的传播，生育健康孩子。

③用于辅助生殖技术助孕。人类精子库可以接受储存 ABO、Rh 血型系统等许多不同类型的精子，为不同情况的不育症患者以及男方不能产生精子或者精子严重异常的夫妇，随时选用实施供精助孕技术解决生育问题。

④用于科学研究。人类精子库借助严格的筛选技术，严格管理供精者及其精液，为探索人类精液的生理生化特性提供了便利条件。

（二）体外受精-胚胎移植（in vitro fertilization and embryo transfer，IVF-ET）及其衍生技术

显微受精技术、胚胎体外培养技术、辅助孵化技术、配子和胚胎的冷冻技术、胚胎植入前的基因和细胞诊断/筛查技术等都是体外受精的衍生技术，也称为试管婴儿技术。这些新的医学技术为不孕患者提供了更多有效的助孕治疗方法；同时也为我国的计划生育国策提供了有力的保障。

1. 体外受精-胚胎移植技术（IVF-ET）

使用促排卵药物，获得足够数量的卵母细胞，在胚胎实验室内让其与精子结合受精，在体外培养发育成早期胚胎，然后移植到妇女的子宫腔内。这是常规 IVF 的操作流程，由此诞生的婴儿称为"试管婴儿"。目前该技术应用于临床超过 40 年，尽管其已经获得了较高的临床妊娠率和普遍的社会认可，但相比其他的临床诊治技术，由于涉及对人类配子和胚胎的体外操作，对其治疗安全性的评估尚缺少系统和深刻的观察。

2. 卵胞浆内单精子注射（intracytoplasmic sperm injection，ICSI）

借助于显微操作仪器将单个精子注射到卵母细胞浆内，帮助其完成受精过程的技术称之为 ICSI。该技术成功地应用于男性不育症的临床治疗，是辅助生殖技术的重大突破性进展。对于严重的少、弱、畸形精子症患者、梗阻性无精症患者、精子穿透功能障碍患者以及射精异常（逆行射精）患者，ICSI 是唯一有效的助孕治疗技术。

应用 ICSI 技术，要高度关注如下风险：①人为挑选精子的过程，缺少了自然受精过程中精子的竞争性选择，不能有效区分精子质量的好坏和成熟与否，不能保证是最佳精子进入卵母细胞受精；②精子在选择过程中暴露于非生理的环境下，存在化学与物理损伤的潜在风险；③对精子人为抽吸与制动操作，存在机械性损伤的风险；④显微注射针穿透卵母细胞时的人工侵入，可能造成胞内结构的形态改变，给细胞质带来持久的、难以恢复的损伤；⑤有些严重的男性不育症患者常伴有 Y 染色体上的基因缺失，ICSI 技术出生的男性后代将 100% 携带这条有基因缺失的 Y 染色体，可能造成未来不育的结局。有学者通过对 1000 名 ICSI 技术出生后代进行了随访调查，发现尽管子代先天性畸

形和异常的发生率与自然生育的孩子没有差异，但是发生性染色体异常的比例升高了2倍。因此，为了防止医源性疾病的传播，作为辅助生殖技术的实施者，一定要严格掌握 ICSI 的适应症。

3. 植入前遗传学诊断/筛查

胚胎植入前遗传学诊断/筛查（preimplantation genetic diagnosis/screening，PGD/ PGS）技术，是在染色体或基因水平上对体外受精的早期胚胎进行遗传学检测、诊断和筛查，选择无遗传缺陷的正常胚胎植入子宫内的一种医疗手段。相对于传统的产前诊断，该技术的准确性更高，诊断的时间更早，避免了妊娠期发现有遗传缺陷的婴儿后选择流产而带给女性的心理和身体伤害。精子筛选、分离，精子和卵子的基因型检测，卵子的极体检测等针对受精前配子的诊断，属于广义的、更为早期的 PGD/PGS 技术范畴。

PGD 技术是阻止遗传性疾病垂直传递的有效手段，主要应用于遗传性单基因病、染色体异常、性连锁疾病、特殊位点基因异常疾病的诊断，现在已经成为产前诊断的重要替代技术。PGS 主要是针对染色体的非整倍体检测，在胚胎植入子宫前筛查常见的遗传异常。目前以无创产前基因筛查（non-invasive prenatal testing，NIPT）为代表的高通量测序技术，已经广泛应用于常见染色体非整倍体综合征筛查（如21、18 和13 三体）。胚胎染色体的非整倍体是导致自然流产的主要原因，也是出现出生缺陷的重要原因。非整倍体可以来源于精子或者卵子，但主要来源于卵子，年龄越大，非整倍体的发生率越高。通过 PGS，可以筛查出非整倍体胚胎，选择正常胚胎植入子宫。这样可以降低流产率，提高正常妊娠率，同时可以减少出生缺陷的发生。

PGD/ PGS 技术是针对生殖细胞和早期胚胎的一种检测手段，尽管其在临床上的应用日益成熟，但在其应用范围、技术的安全可靠性，以及其"剔除"胚胎的地位与权利方面，仍然存在较多的社会与伦理争议。

4. 克隆（clone）

克隆是指生物体通过体细胞进行的无性繁殖。通常是利用生物技术，产生与原个体在遗传性上完全相同的一群细胞或者生物个体的过程或技术。将克隆出来的胚胎干细胞诱导分化为具有特定功能的细胞，以提供临床细胞治疗的材料，或者用于细胞发育与分化的科学研究，探索胚胎发生中的分化机理，这就是通常所说的"治疗性克隆"。它为揭示人类基因表达的变化规律提供了有效的研究手段和材料，在发育生物学上具有重要价值。如果将通过克隆技术获得的胚胎移植到子宫中，孕育出新生命个体的生殖方式，就称之为"生殖性克隆"，也就是俗称的"克隆人"。治疗性克隆作为发育生物学上的有效研究手段，为人类认识生命的进程开辟了新的视野，为人类当今许多不治之症提供了全新的"再生器官"治疗方法，将造福于人类。但是生殖性克隆却因为技术的不完善性使得新个体在遗传和发育上可能存在缺陷。同时，"克隆人"的存在也将对现阶段社会、家庭构建模式产生巨大的冲击，以致社会学界与伦理学界对其争议重重。这是目前情况下世界科学界、社会学界以及伦理学界对"生殖性克隆"持否定观点的主要理由。

二、辅助生殖技术（ART）的意义

辅助生殖技术的产生，使得人类个体生命的孕育，已不再是简单的顺应人类自然生育规律，而是能够通过科学的手段进行干预，从而实现生育的目的。在生殖领域，人类开始掌握自我命运，这是人类生育史上的重要里程碑之一。尤其对于部分有生育障碍，不能自然生育的不孕不育夫妇，他们的生育权利得到了尊重和体现，生育愿望通过辅助生殖技术的实施获得了满足和实现。

（一）ART 是人类科学成果的结晶

现代生物技术的快速发展，对于解决人口、资源、环境问题有着不可忽视的作用，是 21 世纪高新技术的核心。生物技术在人类 ART 中的发展和应用，为人类探索自身生长发育奥秘打开了又一扇科学之门。自 20 世纪以来，作为 20 世纪最伟大的科学成就之一的 ART 取得了更大的发展和突破，人类可以借助该技术对自身生殖发育过程进行干预。ART 的实施，使得人类在探索不孕不育症治疗方面有了新的方法；促使人类对于生殖过程、胚胎干细胞的定向分化、遗传病机制等方面的研究也有了突破性的进展。可以毫不夸张地说，ART 对人类的生殖健康和未来社会的发展产生了重要影响，是人类科学发展的里程碑。该技术成功应用于临床，既是生物医学技术创新的成果，也是造福人类的重大创举。

（二）ART 是增强家庭社会适应能力的黏合剂

在现代社会，不孕不育日渐成为一个世界性的社会问题。据文献报道，全球育龄夫妇中，有 8%～10% 的夫妇患有不孕不育症，有将近一个亿的人群存在生育障碍。在我们中国，育龄夫妇大约 2.3 亿，约有 1000 万个家庭不能正常生育。尽管不孕不育症不是危及生命的急性疾病，但是，它常常造成家庭矛盾不断、夫妻感情破裂并导致个人精神痛苦。沉重的身心压力成为影响家庭和睦和社会稳定的重要因素。卢光琇等曾对不孕症妇女进行过心理困境分析，发现不孕夫妇沉重的心理负担主要来源于社会舆论与家庭压力。不孕不育对女性的困扰、伤害更大。报道显示，由于不能生育，不孕妇女中有 52% 的人陷入了心理困境，20％的家庭面临解体或濒临破碎，也有些家庭会在别无选择的情况下请人代孕或者婚外生子，甚至乱伦乱交，对家庭造成了严重的伤害。家庭的不稳定同样会波及社会，造成社会的不安宁。辅助生殖技术成功应用于临床，在一定程度上解决了由于不孕不育而造成的这个社会问题。该技术在帮助不孕不育家庭实现了生育自己后代愿望的同时，还作为一种黏合剂，维护了家庭稳定和社会稳定。

（三）ART 是实现社会公正的重要手段

ART 在帮助解决人类不孕不育问题的同时，成为了实现社会公正的一种重要手段。《人权公约》是联合国对世界人类家庭所有成员的尊严、平等等固有权利的确认。《人权公约》认为，科学进步及其应用所带来的利益是人类社会的共同财产，享受最高标准的身体健康与精神健康是每一个公民的权利。有学者评述道，身体状态、精神状态和社会状态良好才是人类健康的标准。那么生殖健康的标准除了生殖系统没有疾病能够按照自己的愿望生育孩子外，还必须要有良好的精神面貌，男女都能完全融入社会，为社会所接受。当一对夫妇因为生育障碍没有孩子的时候，他们会因此而受到家族与社会的质疑，随之而来的压力会使得他们不能享受正常的生活与社会交往，常常有患者夫妇因此而痛苦万分。ART 作为一种科技创新的医疗技术，能够为患有不孕不育疾病的夫妇提供医疗服务，为这些家庭提供获得生殖健康的机会，让他们也能享受天伦之乐，享受为人父母的满足与喜悦；ART 解决了大多数夫妇的不孕不育问题，使他们得到了生理和心理满足，消除了因丧失正常生育能力而带来的负疚感、自卑感和夫妻情感危机；ART 使得这些不孕不育的家庭享受到了高速发展的生物技术这个人类社会的共同财产。ART 的发展与运用，保障了不孕不育夫妇的权益，社会公正的伦理原则在此得到了体现。

（四）ART 提供了阻断遗传病的可靠诊疗措施

人类长期遭受遗传病的折磨和痛苦，遗传疾病的多样性、复杂性，致使目前尚无有效的诊断和治疗途径，只是在医学有了相当发展的今天，才能发现、诊断遗传病，并使某些遗传病得到阻断治疗。特别是近年来高通量测序技术的飞速发展，为临床医学带来突破性的进展。该技术在产前遗传筛查与产前诊断、体外辅助生殖技术、流产查因与妇科肿瘤等学科领域的应用已得到广泛认可。生殖工程与遗传工程的结合，通过 ART 为实现人类优生优育提供了新的解决方法与实施途径。ART 的应用，开启了人类掌握生命的新密码，生育不再是自然行为，而是能够通过对生命程序进行人为干预，通过对体外受精胚胎的筛查，甄选健康胚胎植入子宫，达到优生优育的目的，这是对人类生命探究的重大突破。ART 作为助孕治疗的有效手段，不仅能够帮助不孕不育妇女实现生育的愿望，其衍生技术——植入前遗传学诊断/筛查，还能够阻断某些遗传病的家族性传播；同时，也为人类生物发育学、再生医学以及遗传病发生机理的深入研究提供了方法与材料。因此，ART 是不孕不育家庭实现生育目的的重要方式，也是实现优生优育的重要手段，它通过先进的 PGD/PGS 检测技术，减少、摈除不利的遗传因素，提高了生命质量。

（五）ART 是计划生育国策的重要保证

作为一个人口大国，我国历来重视对生育问题的立法和管理。尽管自 2016 年 1 月 1 日起，我国开始执行全面二孩政策，但是，自 1980 实施的独生子女生育政策已经执行了 35 年。我国现行《中华人民共和国宪法》第四十九条和《中华人民共和国婚姻法》第十六条都明确规定：夫妻双方有实行计划生育的义务；因此，计划生育是我们国家的基本人口政策。但是，人们最担心的是，一个孩子能否长久平安？夫妇采取了绝育手术后，孩子一旦发生不幸时，是否有措施进行补救？即使实行二孩政策，不少夫妇却面临生育障碍问题，是否可以得到有效的诊治？ART 作为有效的医疗手段，为国策护航，为计划生育护航，提升了家庭抵御生育风险的能力，对于促进家庭幸福和维护社会安定发挥了重要作用。同时，辅助生殖技术的生殖保险项目，还可以为进行抗癌治疗前的患者，少、弱精症患者以及各行各业从事高度危险职业的人员与其他有需要的人员，提前将生殖细胞进行储存，通过 ART 使他们的生育无后顾之忧。

第二节　人类辅助生殖技术面临的社会伦理问题及其监管

一、辅助生殖技术的社会和伦理问题

严格来讲，任何一项新的科学发现，都会对伦理道德造成一定的冲击和影响。辅助生殖技术不仅让人类通过现代技术手段实现自己的生育愿望和理想，同时也促进了人类生殖繁衍优生科学的发展。虽然辅助生殖技术的诞生被视为生殖优生领域一个里程碑式的发明，但我们必须清楚地认识到，技术的发展也带来了许多值得关注的社会和伦理问题。遵循人类的优良伦理道德准则办事，做得好就利国利民；而与人类伦理道德准则相悖，则会祸国殃民，贻害千秋。辅助生殖技术的实施，将人类性与生育这对紧密相连的行为彻底分开，不可避

免地会遭遇一系列社会、伦理以及法律问题，甚至在某些特殊条件下会对人们的传统道德观念形成更为强烈的冲击，严重挑战社会传统伦理道德观念。在实施辅助生殖技术的过程中，我们必须对各个环节、流程以及可能形成的结果保持清醒的认识，稍有疏忽，就可能引发一系列消极问题，导致无法预料的社会后果。

辅助生殖技术面临的社会伦理困惑及纷争主要有以下几个方面。

（一）受孕方式的改变与传统道德

传统道德中，生育自己的后代被视为维系婚姻及家庭的重要纽带，绝大多数已婚男女结合的唯一也是必然结果就是生儿育女。来自我国不孕不育群体的一项生育观调查显示，农村妇女患者中 61% 的人认为"结婚就是为了生育"，而城市妇女患者中也有 30% 的人持同样观点。然而辅助生殖技术的出现，颠覆了人类的自然生殖方式，使繁衍后代的过程可以脱离婚姻和性行为，并用技术介入取而代之。无需配偶和家庭就可以孕育后代，这种方式切断了婚姻与生育之间的必然联系，使婚姻对于人类生息繁衍的必要性遭遇了严重的挑战。反对辅助生殖技术的观点以天主教为代表，他们认为生育后代不能脱离性，应该包括父母双方的精神爱和肉体爱的结合。1987 年，罗马天主教会从伦理学角度出发，宣布不接受辅助生殖技术。他们谴责辅助生殖技术让神圣殿堂般的家庭变成了生物学方面的"实验室"，夫妻之间的性结合沦为"配种"。更有甚者，用"通奸"来形容供精人工授精，认为此方式丧失了爱情这一生育的重要基础。但更多的支持者认为，该技术仅仅是自然生殖方式的延伸，婚姻的内涵十分丰富，起决定性作用的因素有许多，包括相互的尊重、理解、爱情、对后代的养育以及对家庭的责任等等，不应只是性垄断。辅助生殖技术作为科学的干预行为，以及人类生育繁衍的补充手段，对于有生育功能障碍的夫妻无异于爱情的催化剂、幸福的黏合剂，有利于挽救因无子而濒临破灭的婚姻，保持家庭和社会稳定。尽管该技术是采用人工方法采取父母或者供者的生殖细胞在试管中受精后产生后代，但是在夫妇双方知情同意的前提下进行，受精过程并不涉及第三者的身体，孩子同样是通过母亲的子宫自然孕育出生的。因此，在实施了严格的供受者互盲和保密措施下，并且符合夫妻双方的价值观的情况下就能够增进家庭的幸福和谐，对社会安稳有益处，对他人也无损害，所以在伦理学上是可以接受的。但是，各生殖机构应该在 ART 的实施过程中严格掌握其适应症，只有在药物治疗无效的男性或女性中确诊不孕不育症后才能使用该技术。我们要清醒认识到，辅助生殖技术只可以作为针对特定人群自然生殖的补充，绝不能完全替代人类的自然生殖过程。然而现在的一些年轻人群，由于对信息了解不充分，有的受到人工助孕虚假商业宣传的影响，认为任何时候都可以通过该技术满足生育的愿望，以致他们的婚姻及家庭观念淡薄，不愿承担婚姻和家庭的责任与义务，这样辅助生殖技术就会与我们所珍视的科学、社会和伦理价值背道而驰，失去了应有的价值和意义。

（二）第三方遗传物质与核子家庭

1. 家庭模式多元化

辅助生殖技术助孕，异源性配子的使用以及人类精子库的建立，特别是IVF已经与胚胎移植、胚胎冷冻、ICSI、PGD/ PGS、代孕母亲等结合在一起，改变了传统家庭的生育模式，使得生儿育女可存在于夫妻关系以外，多元化家庭模式随之产生。根据配子的来源以及受者是否为合法配偶的组合方式，辅助生殖技术助孕出现了以下几种情况：①丈夫的精子与妻子的卵子；②丈夫的精子与供者的卵子；③妻子的卵子与供者的精子；④供者的精子与供者的卵子；⑤以上情况产生的胚胎植入代孕者的子宫；⑥以上情况产生的胚胎植入妻子的子宫；⑦丈夫的精子直接注入代孕者的体内。由此所产生的后代可能有孕母、养父母、生物学父母等不同意义的多个父母亲。

2. 人伦关系复杂化

在亲属间实施辅助生殖助孕技术，会产生更加复杂的家庭关系。例如：①岳母接受女婿的精子为女儿代孕，生下的后代如何称呼这两位"母亲"？②姐姐为妹妹充当代孕母亲，姨妈与母亲的角色如何分辨？这种多元化又模糊尴尬的关系，极大地挑战了传统的家庭和人伦关系，导致家庭和社会关系变得混乱甚至颠倒，以致陷入不伦不类的窘迫境地。

3. 后代成长问题化

供精、供卵、供胚等 ART 的扩大使用，可能产生以下情况：①单身男子以及男同性恋，可以通过雇用女性代孕生育后代，自己做"父亲"；②单身女子及女同性恋，也可以购买精子通过人工授精生下孩子。上述情况虽然满足了部分人群的生育需求，但致使后代的成长处在缺乏异性父母组成的家庭中，没有考虑到由此对后代可能造成的心理及社会伤害。

4. 血亲婚配引发问题

辅助生育技术中异源性配子的使用，可能为血亲通婚带来一定隐患。血亲是指出于同一祖先的子嗣。相互间具有直接血缘关系的亲属称为直系血亲，具有间接血缘关系的亲属称为旁系血亲。由直接或间接有血缘关系的男女结合组成的婚姻，我们称之为近亲结婚。根据人类优生的要求，直系血亲和三代以内旁系血亲通婚，在我国是被婚姻法明确禁止的。无论是人类两性关系的发展史，还是现代遗传学理论，都证明近亲通婚有较大概率生育患有常染色体隐性遗传疾病的后代，从而影响家庭幸福，造成社会负担，并危害民族健康。虽然为保护患者和后代的利益，目前我国辅助生殖技术采取供者、受者及后代全部互盲的原则，以致技术实施过程中，采用同一供精者或者供卵者的配子有可能使其产生多个生物学意义上的后代。当这些 ART 诞生的后代到达适婚年龄时，在某些偶然条件下，如地理位置较近，仍存在因不知情而发生近亲婚配的可能。即使这些后代相隔较远，随着现代社会交通、信息工具的不断发达，人类生活、工作迁徙的范围及频率加大，也增加了他们之间近亲婚配的可能性。尽管已有国外学者从群体遗传学理论及统计遗传学方法出发，通过科学论证得出供精人工授精的后代发生近亲婚配的概率微乎其微，不会形成大的风险，但随着 ART 的进一步普及和开展，以及供精、供卵需求的不断上升，理论上这样的概率也会随之升高。

（三）"代孕母亲"的利与弊

顾名思义，代孕母亲是指利用自己的子宫和（或）卵子，为他人代理孕育胎儿的妇女。根据配子的来源不同，代孕主要分为四种情况：①丈夫精子与代孕者的卵子；②丈夫精子与代孕者之外供者的卵子；③供卵与供精；④妻子卵子与丈夫精子；⑤妻子卵子与供精。第一种代孕也被称为部分代孕（partial surrogacy），代孕母亲是出生婴儿生物学上的母亲，同时也承担了供卵、妊娠、分娩的责任。后四种代孕称为全部性代孕（full surrogacy），代孕母亲与婴儿无生物学关系，仅为胚胎提供生长发育的条件和环境。不过，所有的代孕方式，都必须是利用代孕者的子宫进行妊娠，对代孕母亲而言，要经历一次与自然怀孕无异的"十月怀胎"过程。

目前世界各国对代孕的态度，主要分为"完全禁止型"和"限制开放型"两种。完全禁止型为了避免伦理和法律纷争，对任何形式的代孕均严格禁止，例如德国与中国。1992 年，德国《胚胎保护法》将代孕行为归纳为生殖技术的不恰当应用，并对实施该项技术的医生制定了明确的惩罚措施，即处以三年以下监禁或罚金。2000 年，我国国家卫生和计划生育委员会（原卫生部）颁布的《人类辅助生殖技术规范》中明确规定"禁止实施代孕技术"。此外，由于天主教会的强烈反对，代孕合法化的法案也遭到意大利国会的否决。即便在代孕合法化的国家，也常常会设置一些"门槛"，限制各种类型的代孕技术全面开放和滥用，例如仅开放非商业性代孕、妊娠代孕、治疗性代孕。因开放的方式和程度不同，目前"收养式"和"契约式"成为两种主要的限制开放型代孕方式。如美国伊利诺伊州，通过契约模式允许代孕合法化，商业性代孕中介在这里合法存在，委托者可与其介绍的代孕母亲签订代孕协议，即使委托者与代孕生下的孩子没有任何血缘关系，仍然可以依据协议成为孩子的合法父母。代孕母亲则可以根据协议，就提供怀孕、生产等"劳务"服务获取合理的报酬，并遵守协议放弃对孩子的抚养权。英国则是收养模式的代表。英国政府《代孕协议法》明确禁止商业性代孕以及代孕中介，按照"分娩者为母"的铁律，代孕者是孩子的合法母亲，委托人想要成为孩子的合法父母，只能依据收养法"收养"孩子。虽然法律否认代孕协议的合法性，但委托者自愿给予代孕母亲一定的酬劳却是合法的。

对于那些因子宫障碍或者无法排卵丧失妊娠能力的妇女，能够通过代孕获得具有自身血缘关系的子女，代孕因此成为他们满足生育权利的唯一有效途径。因此，无论国家如何禁止，社会学家、伦理学家如何评论，因为刚性需求的存在，"代孕"市场总是禁而不止，人们形容其就像一朵羞答答的玫瑰在静悄悄地开放。但是，代孕母亲的出现，随之带来许多社会伦理方面的问题，反对观点主要有以下几点：

第一，代孕母亲出租器官，成为"生殖的容器"和"生育机器"。此观点认为，人体及其生存必需的部分不可作为商品交易，也就是伦理学上的人体器官和组织不可买卖。代孕母亲"出租"子宫为他人服务，并受他人的奴役与驱使，这是对妇女人格尊严的亵渎。因此，代孕是不道德的行为。

第二，代孕母亲的出现使生育孩子成为一种商业服务，使人类生育动机发生新的变化。这确实是应该引起高度关注的。虽然某些代孕者完全是为了帮助那些丧失妊娠能力的亲友，生育一个比领养更近血缘关系的孩子，让他们能享受家庭天伦之乐，这种助人的动机是十分崇高的。但是，绝大多数代孕母亲的目的就是为了赚钱，纯粹是为了获得经济利益。这种商业性质的代孕，使代孕及生下的孩子沦为交易的商品，这是伦理学所不能接受的。

第三，代孕母亲对委托人家庭的稳定性造成影响。虽然不一定拥有血缘关系，但"十月怀胎"的经历，看着腹中胎儿逐渐长大，并成为一个可爱的婴儿，可能激发代孕母亲的母爱本能，对生下的孩子难以割舍。将辛苦孕育的孩子分娩后转手送人，或对代孕母亲带来很大的感情创伤。为了见到孩子，满足自己对孩子的怜爱，他们想方设法联系委托人，对其家庭生活带来影响，甚至还发生过代孕母亲将代孕孩子带走的事件。发生在美国的"M孩子"事件，就是一个有代表性的案例（In the Matter of Baby M，新泽西州最高法院，1988）。这对博士夫妇的妻子，因多发性动脉硬化症无法怀孕，为了得到一个有着自己血缘关系的孩子，他们通过中介"纽约不孕症中心"寻找到一个合适的代孕母亲，并与其签订代理生育合同。根据协议，这个代孕母亲将通过人工授精的方式，为博士夫妇代理生育孩子，承诺分娩后将孩子交还给这对夫妇，同时放弃孩子母亲的权利。合同规定，这个妇女作为代孕母亲在交出孩子后，可以得到 10000 美金的酬劳。同时，这对夫妇还将付 7500 美元给"纽约不孕症中心"作为助孕诊治等费用。孩子米莉萨（M）出生了，依据合同，三天后代孕母亲将其交给了这对博士夫妇。但这个代孕母亲无法割舍对孩子的思念之情，非常想念孩子。一天，她找到那对夫妇要求带孩子回家相处一周。这对夫妇满足了这个精神几近崩溃的代孕母亲的要求，暂时将孩子交给了她。争议从此开始，代孕母亲不愿将孩子交还给博士夫妇，带着 M 失踪了。为了躲避，在随后的三个月里，她与她的丈夫带着孩子东躲西藏，辗转于 20 余家酒店、汽车旅馆和亲属的家中。博士夫妇向法院请求强制执行令要求代孕母亲归还孩子，得到了法院的支持。由警察依法将 M 强行从代孕母亲处带回。尽管该案的法庭审理是复杂的，最终，孩子还是被判给了博士夫妇。但是，由此导致的亲情伦理纷争却在社会上引起了极大反响，不少人同情代孕母亲的遭遇，对"代孕"行为提出了质疑。

第四，代孕母亲的行为可能会造成家庭权利义务关系以及传统人伦关系的混乱。例如：由母亲为女儿代孕生下的孩子，到底是女儿的孩子还是女儿的妹妹或弟弟？这个孩子该如何称呼这两个"母亲"？辈分上三者的关系是怎样的？由此可能产生亲属关系之间的混乱，也会对家庭成员之间的权利与义务关系造成混乱，如抚养义务、赡养义务等。代孕孩子也可能为了"谁是我真正的母亲"的问题，而对传统的认知产生困惑，甚至影响一生，给未来生活带来难以预估的影响。《北京晨报》2012 年 8 月曾报道，一个 53 岁的美国妇女诞下了一男婴，但她不是孩子的母亲，而是外祖母，她只是将自己的子宫借给了自己的女儿。这样一来，孩子如何认知自己的长辈和自己的身份？

第五，代孕母亲的商业化侵害了女性的身体权和人格权。在当今物质追求不断高涨的市场经济时代，子宫这一人的器官之一如果变成一个可收获巨大利润的商品时，一定会吸引很多物质追求者不顾风险，加入到代孕大军当中，还会为不法分子提供钻法律空子的机会。例如：有的人利用"代孕母亲"的服务生育男孩，以满足自身传宗接代的需求，使得人口性别比例失衡。一旦代孕母亲生下女孩或者有缺陷的婴儿，委托者便会一走了之，并将孩子丢给代孕母亲。甚至还有委托者为了生育男孩，要求代孕母亲进行早期胎儿性别鉴定，若是女孩则要求流产。这些行为不仅侵害了女性的身体权和人格权，还给代孕妇女带来经济上的损失和心理上的创伤，这也是"代孕"行为的伦理和法律规定需要进一步完善的重要理由。

（四）"名人精子库"与优生

体外受精与人工授精的成败与否，不但与妇女的内分泌、生殖系统健康密切关联，授精时机和精液的质量也是重要影响因素。对于患不育症的男性，人类精子库的建立为他们提供了优质精子的来源和选择。对于供精者来说，捐献精子是一种无创性行为，不会造成身体上的创伤。在美国，供精者通过精子库出卖精子已成为一种合法的常规行为。在我国，国家卫生与计划生育委员会（原卫生部）从设备、操作、人员、管理上，对于精子库的建立作了十分严格的规范，《人类辅助生殖技术规范》中明确要求，人类精子库必须经国家卫生与计划生育委员会（原卫生部）批准方可建立，同时明确自愿捐赠精液是一种人道主义行为，要求供精者的身体健康状况也必须达到相应标准。为生育更加优秀的后代，很多供精需求者希望能获取更加优质的精子，美国"诺贝尔精子库"也因此诞生，同时引发了对精子库过度商业化的探讨。21世纪初，在我国的武汉也建立过类似的"博士精子库"，成都市也出现过"名人精子库"。而近日推出的英国捐精公司"名人老爹""名人精子库"项目中，该公司宣称从2013年2月份起，将为准备通过人工授精怀孕的准妈妈们提供体坛健将、商业大腕、摇滚明星等各界名人的精子。这些名人精子库推出的商业噱头，实际上就是"名人或高智商人群的子女一定更加优秀"，这些"先天决定论"和"基因决定论"的产物，实际上是缺乏科学依据的。同时，从维系人类基因库多样性的规律出发，这种收集和利用特定精子的行为，最终将对人类生命健康产生不利的影响。

精子和卵子结合前要经过两次分裂，结合后基因又要重新组合，因此一个精子的染色体不可能具备一个人的所有优秀基因，更不可能保证这些有利基因一定能遗传给后代。生命的遗传是一个奇妙复杂的自然过程。在这个遗传过程中，染色体畸变和基因突变普遍存在并随机出现，不仅有遗传疾病的夫妇可能生出患病儿，即便是健康夫妇也可能由于基因突变生下患病儿。所以，要想让名人的优秀基因一直遗传或者保持不变，从概率上来讲基本上不可能。而且，除了部分体育明星、艺术家外，大多数名人都在不惑之年成名。根据自然规律，男性年龄偏大，精子不仅会减少，其精子质量也会自然下降。甚至有的名人精子带有致病基因。例如：梵高是公认的最伟大的印象派大师，但却患有精神疾病；霍金是当代最重要的宇宙论家和广义相对论家，但却不幸身患运动神经症，坐在轮椅上的他仅有三根手指头能动。由此可见，名人的精子并不一定是完全优秀的，虽然后代的体貌、智商等特征受先天遗传因素影响，但是环境、教育等后天因素对后代的成长更为重要。名人的成功不仅有先天因素，更重要的是后天环境造成的，没有后天的良好教育、个人的努力奋斗，以及有利的机遇，基因再好也成不了名人。

（五）"克隆"技术与人的尊严

克隆即无性繁殖，是不经过生殖细胞的受精过程，直接由体细胞产生与原个体有完全相同基因的新个体。1997 年克隆羊"多莉"的诞生，被视为生命科学以及生物技术领域的重要里程碑事件，也让人们前瞻到了十分广阔的应用前景。克隆技术不仅可用于珍稀动植物拯救、动植物良种培育和保存、疾病动物模型的构建，也为人类药用蛋白质的生产、器官移植等研究和应用带来了希望。但是，社会各界对于"生殖性克隆"即克隆人一直争议不断，同时鉴于克隆技术自身并不完善，如在遗传和发育上存在一定缺陷，并且可能对家庭结构和社会伦理体系产生冲击等影响，反对者一致认为克隆技术不安全。同时，由于生命发育十分复杂，目前科学家对克隆过程中基因的重组和表达知之甚少，克隆人的安全性也无法证实，所以对该技术的应用必须慎之又慎。如果贸然将该技术应用于克隆人，生出畸形、残疾或者早夭的婴儿，无疑是对人类健康和生命的不尊重和损害。一般绵羊可以存活 10 年以上，而克隆羊"多莉"年仅6 岁即患病而亡，成为当年国际关注的焦点之一，再次引发了人们对该技术安全性的关注和担忧。同时，克隆也可能影响基因多样性。每个人都是独一无二的，一旦克隆人合法，人体被当成商品甚至产品制造，将侵犯以及伤害人的尊严与权益。支持或赞成克隆人的学者，强调伦理规范和原则应当随着科学技术的进步进行相应的变革，以适应新技术发展的需要。美国生殖学家札沃斯被称为"克隆人三剑客"之一，他以试管婴儿技术作了形象的比喻。试管婴儿刚刚诞生时，同样遭遇方方面面的阻力，至今仍存在很多伦理争议，但不可否认的是，现在试管婴儿就像"切片面包一样平常"，成为很多不孕不育夫妇的首要选择。也有一些学者赞成有限制地进行克隆人技术研发，例如必须制定严格完善的法律法规、伦理规范以及准入制度，能够保障克隆人的安全，等等，才能允许极少数适龄夫妇，在使用辅助生殖技术助孕仍不能生育的特殊情况下利用克隆技术来"传宗接代"。由此也引发了将克隆人相关伦理问题提上议事日程的呼吁。①"多莉"成功克隆，人体是否也能够用体细胞克隆自己？如果突然多出一个与自己完全一样的人，该如何从伦理、心理、法律上去面对与适应？②如何确定"克隆人"的家庭与社会地位？如何确定其亲属关系？对于"克隆人"本身而言，他又该如何面对自己的"本体"，是否能够替代"本体"的存在，两者之间的权责利益如何界定，他又应该以及如何面对社会上各种各样的看法？③克隆技术能否用来"制造"人类移植器官，能否解决移植器官短缺的问题，这些器官又是否与人体无免疫排斥反应、能完全适应新的个体？这些都是公众和伦理学家们尤为关注的。

（六）植入前遗传学诊断（preimplantation genetic diagnosis，PGD）与性别选择

对于有高风险遗传病和先天缺陷的人群，PGD 是一种能够控制家族性遗传疾病垂直传递的有效医疗手段。这一技术可以对胚胎进行筛选，避免有遗传异常的胚胎植入子宫，以此阻断遗传病传递给下一代。因此，审慎使用这项技术，不仅能够有效阻断遗传病在家族中的蔓延，减轻家庭和社会负担，还能避免因胎儿异常不得不终止妊娠，给妇女带来的身体、心理、情感方面的创伤。所以，这项技术通常被认为是一项值得提倡的积极性优生举措。但是，针对血友病等一些伴性遗传的性连锁遗传病，该技术在实施过程中需要对 X、Y 精子进行分离，对胚胎进行性别诊断，以避免患病或携带致病基因胎儿的出生，这意味着这项技术可以采用医学手段干预胚胎的性别选择，如果不加控制，将给人类自然繁衍与优胜劣汰规律带来挑战。利用 PGD 技术实现某些人生育男孩的目的，不但剥夺了女孩的生存权利，还会带来严重的社会后果。人类长期以来生殖过程的生物学特性决定，在没有人为因素影响的情况下，新生婴儿的性别比一般保持在 102～107 的区间。我国国家统计局 2000 年人口普查以及 1% 人口抽样调查结果显示，出生婴儿性别比的统计数据为 116.9，远超 107 的国际公认的最高警戒线。如果出生婴儿性别比长期偏高，必然导致适婚年龄段男女人口比例的失衡，"剩余"的男性将无法找到满意的配偶，导致拐卖妇女、"光棍村"等一系列现象出现，引发严重的社会问题，这是为伦理学所不能容忍的。

针对新生婴儿性别比偏高的问题，我国向来高度重视，制定并不断完善一系列法律法规进行严格管控。1994 年《中华人民共和国母婴保健法》（简称《母婴保健法》）和 2001 年《中华人民共和国人口与计划生育法》（简称《人口与计划生育法》）都明确规定，禁止非医学需要的胎儿性别鉴定，以及选择性别的人工终止妊娠。2003 年 5 月实施的《产前诊断技术管理办法》对开展产前诊断技术的医疗保健机构进一步明确要求，不得擅自进行胎儿性别鉴定服务。同时，因怀疑胎儿存在伴性遗传疾病需做性别鉴定的，必须由省级卫生行政部门指定的医疗保健机构，严格按照有关规定进行。2005 年 3 月，湖南省以省政府第 194 号令的形式，出台了禁止非医学需要鉴定胎儿性别和选择性别终止妊娠的规定。对胎儿进行性别鉴定，首先要向省、自治州、设区的市人民政府设立的母婴保健医学技术鉴定组织申请，批准后方可由省卫生行政部门指

定的医疗保健机构按规定实施。若胎儿确因严重遗传病等原因需要终止妊娠的，鉴定机构还要向县级人民政府人口和计划生育行政部门进行通报。这些都从各级政府层面，对 ART 以及 PGD 的实施作了进一步规范。目前，应用 PGD 技术更多的是采用基因检测技术来剔除有家族性遗传病的病胎，选择健康胚胎，不需对胚胎进行性别的甄选，从技术层面阻截了对胎儿性别的选取。

二、辅助生殖技术临床工作面临的社会与伦理问题

辅助生殖技术临床工作较常规诊疗具有较大的不同，使得 ART 机构和从业人员时时都经历着职业道德检验，面临着许多伦理和社会问题。例如：每次治疗周期的收费标准较高，但 ART 的不完善性，及治疗结果受患者本人身体状况的影响较大，不能保证每个求医者都可以助孕成功，这样就会造成医患矛盾。由于第三者配子和胚胎的使用造成技术的商业化趋势，常导致如下问题的发生。

（一）非适应症的 ART 治疗问题

受经济利益的驱使，一些辅助生殖技术机构和医务人员对于仅有一般妇科问题的暂时性不孕不育患者，不做全面检查就诊断为"不明原因不孕"，而草率地使用复杂和昂贵的辅助生殖助孕技术，使患者承受额外的精神压力和经济负担，也使得他们的身体承受了本不应承受的药物伤害，这与 ART 服务人类，解除不孕不育患者痛苦的初衷是相违背的。将 ART 作为给自己和团体牟利的工具，为伦理道德所不容。

（二）配子捐赠商业化及供精供卵助孕技术滥用问题

由于 ART 助孕对异源性配子的需求不断提高，使得配子、胚胎的捐赠商业化，供精供卵助孕技术滥用的危险性也日渐增大。如果将商业性的供精供卵合法化，配子的捐赠变成了商品交易，那么人类生命的基因也成为了商品。此外，由于配子捐赠技术在临床上的应用，使得妇女可以在绝经后怀孕，随之带来的问题是妊娠高龄化。对此，支持者认为：按照公平的原则，可以遵从个人意愿。由于女性的生育周期短于男性，在妇女希望生育时通过配子捐赠获得孩子是可以得到伦理学辩护和社会支持的。反对者认为：孕妇的年龄越长，妊娠并发症的发生率越高，尤其可能导致孕妇及胎儿死亡率的升高；再者，父母的年龄越大，对孩子抚养的困难也将增多，甚至导致孩子过早失去父母而影响成长，进而导致更多社会问题。因此，在实施该技术时，要全面评估孕者及后代的利益，只考虑妇女的生育公平而忽视其身体健康，忽视后代的生存利益及社

会利益，是得不到伦理学辩护的。

在我国，一些未经卫生行政部门批准的机构，为了个体的经济利益，进行地下采精和人工授精，其行为扰乱了正常的医疗秩序，危害了供受者以及后代的身体健康。这些在非法机构进行的非法采精服务及人工授精助孕，可能导致巨大的社会和伦理问题。包括增加传染性疾病的扩散概率，或者同一个体的精子产生多个后代，增加了后代近亲婚配的危险等。

（三）人造"多胞胎"问题

ART 的促排卵，是为了在实施过程中获得适当数目、高质量的卵子，并且可以安排取卵时间。一般情况下，医生会根据患者的个体情况，决定用药方案，对患者进行药物诱导下的超排卵，一次性获得多个卵子，从而获得多个可供移植的胚胎，提高 ART 的成功率。这种超排卵是 ART 实施的需要。但是众所周知，通常情况下，女性的每个生理周期只排出一个卵子，保证了绝大多数情况下为单胎妊娠。而超排卵与一次移植多个胚胎，干扰了人类自然生理规律，可能导致多胎妊娠的高发生率，影响胎儿正常发育，危害母婴安全。有学者报道，ART 助孕后，双胎和三胎的发生率分别为 25％和 5％，远远高于自然妊娠的 1.2％和 0.1％。作者就全国最大的生殖中心——中信湘雅生殖与遗传专科医院某特定时间段的试管婴儿出生情况进行了统计，2012 年 1 月至2013 年 7 月，该院通过辅助生殖技术共出生试管婴儿 13800 例，双胎和三胎的妊娠率分别为 32.33％和 0.24％，这是严格按照人类辅助生殖技术规范所进行的医疗行为下的双胎和三胎发生率。在实际工作中，"人造多胞胎"的发生率也许还会因为各种因素而显著增加。① 片面追求高妊娠率，超量使用药物诱导超排卵以及违规多胚胎移植。某些 ART 机构在实施辅助生殖技术时，为了片面追求高妊娠率，提升患者满意度，提高经济效益，诱导促排卵药物的非个体化使用，譬如，滥用"多仔丸（克罗米芬）"。克罗米芬是针对有排卵障碍的不孕妇女使用的一种促排卵药物。该药属于普通处方药，持医生处方便可以在医院和药店购买，某些网站也有销售。它的不规范使用、过度使用甚至滥用，导致母婴并发症逐渐增加，严重损害了妇幼健康，已经引起生殖医学乃至社会学家的广泛注意。另外，某些医疗机构还超技术规范地一次性给病人移植多个胚胎，由此造成多胎妊娠。这种行为，是滥用 ART 的表现，是对人的生命极不负责任的表现，也是某些医疗机构或技术实施者盲目追求高成功率的功利性托辞。②超范围执业。ART 的开展，对医疗机构以及从业人员有着严格的资质要求，而在实际操作中，很多医疗机构或医务人员并未获得相关资质或者掌握相关技术，如减胎技术等。当孕妇出现三胎及以上妊娠时，由于不具备资质，无法及时实施减胎术，增大了"人造多胞胎"和高危妊娠的发生率；导致孕妇围产期高血压、肝内胆汁淤积症、贫血并发症增加，胎儿流产的风险大大增加；同时还会造成胎儿发育障碍及多器官畸形等，增加了新生儿并发症的风险；从远期来看还可能导致妇女患卵巢肿瘤的风险。

（四）PGD 技术的不正当使用，导致非医学需要婴儿性别鉴定的增加

PGD 技术作为阻断严重遗传病在家族进行遗传的有效手段，为大多数人所接受。但是由于其在检测的过程中可以分辨胚胎的性染色体，故也使得有些人不正当使用该技术去做性别鉴定，违背了 PGD 挑选正常胚胎植入，优生优育的本意。如何合理合法地运用 PGD 技术，成为全世界共同关注的问题。

（五）ART 信息的非全面性告知和理解，导致医疗纠纷发生

ART 的研究及临床应用是医学界的重大革命，也是造福人类的重大成果。它解决了不孕不育夫妇的生殖障碍问题，使无数家庭收获幸福与美满。但是在该技术的应用中由于专业知识的不对称，患者会有许多的疑惑。譬如：通过 ART 会不会生出有缺陷的孩子？或者，通过 ART 出生的后代生理、心理正常吗？后代出生缺陷会比自然生育增加吗？通过配子捐赠出生的孩子亲情关系如何认定？ART 助孕的成功率是多少？治疗费用为什么需要这么多？PGD 是第三代试管技术，那就是最好的技术，成功率应该是最高的吧？在 ART 的实施过程中，有些医疗机构为了留住患者，往往会加大对技术实施正面意义的告知，回避、弱化、忽视其负面作用以及病人的疑虑。信息传达的片面性，使患者对 ART 不能有全面而正确的认识。当付出高昂的诊疗费用，却没有得到一个健康的孩子时，患者往往不能承担由此带来的治疗后果，极易引起医患冲突和医疗纠纷。因此，医疗机构或医务人员在诊治过程中，要严格遵循伦理原则，全面准确地向患者传达就诊信息。将患者的知情权落到实处，是减少医疗纠纷的有效方法。

三、我国辅助生殖技术伦理监管及相关法规

纵观全球，对辅助生殖技术的监管主要有两个途径：第一个是政府监管，即通过制定相应的法律法规来实行对 ART 的宏观调控和营运执照的颁发。第二个途径是行业协会的监管。通过建立非官方的学术团体，制定技术操作指南，通过专家参与的形式介入政府对 ART 机构的准入审查。我国对 ART 的监管，采取的是以上两个途径相结合的形式。

（一）由行业主管部门组织制定部门规章，组织专家对生殖机构进行准入评审，对 ART 实行政府监管

由原卫生部主持制定和颁布：①两个办法。即《人类辅助生殖技术管理办法》和《人类精子库管理办法》。这两个办法是 2001 年 2 月以部长令的形式颁发的我国 ART 的行业法规，开启了中华人民共和国规范管理人类 ART 及人类精子库技术的新篇章。②两个技术规范、两个伦理原则和一个基本标准。即 2001 年 5 月颁发的《人类辅助生殖技术规范》《人类精子库技术规范》《实施人类辅助生殖技术的伦理原则》《人类精子库基本标准》，进一步明确了相关技术规范的国家标准及伦理管理原则，明确了辅助生殖技术机构及人类精子库的设立必须要根据各区域规划，统一由国家卫生部审批。2007 年根据国务院调整行政审批项目的精神，审批权及管理权下放到省、自治区、直辖市卫生行政主管部门。对促进和规范我国 ART 的普及发展，起到了极大的推动作用。③ 修改了技术规范、伦理原则及人类精子库的基本标准。强调了技术实施中的伦理原则，提升了 ART 及人类精子库技术的规范及质量标准。④发布了《人胚胎干细胞研究伦理指导原则》，这是由国家科学技术部和国家原卫生部于 2003 年 12 月共同颁布的。其中对用于研究的材料来源的合理合法性进行了规范，特别强调了不得进行精子、卵子和胚胎的商业交易，不得进行生殖性克隆等。

上述 ART 规范性文件及伦理原则，是我国 ART 行业管理法规及质量标准，也是我国 ART 机构执业的指导纲领。指导我国的辅助生殖机构在 ART 实施过程中，将可能对社会与子孙后代产生的不利影响控制到最低程度。

（二）由医学会组织权威专家制定"操作规范"及"诊疗指南"类标准，实现行业协会监管

2009 年到 2010 年，由中华医学会生殖医学专业委员会组织专家编写了《临床技术操作规范·辅助生殖技术和精子库分册》与《临床诊疗指南·辅助生殖技术与精子库分册》两本书。从 ART 与精子库临床技术工作层面，融入国内外该技术相关工作的先进诊疗理念和方法，结合我国国情，权威性地规范了相关医疗行为，实现了对 ART 的行业协会监管。

第三节　人类辅助生殖技术伦理管理要点解析

在 ART 的实施过程中，一方是掌握实施权的技术人员，一方是拥有生育需求的患者，由于技术专业性较强，同时存在相对垄断性，加上传统生育观念的影响，以及商业和经济利益的驱使，令权利的掌握和失控成为必须高度重视的问题。在技术实施全程中，必须建立完善有效的监察和制约机制。我国的《人类辅助生殖技术和人类精子库伦理原则》，要求 ART 的全过程和有关研究必须在生殖医学伦理委员会的监督下进行，伦理委员会还应该对实施过程中遇到的伦理问题进行审查、咨询、论证和提供建议。这就明确了生殖医学伦理委员会的主要任务，即对 ART 进行伦理监督与管理，此举也是在 ART 实施过程中发挥优良道德约束能力的重要途径。

一、维护患者与后代权益是 ART 实施的前提

（一）ART 实施要有利于患者的身心健康

我国《人类辅助生殖技术和人类精子库伦理原则》的首条原则就是有利于患者的原则，《中华人民共和国民法通则》第九十八条也明确规定了公民享有生命健康权。因此，在辅助生殖技术助孕治疗过程中，医务人员必须对患者的病理、生理、心理情况，结合法律法规、伦理道德、社会因素等予以全面系统的考虑和评价，明确告知患者在目前条件下可供选择的治疗手段及其利弊，以及患者所要承担的风险，并且在患者充分、完全知情的前提下，制定出对患者最有利的治疗方案。医务人员实施助孕诊治的一切诊疗活动都应该围绕患者的身心健康进行，只要发现有损患者的苗头，就应该立即停止。ART 的实施要以保障患者和后代的利益为前提，一切都要有益于患者利益，保障患者的根本权益。ART 实际上是对人体生命发育过程的一种早期人为干预，因此每个环节都不能有丝毫差错，包括实施与患者有直接接触的临床技术，以及在实验室或与患者没有直接接触的流程中，操作者要规范科学，从而确保生育质量。应强调针对患者的自身状况，选择个体化用药方案，将药物对患者的负面影响控制到最低程度。同时，要尽量减少胚胎的移植数量，控制药源性多胎的发生率等。

（二）ART 实施要保护后代的权益

辅助生殖技术助孕的目的，是解决不孕不育患者的痛苦，帮助他们实现生

育权利，即生育自己的后代。后代的诞生，与 ART 助孕目的直接相关，因此，后代的利益是辅助生殖技术助孕中必须面临并要重点考虑的问题。

保护后代的权益是我国《实施人类辅助生殖技术的伦理原则》的重要内容，其中明确规定了通过 ART 助孕出生的孩子的法律权利和义务与自然受孕生育的孩子是同样的，包括受教育权、继承权以及赡养父母的义务等。还有在父母离异时对孩子监护权的裁定也与自然生育的孩子是同样的。同理，父母亲对通过 ART 出生的后代在伦理、道德和法律上负有不可推卸的责任与义务，包括对出生时就有缺陷的孩子。当医务人员发现实施 ART 将会对后代产生严重的影响和社会损害时，应该负责任地停止该技术的实施。这些原则和规定，从道德层面和法律高度，保护了辅助生殖技术出生的子代的合法权益，尤其是那些供精助孕和出生有缺陷的孩子。我国《人类辅助生殖技术规范》和《实施人类辅助生殖技术的伦理原则》确定了生殖医学医务人员的行为准则，禁止医务人员为近亲间及任何不符合伦理、道德原则的配子实施 ART、代孕技术、胚胎赠送助孕技术、以生殖为目的的人卵胞浆移植和人卵核移植技术，以及以生育为目的的嵌合体胚胎技术；还特别要求同一供者的配子不能使超过 5 名妇女受孕等。这些要求都是为了保护辅助生殖技术助孕出生的后代的利益，避免由于纠葛不清的亲情对孩子造成生存和生活的困惑，维护后代的身心健康。所以，在对人类辅助生殖技术助孕的实施过程进行伦理审查和督导时，患者及其后代的利益必须统筹考虑，综合权衡利弊。无论是对诊疗新技术还是研究项目的伦理审查，都要对生命怀有十二分的敬畏，要关注患者和将要出生的孩子的生命及健康，要关注对患者和后代利益的保护。

（三）ART 实施要尊重个人隐私并保密

尊重（respect）人是生命伦理学首要的基本原则。所有的人不能被当作工具使用，都只能是受尊重的对象。人与人在人格上都是平等的。尊重人除了尊重人的自主性、自主决定权，还应该尊重他人隐私，为他人的信息保密。在医患关系中，医务人员尤其要注意对病人的病情以及与此有关的个人信息保密，不扩散患者的私人信息，这样才能在医患之间建立相互信任的关系，才可避免对病人造成伤害，保护他们的利益。辅助生殖技术的实施结果涉及的主体不只有患者夫妇，还有助孕产生的后代，家族中的其他人，甚至还有配子或者胚胎的捐献者。为了所有当事者的利益，为了社会和谐，保密原则凸显出了其重要意义。因此，我国《实施人类辅助生殖技术的伦理原则》对生殖机构及医务人员有三个具体要求：第一，互盲。凡使用供精实施的 ART 助孕，要保持供受者间互盲；保持供者与实施技术人员间互盲；保持供者与助孕出生孩子间的互盲。第二，保密。ART 机构与医务人员要对 ART 患者及配子捐献者的医疗信息、个人信息保密。在 ART 全过程中，要落实"慎独"与"互盲"原则。慎独指医务人员在缺乏外界监督的时候也能够时刻保持高度的职业操守，有强烈的伦理意识与责任心遵循互盲的伦理学原则，保护患者的隐私与医疗秘密。这是伦理学对医务人员提出的职业要求，有益于减少医疗差错，避免医疗纠纷，保护医患双方的合法利益。第三，不可查询。①受者及其后代的一切信息供者均不得查询，并且必须在捐赠时签署书面知情同意书。②辅助生殖技术实施过程中的医者应该具备良好的职业操守，为供者和受者保守医疗和个人相关信息的秘密，以任何形式泄露捐献者和患者隐私的行为，都是违背人类辅助生殖技术伦理原则的，也是行业法规不允许的。③辅助生殖技术的受者，尤其是接受配子或者胚胎捐献的夫妇，不得去查询了解供者的一切信息，这也是要签署知情同意书予以保证的。在尊重隐私和保密方面做到了这三点，就能够保证辅助生殖技术的有序正常进行，保证医学助孕后代的健康成长，维护其基本权益，防止可能发生的社会、伦理纠纷。在对 ART 临床项目进行伦理审查和督导时，保护患者的隐私是一个十分重要的内容。

二、落实真实知情同意是 ART 实施的前提

"知情同意"是具有丰富内涵的伦理原则，不仅保护了在各类消费活动中的公民知情权，也是所有临床医疗行为中的一项重要实践准则。像其他高科技医疗项目一样，辅助生殖技术作为一项技术含量较高的现代助孕手段，其应用实施具有高度的复杂性和专业性，技术的受者具有相当的特殊性以及局限性。知情同意作为技术实施全程中的重要环节，有着十分重要的意义。在对 ART 临床技术、研究项目进行伦理审查和督导时，要特别关注确实可信的知情同意过程。

（一）信息的充分告知与理解是 ART 知情同意伦理管理的基础

"知情同意"是尊重人的自主性原则在现实中的体现，其真实含义是自主个体充分理解所给予的足够信息，使其"出于自己的自由意志"自愿地进行是否"同意"的选择，而不是屈从于某种外在压力的决定。因此，知情同意的前提是必须"知晓事情"。ART 受者做出符合自身价值需要的自主选择，前提是必须充分了解和获取有关助孕诊疗的相关信息，了解这些将要发生的医疗行为对自身的意义及个人需要承担的风险。而向受者充分告知这些信息就是 ART 实施者的责任和义务。因此，在对 ART 的伦理督导和项目的伦理审查中，要结合患者在医院接受诊治的时间长、次数多的特点，关注生殖机构是否在各个

诊治流程的环节对患者进行了告知，患者能否根据治疗的推进逐步了解有关ART的全面信息，以及是否在真正理解信息的基础上做出同意接受某项助孕诊治的决定。

（二）夫妻双方的真实同意是 ART 知情同意伦理管理的必要条件

对于 ART 受者而言，治疗的最终目的是获得后代。无论是采用夫妻双方的配子还是捐赠者的配子，法律都明确孩子归受者夫妻共有，他们对 ART 助孕出生的孩子，无论这个孩子健康与否，都承担有不可推卸的伦理、道德和法律上的责任与义务。如果 ART 技术的实施没有获得配偶二人的知情同意，那么不但会影响到诊治过程，还会影响到后代的合法权益。我国 ART 伦理原则要求助孕治疗必须在夫妻双方自愿同意并签署书面知情同意书后方可实施。妻子或者丈夫均是具有自主决定权的独立个体，但辅助生殖技术是以成对夫妻为单位实施的，因此，在 ART 过程中，获得配偶的完全同意和书面授权是知情同意的必要条件，夫妻双方任何一方不同意，都不可进行 ART 助孕治疗。

对于 ART 临床项目的伦理审查和督导，要高度关注知情同意的不可替代性，在生育后代的问题上，没有人可以代替丈夫或者妻子行使决定权。

（三）个案化文本形式的知情同意书是 ART 知情同意的表达形式

知情同意书文本在 ART 实施过程中具有法律效应，能够对医患双方的权利、责任与义务进行明确的约定，使医患双方对做出的所有决定负责。经过医务人员详细的信息告知，患者进行医疗和伦理咨询后，在决定治疗方案前，患者夫妻双方必须与 ART 机构签署一式两份的文本式知情同意书并存档，以便对双方的权利、义务和责任进行有效的约定。但需要注意的是，不能将知情同意书与商业合同等同起来，商业合同一旦签署了就不能反悔，但知情同意书签署之后，是可以反悔或者更改的。也就是说，患者可以根据自己的身体状况、家庭关系的变化以及各方面的因素，适时地调整自己的决策，对助孕治疗方案自由地做出任何决定，包括同意、不同意、或者先同意后不同意等等。患者在任何时候都可以不同意，或者要求改变其中的一些诊疗方案，例如：要求更改促排卵药物，更改开始治疗的时间，等等，都是可以得到支持的。因此，在对人类辅助生殖技术临床项目进行伦理审查时，还要高度关注知情同意书的文本内容以及文本签署的形式与过程。

三、贯彻社会公益是 ART 实施应该遵循的伦理原则

生育孩子是每一对夫妻的权利，大多数夫妻是通过自然生育的方式生育后

代的。而采用辅助生殖技术助孕，只是在特殊情况下帮助有孕育后代愿望、但因为患有疾病不能怀孕生育孩子的夫妻，借助现代医学技术孕育后代的一种补充生育方式，绝对不可作为生育的主流，替代自然繁衍的基本生育过程。我国《实施人类辅助生殖技术的伦理原则》对此进行了具体要求，主要内容有五点：第一，实施 ART 助孕的对象必须是合法婚姻内夫妇，同时要符合国家人口和计划生育法规和条例规定；第二，在助孕过程中，非医学需要医疗机构不得实施性别选择；第三，禁止医疗机构实施生殖性克隆技术；第四，异种配子和胚胎不得用于 ART；第五，配子和胚胎实验研究及临床工作必须遵循相关的伦理和道德原则。

因此，在对 ART 临床及研究项目的伦理审查与督导过程中，要高度关注其社会公益性，反对商业化；实施辅助生殖技术助孕的诊疗工作，要严格掌握适应症，防止在生育问题上"赶时髦"和随意性，所针对的人群只能是有疾病不可自己怀孕生育的合法夫妇；在 ART 整个过程中都要关注配子和胚胎的使用、管理，防止商业化交易行为的发生；不允许实施任何形式的代孕技术以及实施非医学需要的性别选择。多余配子与胚胎的所有权属于患者夫妇，未经患者夫妇同意，任何 ART 机构都不得对其擅自使用和处理。ART 的研究项目，必须遵守行业规定，必须遵循社会公益的原则。

四、关注不同环节中的社会和伦理问题是 ART 的管理特点

与其他管理一样，ART 的伦理管理是一种独立性与团队性相结合，富有组织性和科学性的智力活动，这是生殖医学伦理委员会的一项常规工作，它通过整合伦理委员会委员的个人意见与集体决策，表达对某一科学研究或者临床工作困惑与问题的意见。伦理委员会的委员尽管可能不一定是道德高尚的人，但一定要具有明确的道德是非观念，并且要具备丰富的人生阅历、知识以及工作经验，熟悉临床业务核心内容及其可能产生的风险及后果，可以为科研工作者和临床医务人员提供务实而科学的伦理指导。

ART 临床伦理管理在不同的工作环节，会遇到不同的社会和伦理问题，有不同的难点和重点，因此，在 ART 的实施过程中要关注不同的伦理和社会问题：

①在确定助孕方式时，要重点关注"有利于患者的原则"，确保所确定的助孕方式是最适合患者的。ART 助孕要按照我国行业规范，严格掌握适应症，防止技术的滥用，要结合夫妻双方具体不孕不育病因，为其选择最适宜的技术。

②在实施助孕治疗前，要重点关注"社会公益的原则"。严格查验夫妻双

方相关的法定证件，按照国家卫计委最新要求，ART 助孕治疗必须持有真实有效的身份证和结婚证，方可实施助孕。同时，要根据患者的不同病症和身体状况，决定个体化的用药方案，尽量减少药物对患者的影响，降低治疗费用，维护患者的权益。

③在签署助孕知情同意书过程中，要重点关注"保护后代的原则"，注意维护助孕出生孩子包括有缺陷孩子的各种权益。同时，要充分尊重患者夫妻双方的意愿，在"保护后代原则"的基础上，满足患者的合法医疗诉求。

④在 ART 新技术和药物的临床试验和应用中，要重点关注"反对商业化"的原则，防止将患者的利益作为获取商业利润的筹码。

⑤在 ART 全过程中，要关注"知情同意原则"的贯彻落实。从最初的就医流程、检查项目、诊疗费用、本机构稳定成功率的介绍，到制定患者的 ART 助孕方案、取卵及胚胎移植，在 ART 的每个环节，医务人员都要以通俗易懂的方式和语言向就诊夫妻或者受试者全面、如实地告知该技术可能获得的利益和可能面临的风险，以保证他们的决定是在完全明白、理性的前提下做出的，是符合个人的价值取向的。

第四节　人类辅助生殖技术临床案例及社会伦理辨析

随着生命科技的飞速发展，人类辅助生殖技术作为一项常规的医疗技术而应用于临床，数以万计的不孕不育夫妇受益于该技术而获得孩子。但是随之而来的伦理、社会和法律问题却层出不穷，有的问题还十分棘手。

案例 1 "精神病"妻子，家人要求人工助孕

案例介绍：一对结婚五年的夫妇，妻子患有狂躁性精神分裂症六年，药物治疗未能控制，反复发作，本人生活无法自理。考虑到夫妻年龄渐大，夫家父母亲希望他们早日怀孕生子，故陪同儿、媳前来看诊，要求给他们进行 ART 助孕。

诊察时见：该女性患者时而不言不语，时而放声大笑，不能正常回答医生的提问，没有正确表达自己"意愿"的能力，一切问题均由其丈夫和婆婆代为回答。经影像学检查，发现该女性患者双侧输卵管阻塞，男性患者的精液化验及相关检查结果正常，该夫妇符合夫精"试管婴儿"指征。医生考虑到，尽管该夫妇有试管婴儿的适应症，但是妻子处于精神病发作期，不能确定其本人的意愿，因此，拒绝了他们的要求。但是，丈夫迫切期望尽早当父亲，与其父母反复找到医生，强烈要求立即实施"试管婴儿"助孕。

问题：

(1) "代理同意"在 ART 助孕案例中可以由家人实施吗？

(2) 医生应该给家属哪些建议？

分析与评述：

赞成的观点认为：尊重精神病患者的生育权利是资源公平分配的体现，尽管目前这些人不能确切表达自己对生育的要求，但是，她（他）们由于疾病的困扰无法生育自己的孩子，符合辅助生殖技术助孕指征，对于她（他）们因不孕不育引起的没有孩子的问题，分配一定的社会资源去帮助解决是应该的。由于该女性患者的家人表达了要求 ART 助孕的强烈愿望，由他们代替行使"知情同意"的权利，代替其在知情同意书上签字，是可以支持的。

反对的观点认为：由于孩子是夫妻共同的后代，ART 治疗的后果关系到家庭、后代和社会，而不仅仅涉及受者本人的身体，所以应该由夫妻双方共同决定是否采用 ART 助孕。因此，尽管女性患者具有做 ART 的适应症，但她本人处于无行为能力的精神病发作期，不能正确表达自己的意愿，无法对自己的行为负责，也无法履行对后代的保护、教育和培养的责任。生殖机构在女性患者的发病期间，暂缓对其实施 ART，是符合我国人类辅助生殖技术规范和伦理原则的。实施辅助生殖技术助孕必须要待该患者精神病病情缓解，并具有民事行为能力时，经过夫妻双方慎重考虑做出的自主决策，并由男女双方共同签署书面知情同意书后才可进行，这才是符合技术规范与伦理学原则的。很显然，在 ART 中代理同意是行不通的。

伦理考虑和医学建议：

伦理考虑：从保护后代的伦理原则出发，男女任何一方有严重的精神心理疾患，对于后代的健康成长都是不利的。面对迫切要求助孕生育的患者，生殖机构的医护人员要反复宣讲保护后代、有利于后代的伦理原则。事实说明，未成年人的成长与家庭的生活环境与氛围相关，家长的教育方式及言行举止对孩子成长过程的影响是潜移默化的，特异家庭的问题更是会影响孩子的一生。同时，未成年人的保护与教育也与家长是否具有良好的身心素质关系密切。加上该女性患者还在服用抗精神疾患的药物，对于妊娠和哺育后代是非常不利的。因此，当夫妻任何一方为严重精神病患者，做出是否可以接受辅助生殖技术助孕的决定应该非常慎重。生殖机构的医务人员在处理辅助生殖技术事务的时候，应该牢牢记住保护后代的利益是诊治工作的伦理原则，当有证据表明即将实施的 ART 助孕方案，可能会对孕育的孩子产生严重的生理、心理和社会损害时，应该对患者 ART 助孕的要求进行必要的干预和限制，甚至停止该技术的实施，这是可以获得伦理学辩护和支持的。

医学建议：①在病人的精神疾病发作期，为了患者和后代的利益和安全，暂时不要考虑辅助生殖技术助孕。②如果病人的精神病症状得到了缓解，经过权威机构的精神病鉴定，确定其具有了思维能力与辨析能力，能够正确表达自己的意愿，并能够行使自主决定权利之时，才可以考虑是否对其进行辅助生殖技术助孕。

案例2　要求接受供精"试管婴儿"助孕的男性艾滋病病毒感染者

案例介绍：一对夫妇，结婚十年未成功妊娠，来某生殖机构就诊，要求接受供精"试管婴儿"助孕治疗。询问病史得知：妻子于八年前曾连续三年接受了早孕人工流产，之后使用避孕套避孕。但该夫妇在近三年以来，未采取任何避孕措施，却一直没有怀孕。他们曾在当地三甲医院做过检查，结果显示女性的双侧输卵管阻塞。丈夫曾有过吸毒史，并于一年前经当地省级疾病控制中心检测发现 HIV-Ab（艾滋病病毒检测）阳性，至今并未接受抗艾滋病病毒治疗。生殖机构对该夫妇进行了全面检查，结果显示：女性患者除输卵管阻塞外，基础内分泌值及其余各项检查结果正常，HIV-Ab 阴性。男性患者 HIV-Ab 连续三次检测均呈阳性。医生告知该夫妇，预防艾滋病感染的有效、基本手段是要有"安全性生活"措施。所以尽管目前检测妻子的 HIV-Ab 是阴性，但由于他们夫妻的性生活未采取有效的安全措施，所以，妻子感染艾滋病的可能性不能完全排除。如果他们考虑进行辅助生殖技术助孕，危及她和未出生孩子的风险极大。但该夫妇考虑到自己年龄偏大，且男方已经感染了艾滋病病毒，为了避免感染未来的孩子，强烈要求医生为他们实施供精体外受精助孕。临床医生感到有些为难，将该夫妇要求接受辅助生殖技术助孕的请求作为问题提交伦理委员会审查。

问题：

（1）艾滋病感染者配偶的辅助生殖技术助孕是否可以得到支持？

（2）医生的建议。

分析与评述：

当丈夫感染了艾滋病时，配偶是否可以得到辅助生殖技术助孕治疗的问题，目前仍然存在争议。

赞成者认为：立足于尊重人的伦理学基本原则，为了保护艾滋病病毒感染者/患者的生育权利，为该夫妇实施供精"试管婴儿"助孕是可以支持的。理由如下：①妻子由于输卵管问题导致了配子运输障碍，具有体外受精的适应症。②丈夫只是感染了艾滋病但还不是病人，故其要求使用供精助孕，避免了艾滋病的传播。维护自己人格和尊严是人们在社会生活中的基本需求，人们相互关爱、共同生活的基础就是理解和尊重。因此，艾滋病病毒感染者/患者作为一个公民，他们也应该具有被理解和尊重这个基本权利，在社会生活中同样享有受到尊重和理解的权利，社会和他的一切成员应该将其视为一分子，不应对他们存在偏见、歧视，更不应该对他们施以排斥和打击。据此，该夫妇的供精"试管婴儿"助孕的要求应该得到支持。

反对者认为：公民享有按照个人愿望和方式选择社会生活权利的前提是遵纪守法；所享有的社会生活中的自由和平等，也应该以不伤害他人为原则。随心所欲、予取予求的生活方式是不可取的。艾滋病病毒感染者/患者是普通公民中的一员，按照自己的愿望选择属于自己的生活方式本是他们的权利，其他人和组织都没有权利干涉或者剥夺他们的自由生活的权利。但是，值得我们关注的是，ART 助孕的结果不仅仅关系到患者夫妇的自身利益，还关系到后代、家族甚至是社会的公共利益。流行病调查数据表明，夫妻间性行为传播艾滋病的概率为 10%，母婴之间垂直传播的概率为 38%。尽管与有感染的丈夫有密切性接触史的妻子目前还没有被诊断为艾滋病病毒感染者，但是，由于该夫妇没有采取有效、安全的性防护措施，该妻子具有被艾滋病病毒感染的高风险。因此，根据我国的人类辅助生殖技术规范，只要是男女任何一方患有严重的性传播疾病，为了保证后代的安全，是禁止实施辅助生殖技术助孕的。

有条件的赞成观点认为：对于该案例，医院可以全面分析该夫妇的特殊情况，有条件地考虑他们辅助生殖技术助孕的请求，而不是一味地限制他们助孕生育的请求。该夫妇目前的情况是：①丈夫还不是艾滋病病人，尚处于艾滋病病毒感染期；妻子也不是艾滋病病毒感染者。②夫妇两人没有思维障碍，具有完全的判断和同意能力。因此，他们知道自己在做什么，将会发生什么，能够清醒地对接受捐精医疗助孕的后果进行价值判断。但是，由于该夫妇中的丈夫感染了严重的性传播疾病，因此，在考虑给予辅助生殖技术助孕治疗前，要多与他们进行医疗决策和社会伦理方面的商榷，使该夫妻双方对于拟进行的助孕治疗过程、注意事项及结果充分知情。所签署的知情同意书应该是个案化的、针对该夫妇特殊病情的、与常规供精体外受精的知情同意书有所不同的。特别重点要告知的是，在他们这种特殊情况下怀孕生子，对婴儿可能造成的感染概率和可能造成的危害，以及要采取哪些措施来保护所孕育孩子的健康。

伦理考虑和医学建议：

伦理考虑：①提供全面准确的 HIV 高风险人群妊娠的风险信息，鼓励该夫妇积极面对丈夫被艾滋病病毒感染的事实。在真实完全知情的前提下，帮助他们从长远的利益考虑和评估助孕生育的利弊，理智地做出是否需要进行辅助生殖技术助孕的决定。要让他们知道，如果接受助孕，丈夫感染了 HIV，有可能会传染给妻子和正在孕育的胎儿，使得孩子面临许多生命中的灾难，也会给社会带来伤害和负担。②签署符合该夫妇特殊情况的知情同意书。一旦确定为该夫妇实施供精体外受精助孕，要拟定一份个性化的知情同意书文本。同时，医务人员要与该夫妇多交流，充分揭示 HIV 高风险怀孕所面临的问题及应该采取的医疗措施，尽可能防止生下 HIV 阳性的孩子，避免医务人员因此而承担告知不当的道德上的责任。③关注孩子未来的利益是非常必要的。后代的利益是我们在尊重艾滋病病毒感染者/患者生育权利的同时，一定要充分考虑的重要问题。要明确告知患者夫妇，医务人员一旦有确切证据认为所实施的 ART 技术会对后代产生严重损害时，将有责任和义务停止实施该技术。因此，对于强烈要求采用 ART 助孕的该夫妇，除了要对他们提供医学和伦理学咨询，防范可能的母体风险外，医务人员还应该与他们一道对于后代的生存环境和条件进行评估，确保子代可以健康发育和成长。

医学建议：①该夫妇要采取"安全性行为"。即指夫妻过性生活时要使用避孕套，同时不要与其他异性发生性关系。医学流行病学调查与实验室科学研究结果表明，预防艾滋病在性交中传播的有效措施包括在性生活时要规范地使用避孕套，同时不要与多个性伴侣发生性行为。②助孕方案的确定时间。为了防止 HIV 的传播，准确诊断，建议该夫妇要避开 HIV-Ab 感染的窗口期（病毒潜伏期），即为第一次来生殖医院进行艾滋病病毒检测后六个月，复查后再确定可否助孕。当复查后妻子艾滋病病毒检测结果依然未发现异常，则可以考虑为其实施供精"试管婴儿"助孕治疗。反之，则依据 ART 技术规范，属于禁止实施辅助生殖技术的范畴，生殖机构不得为其实施供精"试管婴儿"及其衍生技术。③艾滋病对所孕育孩子危险的告知。a. 对围产期胎儿的影响：通常当妻子感染了 HIV-Ab，艾滋病病毒将会给妊娠的胎儿带来许多危害。例如：HIV-Ab 感染妊娠早期的宫内胎儿，导致胎儿生长发育迟缓，增加了畸形和死胎的风险。常见的并发症还包括：胎儿死于腹中、自然流产、早产或者低出生体重等。b. 母婴传播的危险。通常认为艾滋病可以经过胎盘传播、产道传播、母血或分泌物接触性传播，还有最直接的通过母亲哺乳的方式传播等。有研究表明：如果不采取有效的预防措施，在发达国家婴儿从感染的母亲那儿获得 HIV-Ab 病毒的风险为 15%～25%，而在发展中国家则有更高的概率，高达 25%～35%。c. 对出生孩子生活的影响。即使孩子在出生时未被艾滋病病毒感染，如果孩子的父母亲是艾滋病患者，他们也可能由于父母的很早去世成为孤儿。④孕妇的 HIV-Ab 检查是必要的。对于可能感染艾滋病病毒的孕妇，围产期的 HIV 检查是必要的。这样可以提供重要医学信息，尽可能早期诊断 HIV 病人。一旦孕妇经过检查确定了 HIV 感染，终止妊娠是非常必要的。⑤孕妇的 HIV-Ab 预防和治疗。对于决定继续妊娠的已经感染了 HIV-Ab 的孕妇，为了阻断艾滋病的母婴传播，医学干预可以通过以下三个途径进行：a. 通过服用抗病毒药物进行孕期干预。b. 生产时采用剖宫产术进行产程干预，降低婴儿感染概率。c. 禁止母乳喂养并给新生儿喂服抗病毒药物进行产后干预。同时，为了预防 HIV 的垂直传播，母亲和新生儿在分娩前后都要服用预防药物。临床应用结果表明，抗病毒药物的使用，可以使艾滋病病毒的母婴传播发生率降低 90%，是非常有效的一种干预措施。⑥出生孩子的 HIV 抗体检测。对于有感染风险的新生儿，及时了解其 HIV 抗体的状况是非常重要的。当检测发现新生儿的 HIV 抗体为阳性时，尽管母亲还没有确诊为 HIV 病毒感染，也表明母亲已经被感染了，应该立即开始抗逆转录病毒的治疗。而对于一岁半以内 HIV 阳性的孩子，为了排除是母体传来的抗体，可以通过细胞内 HIV 前病毒 DNA 的检测进行确诊。

案例 3　剩余冷冻胚胎的使用困惑

案例介绍：目前在许多生殖中心的胚胎冷冻库中，存放了许多超过约定保存期限的助孕治疗后的多余胚胎。对于这些冻存的胚胎，患者在签署协议书时对其结局进行了约定，多数夫妻都有将这些胚胎捐献给科学机构用于研究的意愿。但是，由于不知可否成功妊娠与分娩，一般来说他们只是对胚胎的冷冻期限进行了约定，不会当即就签署捐献剩余冷冻胚胎的知情同意书，但表示受孕成功后会就胚胎的处置签署书面授权。但许多情况下是患者成功受孕分娩后，胚胎的冻存期限也到了，患者却"失联"了，他们既不来延长胚胎的保存期限，更不会主动与医疗机构联系签署剩余胚胎的处置授权。为了保守医学助孕的秘密，他们往往变更了自己的联系方式，医疗机构无法找到这些冻存胚胎的主人。如何处理这些剩余胚胎就成为了难题。

问题：

(1) 剩余冷冻胚胎的处理权应该属于谁？

(2) 如何合理合法使用剩余冷冻胚胎用于科学研究？

分析与评述：

为了获取比自然周期多的卵子，以得到较多可供选择移植的胚胎，在辅助生殖技术助孕过程中有一个重要环节，是使用药物对妇女进行促排卵。因此，在一个促排卵周期就可以获得多个胚胎，使得移植后有剩余胚胎被冻存。这些来之不易的胚胎，在患者成功受孕后，成为了一种可贵的剩余资源，如果可以将其用于科学研究，尤其是胚胎干细胞的研究，将会推进胚胎发育学的发展，造福于人类。但是，由于胚胎所有权属于配子来源的夫妇，其使用必须获得他们的书面授权。通常来说，部分民众对于剩余胚胎的认识有两个极端：其一，胚胎就是帮助自己怀孕的工具，成功妊娠就是目的。只要冷冻期限超过了自己认为的生育保证时间，他们就不去关注了。尽管同意用于科学研究，但那是医疗机构的事，与自己无关。他们不知道，由于胚胎的使用权没有转移，只能将胚胎遗留在医疗机构的液氮罐里。其二，认为胚胎是神圣的生命，只能属于自己，绝不能作为他用，不愿意将其捐献用于科学研究。对待剩余胚胎的这两种极端思想，使得一方面有大量的剩余胚胎躺在液氮罐中闲置，一方面科学研究无法得到充足的优质胚胎。如何及时获得有捐献意愿夫妇的授权，使用剩余胚胎用于科学研究？这是必须要审慎权衡处理的。对于将剩余的冷冻胚胎用于科学研究的问题，有着支持与反对两种不同的观点。

支持的观点认为：只要是辅助生殖技术助孕后所剩余的胚胎，且对剩余胚胎用于科学研究的内容、目的及利益进行了充分告知，患者夫妻双方在冷冻胚胎的知情同意书上签字，有意愿将多余胚胎捐献用于科学研究，即便进行了条件的限制和约定，仍然可以判定为得到了捐献者的初步同意。在约定的保存期限完结后，与捐献人联系未果的情况下，研究者有权将这些胚胎用于原先承诺使用的研究范围。

反对的观点认为：要确保知情同意的真实性与工作的合规性和合法性，是使用剩余胚胎的前提。因此，患者的初步意向不能替代正式的书面同意，他们的自身状态或者家庭情况有可能在胚胎冻存期间发生改变，影响到他们当初的决定，甚或放弃捐献剩余胚胎的意向。科研人员使用剩余胚胎的前提是，获得患者夫妻明确的、完全的书面授予的使用权。因此，从尊重人的伦理学原则出发，为了保证患者夫妻对剩余胚胎的所有权，无论何种原因导致的无法获得患者夫妻对捐献事宜的书面确认，都不能将剩余胚胎用于科学研究。

伦理考虑：

胚胎干细胞具有分化为成体动物的所有组织和器官，包括生殖细胞的潜能，在人类发育生物学、生殖工程学的研究上有着重大意义。这也是当前生物工程领域的核心问题之一。目前，在 ART 助孕治疗过程中多余的配子和胚胎是进行干细胞研究的主要材料来源。利用这些配子或囊胚获得干细胞进行科学研究，与剩余胚胎的结局无关，不会增加道德风险，符合无损失原则和避免浪费原则，关键是必须征得胚胎的配子提供者真实的知情同意。因此，取得捐献者的书面授权是使用剩余冷冻胚胎进行科学研究的基本条件。

案例 4 卵子能够自由买卖吗？

案例介绍：在某网站的论坛出现了一则广告："某著名学府在读研究生，

女，23周岁，身高 1.62 米，未婚。无家族病史，五官端正，愿为不孕不育夫妇捐出一个生理周期的卵子，条件是 10 万元人民币，以资助自己完成硕士学业。"

问题：

(1) 广告捐卵合理合法吗？

(2) 该案例涉及哪些伦理和社会问题？

分析与评述：

当女方为严重的遗传性疾病携带者或患者，或者具有明显的卵子生成障碍、丧失了产生卵子的能力，按照我国人类辅助生殖技术规范，符合接受卵子捐赠的辅助生殖技术助孕指征。因此捐赠卵子帮助这些有生育缺陷又希望生育孩子的夫妇生育，解除不孕症患者的身心痛苦，是符合我国法律和传统文化的，也是普世人道主义的行为。但是，卵子是人类的配子，等同于人类器官，是不可以进行商业买卖的。将卵子用明码实价进行拍卖的行为，对人类尊严是一种亵渎，损害了人类的普世价值观。不得将人体及其部件作为商品交易是世界人体器官移植指导原则的规定。禁止任何组织和个人以任何形式募集供卵者进行商业化的供卵，是我国 ART 伦理原则的重要条款。该案例以商业广告的形式出售卵子的做法，是与伦理学原则相悖的，也是违反国际国内行业规范的。对于给予或者接受支付的方式交易"人体部件"的行为，应予以禁止。

伦理考虑：

①商业化操作：按照我国行业管理相关规定，捐赠卵子的来源只能够是在 ART 助孕治疗周期中多余的卵子，买卖是绝对禁止的。但可以酌情给予捐赠者一些必要的补贴，例如误工、交通补贴和医疗补偿等。本案例以张贴广告的形式售卖卵子，是一种明确的金钱交易行为，与伦理学原则是相违背的。

②不利于后代：配子是生殖细胞，是产生新个体的基本遗传物质。配子健康与否，关系到后代的健康。因此，供者的身体状况及家族遗传病是必须经过有资质、有条件的医疗机构进行全面检查，确认合格才可捐献。将卵子赠送作为个人行为来运作，是不可能做到这些的。

③保密与双盲：为了预防实施助孕出生后代有可能带来复杂的社会和伦理纷争，捐卵与受卵者不能直接接触，必须保持互盲，这是我国人类辅助生殖技术规范和伦理原则的要求。此案例中捐卵者通过发布广告出卖自己的配子，公开了自己的信息，无法做到供受双方互盲，不符合辅助生殖技术伦理原则，这种行为不应该得到支持。

案例5　莉莉坚决要求采用 ICSI 技术助孕

案例介绍：莉莉（化名）与丈夫婚后三年未孕，来某生殖医院就诊。检查发现，莉莉除双侧输卵管阻塞外，无异常发现。其丈夫精液化验及其他孕前检查结果显示，各项指标均在正常值范围内。听说 ICSI 技术是第二代试管婴儿技术，较常规的体外受精技术先进，莉莉强烈要求采用 ICSI 技术助孕。

问题：

（1）如何看待 ICSI？

（2）应该支持莉莉的显微受精助孕要求吗？

分析与评述：

ICSI 是指借助特殊医疗操作仪器，通过卵母细胞的透明切口，将精子引入透明带下，或者直接注入卵母细胞胞浆内完成受精过程，以提高受精率的一种助孕技术。这项技术是男性不育症治疗的一项突破性应用成果，对于那些患有严重的少、弱精或畸形精子症，或者阻塞性无精症的男性不育症患者，目前是唯一有效的治疗技术手段，为他们带来了血脉相传的希望。由于涉及更多的物力、人力，应用成本较高，故每个治疗周期的费用高于常规的体外受精助孕。也有学者的研究指出，使用该技术的潜在风险是可能导致男性子代出现生殖缺陷的问题。由此可见，尽管 ICSI 技术建立于 IVF-ET 技术基础上，但并不能简单地认为是比 IVF-ET 先进的第二代试管婴儿技术，而且它也是有严格适应症的。

伦理考虑：

实施辅助生殖技术是一项医疗手段，必须严格按照适应症来制定适宜的诊治方案，不能为了经济利益而滥用技术。这是人类辅助生殖技术伦理原则对所有生殖医疗机构和医务人员的基本要求。对于 ART 实施机构来说，尽管做 ICSI 的收益高于 IVF-ET，但应该根据不孕不育患者的不同病症，选用不同的助孕技术。莉莉夫妇不孕不育的原因不是男方的精子输送障碍和质量缺陷，而是由于女性的输卵管阻塞导致卵子的运送障碍。因此，尽管莉莉夫妇强烈要求使用 ICSI 助孕，但没有使用该技术的适应症，其要求是不可能得到支持的。

案例6　三胎妊娠患者不愿减胎的风险

案例介绍：某夫妇结婚十年无孩子而就诊某生殖医院。妻子 36 岁，曾在婚后五年早孕人工流产三次，之后夫妻同居未采取避孕措施一直未孕，该夫妇要求采用"试管婴儿"技术助孕。

女性患者从其他医院带来的碘油造影片显示，双侧输卵管完全性阻塞，其余无异常。丈夫检查一切正常。根据该患者的病情和检查结果，医生给其进行了常规的体外受精助孕治疗。胚胎移植 28 天后超声检查发现子宫内三胎早孕。医生反复叮嘱该患者 15 天后再次进行 B 超复查，为了孕妇和妊娠孩子的健康，必要时要进行减胎。之后，医务人员反复电话与患者沟通，但该夫妻都明确拒绝再次到医院检查，更拒绝实施减胎手术，并随后停用原手机号码，不再与该生殖医院的医务人员联系。后经了解，患者怀孕不足七个月就生下了两个女孩一个男孩，体重均在 1200 克左右，出生后 24 小时内相继夭折。

问题：

(1) 如何进行多胎妊娠风险的告知？

(2) 减（灭）胎术的伦理评述。

分析与评述：

目前，为了保证辅助生殖技术治疗可以获得相对满意的妊娠率，通常的做法是一次移植 2~3 个胚胎。按照我国 ART 规范，35 周岁以上每周期胚胎移植数不超过 3 个，35 周岁以下不超过 2 个是被允许的。随着 ART 助孕技术的发展，体外受精的成功率越来越高，一次移植胚胎发生多胎妊娠（二胎以上）的概率也显著增加。有学者研究报道了辅助生殖技术助孕后，发生了显著高于自然妊娠的多胎妊娠率，其可以高达 36.9%。该患者就诊时年龄已经超过 35 周岁，生殖专科医生一次给其移植 3 个胚胎，没有违反我国辅助生殖技术规范的要求，但由此成为了多胎妊娠的重要因素。由于医生与患者间专业知识的不对称，在助孕的知情同意过程中，医患之间应该尽可能就助孕技术的利弊进行讨论，特别是要告知患者多胎妊娠可能带给孕妇和孩子的风险。

向患者进行多胎妊娠风险的告知，建议从以下四个方面着手：① 多胎妊娠增加了妇女的孕期并发症。例如：孕妇由于营养不良而导致贫血，还有严重影响母胎安全的妊娠高血压、妊娠糖尿病、先兆子痫，以及产后出血及产褥感染等并发症。有文献报道双胎妊娠所增加的妊娠期高血压疾病是单胎妊娠的 4 倍，三胎妊娠的发生率更高。②多胎妊娠增加了胎儿生长发育不良的风险。例如：胎儿生长发育迟缓、胎儿官内窘迫，出生时体重低于 2500 克的低出生体重儿、早产儿等。这些并发症使得胎儿各器官发育不良，导致发生畸形、脑瘫等一系列严重的后遗症等。其中较为严重和棘手的并发症是双胎输血综合征（twin-to-twin transfusion syndrome，TTTS）、双胎反向动脉灌注综合征（twin reversed arterial perfusion syndrome，TRAPS）。特别要提醒患者注意的是，叠加效应及交互效应会在上述各并发症或者合并症之间存在，甚至导致死胎或者出生后死亡，使得胎儿危害风险的严重程度无法预料。③增加了出生后代儿童期的特殊医疗风险。由于胎儿时期就发生了发育障碍，即使能够存活下来，那些出生时体重低于 1500 克的极低体重早产儿，也会因为发育不良而影响到呼吸系统、神经系统、消化系统，出现一系列特殊临床问题。对孩子的生长发育非常不利。④多胎妊娠增加了家庭及社会的风险。由于这些严重并发症影响了孕妇和胎儿的健康，反复就医不但增加了家庭的经济压力，而且给夫妻双方造成了沉重的心理压力。对社会来说，畸形、脑瘫及中枢神经系统发育不良的胎儿，降低了人口的平均身体素质水平，使得社会资源无法得到公平分配。同时还有远期抚养、护理、孩子的教育费用等系列问题，家庭和社会要为此付出巨大的财力和精力，给家庭和社会带来沉重负担。

伦理考虑和医学建议：

伦理考虑：

为了减少孕妇及胎儿并发症，确保胎儿正常存活和健康发育，对于妊娠过程中发育不良、畸形或者过多胎儿采用医疗技术手段来终止其继续发育，称为选择性减（灭）胎术。由于辅助生殖技术的开展，医源性多胎妊娠较自然妊娠增多，选择性减（灭）胎术在 ART 临床上的应用也较多，这是为了保障母亲的身体健康、保证其他胎儿可以健康发育、改善助孕结局的重要技术手段。但是，由于要牺牲多余的胎儿，所以也涉及一些不可回避的伦理问题。有关胎儿本体地位及道德地位从来都是争论的焦点。胎儿是不是人？胎儿有没有生命权？对此不同的宗教和不同哲学流派的观点有较大的分歧。一些宗教或者西方国家认为，胚胎以及胎儿都是生命的一个阶段，享有与人同样的人格与权利，必须得到尊重，不能接受选择性减（灭）胎手术。另外也有声音认为，胚胎在未出生之前都属于母体的附属物，不应该赋予其任何地位和权利，母亲可以决定其去留。因此，只要经过了母亲同意，选择性减（灭）胎手术是可以得到支持的。中立的观点则反对为了某种目的而有意终止胎儿生命，但是，由于多胎妊娠可能给母亲及孩子带来巨大的伤害，甚至可能危害到生命，选择性减（灭）胎手术，正是为了尊重更多人的生命权，能够减少继续多胎妊娠对母亲及孩子的严重伤害，给母亲和其他胎儿带来更多、更好的生存希望。因此，选择性减（灭）胎手术是可以得到伦理学辩护的。我们同意此观点，但是，要高度重视选择性减（灭）胎手术的医疗风险，要对孕妇身体情况及妊娠的胎儿情况进行充分评估，本着对生命高度负责的敬畏感，选择风险最小的手术途径及手术方案。我国卫计委颁布的辅助生殖技术规范中明确要求严禁三胎以及三胎以上妊娠，这是为了限制妊娠风险，提高妊娠成功概率的法规保证。作为一个合法、规范的辅助生殖技术执业机构，必须要高度重视，坚决执行。除严格控制助孕周期的一次性移植胚胎个数，减少技术性多胎妊娠，同时，要加强对助孕患者多胎妊娠危害的宣传，告知三胎或三胎以上妊娠可能给孩子和家庭带来的风险。本案例"三个孩子全部夭折"的结局，给辅助生殖机构及助孕夫妇敲响了警钟。

医学建议：

①详尽的助孕多胎风险告知。对于移植了多个胚胎的患者，在移植前，医务人员一定要对患者进行详尽的多胎风险告知（见上），使患者全面认识多胎妊娠带给自己、孩子及家庭的风险和负担，对利弊进行全面评估。

②减胎术是必要的。一旦患者通过检查确认为三胎及以上妊娠，为保障母亲与孩子的安全，必须实施减胎手术。

③产前检查与产前诊断是重要的。孩子分娩时孕妇年满三十五周岁，属于高龄孕产妇，具有较高的生育畸形儿与染色体疾病患儿的风险。要定期进行围产期检查，加强监护。由于是多胎妊娠，无创筛查是不被推荐的。为了排除生育遗传性疾病后代的可能，要强烈建议患者在怀孕四个月时进行羊水穿刺做产前诊断。

案例 7　妻子患有不孕症，家人要求接受 ART "代孕"

案例介绍：小陈夫妻，因结婚六年未孕来某医院就诊，经检查发现妻子患有严重的生殖系统结核，无法自己怀孕，丈夫精液检查及相关检查结果正常。小陈夫妇因此非常沮丧，家中父母亲得知情况也是焦急万分。由于小陈夫妇是家中的独生子女，双方家庭都迫切希望有个孩子传承家族血脉。为此，在双方家长的操持下，他们想到了"借腹生子"的方法，联系到了一名愿意代孕的女子。相互约定并签署了"代孕协议"，拟定使用小陈的精子，通过辅助生殖技术由这名女子供卵并提供子宫代孕。小陈家庭负责安排该女子接受助孕，并负责医药费及怀孕期间的生活费，并承诺，根据所生孩子的性别付费，男孩为15 万元人民币，女孩为 10 万元人民币。但是要求，一旦孩子出生，即与该女子脱离关系。小陈夫妇带着该女子来到某生殖医院看病，说明自己的情况，要求为他们实施辅助生殖技术代孕手术，但遭到了医生的拒绝。

问题：

（1）对"代孕母亲"的伦理学分析。

（2）试对本案进行伦理学评述。

分析与评述：

采用 ART 利用自己的子宫甚至配子为他人妊娠并生育后代的女性，被称为"代孕母亲"。这是一种借助医疗技术手段，使婚姻外的男女性怀孕生子的行为，不涉及婚外男女性关系。作为辅助生殖技术中的一项特殊技术，代孕母亲帮助由于子宫严重疾病或者切除子宫的完全不能自己妊娠的女性家庭，孕育了血缘关系更亲于领养的孩子，为她们的家庭带来了快乐和幸福。这些女性选择给他人进行代孕的目的不外乎有两种：第一种，为了获得金钱，即商业性代孕。在许多情况下，代孕属于这一类型。这些女性用自己的生殖器官甚或加上配子为他人代孕，赚取了超过合理补偿的费用，完全将孕育孩子作为了一种商业交易行为。伦理道德不能够容忍这种商品交易"代孕"对人的尊严、人性和人格的亵渎。利用"租借子宫""替代母亲"等 ART 技术，利令智昏者干的是买卖试管婴儿的勾当。第二种，属于"利他助人"类型。这种类型的代孕目的完全是为了帮助有需要的人，其过程不涉及金钱报酬。这种"利他助人"型的代孕，代孕母亲可以获得一些医药费、营养费和误工费的补偿。多发生在亲人密友之间，从这点来看，代孕母亲的出发点和行动目的都是为了帮助他人，是可以得到伦理学辩护的。但是它颠倒了人伦秩序，如：谁是孩子的母亲？是代孕的妇女还是养育孩子的妇女？实际上，无论是何种性质的代孕，从社会总体来说，代孕母亲的出现确实引起了诸多的法律问题和伦理问题，给人类的亲子关系、夫妻关系、家庭关系带来了一些困惑。处理不当，会造成孩子的亲情认知障碍，影响到家庭的稳定与社会的和谐，引发远比常规辅助生殖技术助孕复杂和激烈的伦理争议。在立法尚未健全，规制没有到位前，对此进行严格限制是有利于维护人类整体利益的。"禁止实施代孕技术"，是我国《人类辅助生殖技术规范》的明确规定，因此代孕在我国是不受法律保护的。

伦理考虑：

①医院的拒绝是符合我国行业法规的。在我国的《人类辅助生殖技术规范》中，"禁止实施代孕技术"是生殖机构与医务人员必须遵守的技术与行为规范。国家的技术规范是每一个合法医疗机构医务人员的行为准则，是为了防范不当医疗行为可能造成的系列社会与伦理问题。规范中的"禁止"也是生殖机构和从业人员不能触碰的红线。因此，在确定 ART 的实施方案前，生殖机构的医务人员必须按照规范的要求查验患者夫妇的身份证、结婚证，患者夫妇还要签署遵守法律法规的承诺书，承担作为一个国家公民应该负有的法律责任。人、证不符是不可以实施 ART 助孕的。

②"代孕协议"是非法的。它是一种商业化交易行为，不会受到法律的保护，也得不到伦理学的辩护。该"协议"赤裸裸地将人类神圣的生育行为与金钱挂钩，将女性的配子和器官以商品的形式予以出租，将妇女当成了生育机器，这是对女性人格的侮辱和贬低，是对妇女尊严的践踏，违反了伦理学生来具有的"平等原则"。

③"代孕协议"将生育不同性别的孩子标明了不同的价格，是典型的性别歧视。在社会生活与工作中，一种性别成员对另一种性别成员的不公平对待，称为性别歧视。特别是男性成员对女性成员的不公平、不平等对待，造成了社会性别歧视。它是本质主义的产物。在很多国家中，某些特定的性别歧视是违

法的。在我国，男女平等是国家宪法的基本原则。但是，"男尊女卑"的世俗偏见，在我国农村与少数地区的人群中还具有一定的市场，他们将男孩认作是延续家族香火的唯一希望，使得有些家庭千方百计，哪怕是倾家荡产也要得到一个男孩。本案例陈某家庭对男、女孩标出不同的价格，就是重男轻女陋俗的表现，应该受到社会及伦理学的谴责。

④婚姻内夫妻方可接受 ART。在我国，《实施人类辅助生殖技术的伦理原则》和《人类辅助生殖技术规范》是对国家领域内实施的人类辅助生殖技术进行管理的指导纲领，它要求接受 ART 助孕的人必须是合法婚姻内的夫妻，也只有婚姻内的夫妻才能够接受 ART 助孕生育后代。守护婚姻家庭伦理关系的底线，这是我们国家所倡导的婚姻家庭道德，是每一个公民应该遵守的。

第三章　器官移植的伦理问题

器官移植是现代医学科技发展进步最重要的成果之一，越来越广泛地应用于治疗各种终末性器官功能衰竭的疾病中，成为医学上延长人的生命的重要手段之一。外科技术的完善是有效保存离体器官活力的保障，人类白细胞抗原（HLA）系统的发现，以及强免疫药物制剂的研制成功，被誉为 21 世纪"医学之巅"的器官移植挽救了越来越多的生命，其显著成就越来越为人们所肯定。器官移植技术赋予人们延长寿命的梦想以曙光，展现了人类对生命的珍惜和世间大爱的精神。器官移植问题不仅仅是一个医学领域的技术问题，更是属于医学与伦理、法律交叉领域的重要问题。

第一节　器官移植及其发展现状

一、器官移植及其分类

器官移植是指用手术的途径摘取一个个体体内具有生命活性的器官，并将它植入自身或者另一个个体体内的过程，以替代因为各种损伤或疾病而导致功能丧失，并无法用其他方法医治的脏器，达到拯救生命的目的。单从操作技术上看器官移植，这是一项综合运用解剖学、生理学、外科学等学科知识的高精尖操作技术，并有不同的分类标准。

（一）器官移植

在生物体内，一些形态相似、结构和功能相同的细胞群可称为组织。生物体的器官是由几种不同的组织按一定的顺序组合在一起，形成具有相应功能的结构。不同的器官按照一定的方式有序结合起来，共同完成某些生理活动，这就构成了系统。即从组成层次上来看，细胞是构成组织（如结缔组织）的基本单位，几种不同的组织构成器官（如心、肝、肾），系统（如消化系统）又由几种不同的器官构成。由此可见，器官与组织是包含与被包含的关系，人体的所有器官都是由组织构成的。例如人体表面积最大的器官是皮肤，皮肤主要由上皮组织和结缔组织构成；心肌细胞群构成肌肉组织，肌肉组织与结缔组织等不同组织构成心脏这个器官，心脏再与血管等不同器官构成循环系统。

器官是人体中具有一定功能的结构，承担一定的工作任务；人体由完成共同功能的不同器官构成，消化系统、循环系统、呼吸系统、生殖系统、内分泌系统、运动系统、神经系统、泌尿系统等是人体的八大系统。这些器官和系统的正常功能维持人体的正常生理活动，为人体的健康提供保障。如果把人体比喻成一台功能完善的机器，器官就像是这台机器的零件。任何一个器官因各种原因发生功能障碍就会影响相应的系统，导致系统功能紊乱；当生物体的器官发生不可逆的功能损害直至器官功能衰竭时，会导致生命危险。死亡在一定意义上就是由一个或多个器官功能衰竭所引起的，因此，防治器官功能衰竭或恢复器官的正常功能是挽救生命的关键。当各种病因导致器官功能衰竭，药物、内科治疗和一般手术都不能奏效，而此器官功能又是维持生命必不可少的时候，那么器官移植手术就是目前挽救生命的唯一途径。

移植是指用手术将某一个体的细胞、组织或器官植入到自体或另一个体的某部位，以替代已丧失部分功能的方法。根据移植物的种类，移植技术包括以下三种：细胞移植、组织移植及器官移植。在医学与相应的法律和法规中所涉及的器官移植技术中对器官的定义并不一致，有广义与狭义之分。狭义的器官移植术通常是指心脏、肺脏、肾脏等实体器官的移植；而广义的器官移植术不但包含了狭义的器官移植，还包含了人体组织移植和细胞移植。虽然明确的"器官"的概念有利于对人体器官移植中的各种伦理与法律问题的研究，但是由于器官移植中的器官与遗体捐献的器官与组织、胎儿及胎儿的器官与组织等紧密相连，因而在相关的实际伦理与法律问题研究中难以截然分开。例如法国在1976年曾经颁布《有关器官摘取的法律》，但是在1994年通过的《有关人的身体元素与制品提供和利用的法律》的法律文件中不仅对器官移植进行了规定，还包含了人工授精、胚胎研究等生命伦理问题；不仅有对狭义的器官摘取的规定，还有对摘取组织、细胞和活体制品的相关规定。该文件虽然没有清楚地定义"细胞""组织"和"器官"，但明确了骨髓不是器官，作为人体的一部分，与器官同等看待。在大多数国家的器官移植法中，都将器官移植对象限定为人体器官，而将人体细胞、骨髓及胎儿器官和组织等排除在外。例如德国《器官移植法》规定："……本法适用于以向他人移植为目的而对人体器官、器官部分或者组织进行的捐献和摘取及器官的移植……"这将血液和骨髓以及胚胎和胎儿的器官和组织排除到这个适用范围之外。在南非的《国家卫生法》中明确了人体器官属于人体的一部分，因为其生理结构对人的生命起着极其重要的作用。器官可以指眼球及其附属物，但肌肉、骨骼、体液等不在器官之列。

而韩国的《有关脏器等移植的法律》中规定的器官是指内脏，以及为了恢复功能受损的器官或业已停止机能的器官所必需的组织，包括所有为了恢复人体正常机能而摘取、移植的人类的内脏或组织。

我国《人体器官移植条例》关于器官移植的概念是狭义的器官移植。例如条例中的第 2 条对人体器官的定义是具有特定生理功能的脏器，如心脏、肺脏、肝脏、肾脏或者胰腺等器官的全部或部分，而没有将人体细胞、角膜、骨髓等组织纳入器官的范围。狭义的器官移植概念在我国地方制定的其他有关器官移植的条例中有所体现。我国台湾地区的《人体器官捐献条例》中规定："本条例所指器官，包括组织"；而在其《人体器官移植条例实施细则》中则规定器官是肾脏、肝脏、胰脏、心脏、肺脏、肠、肢体、骨骼、角膜、视网膜及其他经卫生主管机关指定之类目。我国澳门地区的相关法律将器官和组织均列入了调整对象，包括骨髓、肾脏和角膜等。类似规定也可见于其他地方性法律法规，如《深圳经济特区人体器官捐献移植条例》中也明确规定该条例适用的范围不包括以下人体组织：血液及血液制品、精子、卵子、胚胎及其他法律法规另有规定的。《江西省遗体捐献条例》第 2 条中也规定，本条例中捐献遗体包括捐献遗体的全部和遗体的器官、组织，不包括血液、精子、卵子、胚胎。①

从上述各个国家和地区的相关法律法规可以看出，器官移植有狭义和广义的区别，并且在实际问题的研究中又无法截然分开。鉴于器官移植是一项非常庞大而程序复杂的工作，包含人体器官捐献、死亡定义、选配、摘取、保存、运送、植入等步骤，在整个过程中需要专业医疗人员、器官移植的供者和受者双方以及其他相关人员的全力合作，更需要相关的规定来保证各个环节的顺利进行，因而从广义的角度来研究器官移植的相关问题更具全面性和系统性。

（二）器官移植的分类

器官移植有多种分类方法，可根据供者与受者的遗传学关系、移植物植入的部位、移植器官的生命活性、器官捐献时供者是否还有生命、器官移植物的数量等来分类。

按照供者与受者的遗传学关系，可将器官移植分为以下四种：①自体移植：供者与受者是同一个体，因此移植后不会引起免疫排斥反应。若将移植物移到原来的解剖位置，称为再植术，如断肢再植、肾动脉狭窄患者切除狭窄段动脉后实施的自体肾移植；如果将自身的组织器官通过移植的方法移植到自身

---

① 熊永明．我国人体器官移植犯罪及其刑法规制［M］．北京：法律出版社，2015：25.

的另一部位，如自体皮肤移植，则称异位移植。②同种同质移植：指具有相同基因的不同个体之间的组织或器官移植。因移植物取自遗传基因与受者完全相同或基本相似的供者，移植后不会发生免疫排斥反应，一般都可成功，如同卵双胞胎之间的器官移植。③同种异体移植：器官提供者与接受者属于同一种族，这样的器官移植称为同种异体移植，如人与人之间的器官移植。目前这种移植方法是应用最广泛的。由于供者与受者有遗传基因差异，抗原结构不同，常伴有免疫排斥反应。④异种移植：如果器官提供者与接受者属于不同种族，他们之间的组织或器官移植是异种移植，这样的移植可引起强烈的排斥反应。目前研究比较多的异种移植是将猪的胰岛细胞或经基因修饰的胰岛细胞植入人体。由于预后不良，并且涉及疾病传播和跨物种感染的危险，人畜混合生物等医学问题，绝大多数国家禁止临床开展此类移植。

按移植物植入的部位，可将器官移植分为：①原位移植：将移植物植入受者该器官的原解剖位置，心脏移植就属于这种情况。②异位移植或辅助移植：器官或组织植入的部位是在原解剖部位以外的位置，称为异位移植或辅助移植。因为某些器官在原解剖位置不好固定，所以移植后只能放在别的位置，比如肾脏移植一般放在髂窝。③原位旁移植：是指器官或组织植入的部位是在原解剖位置旁边。如原位旁胰腺移植、原位旁小肠移植等。

按移植器官的生命活性，可将器官移植分为：①生物活性器官移植：移植器官不但在整个移植的过程中能始终保持生命活性，并且在移植术后能立即恢复原有的功能。临床上大部分生物活性器官移植为活体移植，如肝、肾、心脏移植。生物活性器官移植要求器官缺血时间严格控制在一定范围内，以减少缺血再灌注等损伤，因此对器官摘除、移植时间要求非常苛刻，要求在摘除器官的短时间内尽快完成移植手术。②结构移植或支架移植：有的用于移植的组织或器官已经失去生命活性，例如骨、软骨、血管或一些筋膜等，将其用于移植仅仅是为了提供支持性基质或机械解剖结构。因此，对于摘除器官的时间可以适当延长，例如死亡后 6 小时内将摘除的角膜用于移植是可行的。

按照器官摘除时供者是否有生命，可将器官移植分为：①活体器官移植：是指健康人作为捐献器官的供者，将自己功能健全的器官捐献给患者的一种合法行为。一般说来，活体器官移植的成活率高于死体器官移植，但是会引发更突出的伦理问题，因此在选用活体器官作为器官来源时需要有严格的医学和伦理标准。目前世界上很多国家都已经开展了肾、肝、肺、胰腺、小肠等常见的活体器官移植。其中以肾移植占多数，因为供者捐献成对器官中的一个不影响其生命健康；健康人也可以捐献肝脏的一叶而不影响其生命健康，因此活体肝移植也较多。②无心跳死体器官移植：是指器官来自死体，其死亡标准是"心肺死亡标准"。此类器官移植成败的关键在于是否采取了器官维护措施。如果能及时采取器官维护措施，很多无心跳死体器官是可以应用到器官移植的；如果缺乏这些措施，几乎只有角膜可以移植。③脑死亡死体器官移植：是指将"脑死亡标准"作为确定供者死亡的标准。在接受脑死亡的国家中，大部分活性器官移植属于此类器官移植。脑死亡死体器官移植中最关键的一个环节是按照脑死亡标准科学地确定死亡，并使用合情合法的途径来获取这类器官。

按器官移植物的数量，器官移植可以分为单一（或单独）移植、联合移植和多器官移植。除此之外，还有几种特殊的器官移植，如胎儿器官、组织和细胞的移植，合成生物学器官移植，细胞培养的器官移植，等等。

随着高科技和生物工程的发展，科学家除了尝试通过异种器官移植来满足患者对器官的需求，也试图合成生物学器官来进行移植。2013 年 12 月，巴黎蓬皮杜欧洲医院的医生为一名处于临终状态的 75 岁男性患者成功植入一颗由塑料和生物材料制造的永久性人工心脏。

用细胞来培养所需器官也是移植医学努力的方向，我国已成功开展细胞培养的器官移植，例如胰腺细胞移植技术。2013 年 4 月，医生从患有先天性器官缺陷的韩国女孩汉娜的骨髓中抽取干细胞培养出一根适合移植的气管，并将此气管成功植入汉娜体内。

为了更好地研究和解决器官移植中的各种问题，我们可以将器官移植按照上述方法分类。但是在临床医学实际应用中，往往不是单一的分类，而是几种分类标准的综合，例如脑死亡、心肺联合原位移植等。

二、器官移植的发展历程

如果把健康人体比喻成一台功能完善的机器，而器官就像是这台机器的零件。因此人类早就设想，当身体的某个器官出现功能障碍时，是否能像机器更换零件一样替换患病的器官？但是因为人体器官的特殊性质，从设想到器官移植的真正实现，经历了十分漫长而曲折的过程。

（一）幻想阶段

传说公元前 300 年左右，中国神医扁鹊为根治公扈与齐婴的疾病，对两人施以毒酒后为他们开胸互相交换心脏。术后两人均痊愈，但是换心成功的两人均走错家门来到了对方家中，将对方的妻子认作是自己的妻子，而两人的妻子都不认识自己的丈夫；结果引起两家的纷争。虽然这只是个传说，但是为纪念这位名医，1987 年的国际器官移植大会以扁鹊像作为会徽。神医扁鹊"换心"的故事不仅体现了人类对身体器官移植的幻想，还卓有远见地发现了器官移植可能会导致的伦理问题。早在 1495 年的欧洲，阿隆索·德西达诺（Alonso Desedano）所绘油画中就描述了两位医圣为病人移植肢体的情景。这都可归为与器官移植技术相关的幻想阶段。

（二）实验研究阶段

在公元前 600 年，古印度的外科医师试图摘取患者手臂的皮肤来修复其鼻子，这可以算是最早的自体组织移植。眼角膜移植是最早获得成功的异体组织移植，在 1840 年前后，爱尔兰一位内科医师将从羚羊眼球上取下的角膜成功移植到人的眼球上。

早在 19 世纪之初，有人就开始尝试移植游离的皮肤、软骨等组织，甚至开始尝试将肾上腺和甲状腺等进行移植。由于当时对血管组织结构研究不足，缺乏吻合血管的技术，成为器官移植发展的主要障碍。1903 年，美籍法国外科医生 A. 卡雷尔研制出较为完善的"血管吻合操作"方法；1905 年，一只小狗的心脏被他移植至大狗颈部，并在这次移植中首次成功地实施血管缝合，这颗心脏维持了大约两个小时的跳动。因此，在器官移植的学术领域内，A. 卡雷尔的工作被认为是现代器官移植的开始。从此以后，研究者们就开展了更多动物器官移植实验，所涉及的器官除心脏、肾、脾等外，还有卵巢及其他内分泌腺等。在这些接受器官移植的动物中，存活时间最长的为 21 天。

首例人类异体肾脏移植是 1933 年由乌克兰的沃若诺实施的。他为一位尿毒症患者进行了肾脏移植，完美的手术仍没能使病人的术后生存时间超过两天。遗憾的是由于当时的人们不了解人体免疫排斥反应的科学知识，因此在接下来的十几年中，类似实验的病人只有非常短暂的存活时间。因为器官移植中存在的另一大障碍即免疫排斥反应，在当时并没有得到解决。

（三）临床应用阶段

器官移植经历了一百多年的实验研究阶段后，逐步被应用到人类自身，进入了临床应用阶段。1954 年，美国医生约瑟夫·默里（Joseph Murray）完成了世界第一例同卵双胞胎间的肾移植手术，成功地使受者得到八年的长期存活，而供者的健康并未因此受到影响。从这时候开始，人们逐步认识到免疫排斥反应是妨碍器官移植成功的关键。经过不断的研究和实验，研究人员发现全身性免疫抑制剂在移植术后的使用可以较好地抑制排斥反应，从而使移植器官的寿命得以延长。1958 年，让·多塞（Jean Pausset）首次发现第一个白细胞抗原；1959 年，约瑟夫·默里与法国的哈姆赫格（Hamburger）各自为异卵双生同胞实施了肾移植，并对受者采用接受 X 线照射为免疫制剂；1962 年，约瑟夫·默里将硫唑嘌呤作为免疫抑制药物，在同种异体肾脏移植中获得成功。这三次不同类型肾移植的成功，表明医学对免疫排斥反应的逐步了解与掌握，也标志着现代器官移植时期的开始。

(四) 临床发展阶段

不断成功的肾移植激发了人们开展其他器官移植的兴趣，逐步进行了越来越多的器官移植的研究。具有代表性的器官移植事件有：1963 年，美国施塔基（Starge）与哈代（Hardy）分别开展了首次同种异体肝移植和同种异体肺移植；1966 年，凯利（Kelly）首次实施胰移植；首例同种异体心脏移植由 1967 年南非的巴纳德（Barnard）完成；1981 年美国斯坦福医学中心完成首例心肺联合移植；1971 年，美国托马斯（Thomas）最先成功实施同种异体骨髓移植；临床上首例腹部多器官移植是 1983 年由斯塔齐尔（Starzl）展开的，并在 1989 年报道了 8 例成功案例。[①] 除以上移植外，其他如脾脏、肾上腺、胸腺、甲状旁腺等同种异体移植都在开展，人们也在实验中不断尝试人造器官移植和异种器官移植。

据统计，2010 年 WHO 成员国实施的实体器官移植的总例数已达到 106879 例，与 2009 年相比较，增加 2.12%。其中肾移植 73179 例（较 2009 年增加 2.41%），肝移植 21602 例（较 2009 年增加 2.66%），心脏移植 5582 例（较 2009 年增加 3.21%），肺移植 3927 例（较 2009 年增加 7.08%），胰腺移植 2362 例（较 2009 年增加 1.95%）。[②]

虽然器官移植技术取得了突飞猛进的成就，但是在其发展历程中始终伴随着各种争议。例如 1967 年 12 月 3 日于南非开普敦由巴纳德完成的首次成功的人类心脏移植手术在当时引起了较大反响，其过程中的试验性是争议的焦点。除此之外，一些极端的移植创新，如异种移植等存在诸多争议。早在 20 世纪 60 年代美国就开始了异种移植的实验研究。6 例患者移植了黑猩猩的肾脏，6 例患者移植了狒狒的肾脏，除一例存活 9 个月外，其他患者的存活时间都非常短暂。目前研究比较多的是异种胰岛移植，即将猪的胰岛细胞或经基因修饰的胰岛细胞植入人体。大多数异种器官移植正处于动物实验研究阶段，如异种气管移植目前处于动物实验阶段，尚不能应用于临床，因为当前不仅存在异种移

---

① 何晓顺，鞠卫强，林建伟. 腹部多器官移植在我国的临床应用 [J]. 中华移植杂志（电子版），2015，9（2）：1-4. http://mall. cnki. net/magazine/Article/ZYZD201502001. htm.

② 沈敏. WHO 成员国 2009 年和 2010 年实体器官移植例数统计 [J]. 中华移植杂志（电子版），2011，5（4）：56. http://www. cqvip. com/QK/88769X/201104/43490502. html.

植的免疫排斥问题，更重要的是还没能消除社会伦理学方面的争议。[①] 由于预后不良，并且涉及疾病传播和跨物种感染的危险、人畜混合生物等问题，一些研究人员倡议在世界范围内暂停此类研究。1997 年印度一位心脏外科医生利用猪的心和肺进行器官移植之后被逮捕，因为这类器官移植没有获得法律授权。尽管如此，异种移植仍被很多学者认为是解决器官移植供者短缺问题的主要途径之一。

随着器官移植技术的发展，移植病人的存活率不断提升，显著的治疗效果激发更大的需求，致使可供移植的器官严重供不应求。目前，作为移植器官中主要来源的器官捐献的不足已经成为世界范围内阻碍器官移植技术发展的瓶颈。[②] 因此，科学家们正试图通过生物医学工程等技术研制人造器官来辅助器官移植。1998 年在牛津，医生借助临时搭桥装置给一个 10 岁儿童移植了人造心脏。科学家们还在研究人造肌肉与人造胰腺等，希望能从目前的试验研究变成日常临床实践应用。如今胎儿器官组织在器官移植中的应用也不少见，例如用于治疗糖尿病、帕金森病，用于器官移植的还有胸腺、胰脏和肝脏。当然此种移植受到堕胎政策的影响，同时胎儿器官组织用于移植所引起的各种争议也将影响有关堕胎的政策和态度。

在世界范围内，器官移植是在不同的立法、文化和社会背景下进行的。不同的社会文化使人们对器官移植、堕胎、异种移植的态度大相径庭；对死亡的不同规定影响器官来源；不同的宗教信仰会直接影响有关器官移植的相关政策和法律。社会经济因素也是影响器官移植的一个重要因素。器官移植是非常有效而让人充满期待的治疗方法，如果一个国家或地区不能满足病人器官移植的需要，人们便开始把眼光投向器官等待时间相对较短、手术费用相对较低的其他地方，即"器官移植旅游"，或者导致器官买卖"黑市"等现象。

三、我国器官移植的发展现状

我国器官移植技术的研究起步于 20 世纪 50 年代末，在世界范围内是起步较晚的国家之一。虽然我国第一例死体肾脏移植在 1960 年由我国泌尿外科专家吴阶平院士率先实施，但是在此之后的几十年，由于社会环境及医学技术的限制的影响，我国器官移植的技术发展停滞不前。直到 20 世纪 90 年代，新型免疫抑制剂的应用，使移植术后的排斥反应降低，器官移植技术的研究逐渐有

　　① 卢涛，刘愉. 气管异种移植的现状 [J]. 中华胸部外科电子杂志，2016，3（1）：51-55. http：//mall. cnki. net/magazine/Article/XBWK201601010. htm.
　　② 蔡昱. 器官移植立法研究 [M]. 北京：法律出版社，2013：19.

了起色。随后由于国家政策的扶持和国内医疗环境的不断改善，使医护人员的综合素质逐渐提高；通过成功借鉴和学习国外器官移植先进技术，我国器官移植进入了蓬勃发展的新时期。至 2013 年，中国器官移植的年均例数仅次于美国，是居世界第二位的器官移植大国；在国际上，器官移植患者的 1 年与 5 年存活率等也已达到领先水平。2015 年，国家卫生计生委医政管理局公布了 169 家被批准开展人体器官移植的医院名单，但不是每个医院都能进行所有的器官移植项目，而是各有侧重。2016 年 5 月，中国人体器官捐献与移植委员会主任表示，到 2020 年，我国可做器官移植手术的医院数量将由 169 家增至约 300 家。心、肝、肾等大器官移植在技术层面的问题逐步得到解决，使这些器官移植逐渐成为了一种常规的治疗手段。例如我国肝移植每年在 3000～3500 例，我国肾移植手术每年达 5000 例以上，器官移植后存活率已经达到世界领先水平。目前我国已经开展的器官移植项目包括心、肺、小肠、胰腺、卵巢等 33 种。

我国器官移植的技术在世界已是名列前茅。第四军医大学西京医院于 2015 年成功将一名母亲的子宫移植到女儿体内。2015 年 2 月，我国首例器官再捐赠手术在 181 医院肾脏移植中心开展。第一个受者蒙瑞江曾成功接受过移植手术，移植过由器官捐赠者捐出的肾脏，该肾脏在其体内功能运作正常。两个多月后，蒙瑞江因病去世。他捐赠的眼角膜、肝脏，已经用在了别人身上；由第一个捐赠者捐献给他、并在他体内存活了两个多月的肾脏，再次成功移植到另一个患者体内。此前移植器官再捐赠手术在我国从未有过，在国外也是极为罕见的。这颗植入新受体的肾脏不仅有第一个捐赠者的肾脏，还有第二个捐赠者蒙瑞江的部分血管，即新的受体内将有三个人的基因存在。同年，解放军第四军医大学附属唐都医院通过 3D 打印技术将可植入性钛合金胸骨成功植入胸骨肿瘤患者体内，整体置换病变胸骨。这是世界上第一例 3D 打印胸骨的置换手术。

尽管目前我国器官移植技术达到了世界领先水平，器官移植数量居世界前列，但由于我国是一个人口大国，目前器官移植数量仍远远不能满足公民对器官移植的需求。例如，在美国每年有 10 万人接受肝移植手术，而在中国这个肝病大国，每年只有不到 5000 个患者可以接受肝脏移植手术。不仅如此，与世界其他国家一样，在我国器官移植的现状中还存在器官的严重缺乏、遗体器官捐赠率低导致的器官浪费以及器官买卖"黑市"等问题。因此，器官移植不仅面临着移植后的排斥反应、病原微生物感染等因素所导致的移植器官死亡及受体在器官移植后的免疫力低下等医学技术方面的问题，器官移植面临的各种法律伦理问题才是更加棘手而亟待解决的。在人体器官移植领域中，最具争议性的问题是以下几个方面：器官的法律属性和所有权导致的争议；如何保护供体与受体的利益；如何获取及分配器官；人造器官与异种移植的相关争议。

第二节　器官的法律属性

器官移植所导致的许多纠纷往往是因为器官的法律地位和性质不明确所引发的，所以有必要对器官的法律属性进行讨论。例如 1999 年北京某医院眼科医生为救治其他患者，在没有获得死者生前同意，也未经其家属同意的情况下，擅自摘取死者眼球，为另外两名患者进行了眼角膜移植，此行为虽给两名病人带来光明，却引起了纠纷。除"眼球丢失案"，还有"交叉换肾""哥哥患病需要换肾挽救生命，妹妹因智障被禁止捐肾""男子瞒家人捐肾救友后疾病缠身生活陷困境，请求归还所捐赠肾案"，以及"黑市"中的器官买卖等，这些报道都是有关器官移植中器官处理的问题。这些案例引发了不少令人深思的问题，能否从一个生者身上或是尸体上摘取器官来救治另一个生命？活体器官或死体器官如何处置来用于器官移植？如何正当获取和正当使用脱离人体的组织器官，如脱离人体的血液、精液、皮肤、卵子等组织器官？对这些问题的追问，不仅是因为器官来源不足，而且是因为对器官的法律属性缺乏深入研究，甚至在法律中没有对器官进行有效规制，造成很多难以处理的纠纷。为正确有序地规范器官的摘取和移植行为，禁止人体器官商业化，防止不法机构和个人擅自使用死刑犯器官和死胎器官，有必要对以上问题进行剖析，明确人体器官的法律属性。

关于如何界定人体器官的法律属性，本质上是在追问我们能否将人体器官当作民法上的物。目前在学界有很大分歧，存在"非物"说、"物"说、"类物"说等理论。为便于探讨，我们根据人体的生命状态以及器官与人体的空间位置的关系，将人体器官分为以下五类：活体器官、离体器官、移植后器官、尸体及其器官、死胎及无脑畸形婴儿器官。以下将从这五个方面对器官的法律属性进行讨论。

一、活体器官的法律属性

所谓活体器官，是指存在于活的自然人身体内的器官，是自然人身体的有机组成部分。而自然人的身体是其身体权的客体或者载体。身体权是自然人依法享有维护本人肢体、器官及其他组织完整的权利和对它们进行支配的权利。身体权与健康权、生命权共同组成了自然人完整的人格权中最基本的几项权利，即身体权是人格权的一种。中国台湾著名法学家史尚宽认为，活人的身体不能成为法律上的物，因为在法律中人是权利的主体，如果用其所构成部分即身体的全部或者某部分作为权利的对象，就违背了人格的根本概念。①

　　存在于活人体内的器官是活人身体的组成部分，是构成活人人格的物质载体的一部分。随着科学技术和医疗水平的发展，自然人的器官外延也会有所扩展，例如除了其自体器官，还包括植入体内的异体器官和人工器官等。这些组织器官在活人体内相互配合、彼此依存，是一个不可分割的整体，共同维持活体人的生命活动。其中任何一个器官的受损都有可能破坏这种完整性，甚至会危及生命。人体器官的完整性不但是人生理功能的基础，而且承载着自然人的人格尊严，其人格属性彰显于人体的每一个器官，远远超出物之属性。因此，存在于活体内的器官，其人格属性远大于其物的属性。没有与人身体相分离而存在于人体的活体器官和活人一样，不能归为法律上的物，而是主体人格的一种外在体现。尽管活体器官有着与人的身体一样至高无上的人格属性，但是在目前器官移植技术中不但无法避开活体器官摘除和植入，而且在技术层面上活体器官移植是受体接受移植效果最佳的途径。因为在不接受脑死亡标准的背景下，心脏停跳，肝脏、肾脏等这些器官移植无法达到最佳效果。然而活体器官是人格主体的外在体现，是人身权、健康权的载体，即使是符合法规的活体器官摘除，也无法完全避免对供体身心造成巨大风险，甚至对供体有不可逆的损害。同时又存在这样的客观事实，活体器官捐献可以缓解器官短缺的问题，并且是可以取得受体移植效果最好的方法。因此活体器官移植犹如一把"双刃剑"，面临着诸多争议。我们将从以下几个方面探讨活体器官捐献的问题。

（一）如何平衡活体器官供体与受体之间的利益，使器官移植利益最大化

　　因为活体器捐献的供体是健康的人，所以器官移植密切关系到一个健康人和一个病人两者的生命安危，那么手术风险也随之翻倍。例如肝脏捐赠者仍有0.5％的死亡风险。作为中国活体移植手术最早推动者之一的陈忠华教授是卫生部器官移植重点实验室的主要负责人，多年来的实践经验令他反思，活体器官移植其实不应该成为被大力渲染和鼓励的事。因为他认为活体器官移植是供体用鲜血、痛苦、健康甚至以牺牲生命作为代价的。在他看来，不论是过去、现在还是将来，不论国内还是国外，活体器官充其量只能是别无他法时的一种替代品，而不应成为移植手术的主流。那么，我们不得不思考，究竟在何种程度上才可以接受牺牲一个人的身体权、健康权和生命权来成就另一个人的身体权、健康权和生命权？2010 年，河北省"哥哥患病需要换肾挽救生命，其妹

①　何悦，刘云龙，陈琳．人体器官移植法律问题研究 ［M］．北京：法律出版社，2016：25.

因智障被禁止捐肾"的案例，因没有合适的肾源，最后作为家庭顶梁柱的哥哥不幸逝世。2007 年，两个非血缘关系的患者通过"交叉换肾"获得各自所需要的肾脏而得以存活下去。2007 年谢永富为帮助自己患尿毒症的朋友，背着家人将自己的左肾捐赠出去。可是，谢永富在出院后的 9 个多月里，身体出现了严重问题，伤口疼痛，浑身乏力，长期在省城各大医院辗转治疗。移植期间的医疗费用虽是受体支付，但后续治病谢永富付出了高额的治疗费用，孱弱的体质使他失去了正常劳动的能力，因此生活完全陷入了困境。由此可见，可以取得最佳移植效果的活体器官移植是建立在使供体面临着可能存在巨大的生命健康风险基础上的，这是引发活体器官移植一系列伦理问题的根源。正是因为这种活体器官移植存在对供体造成的潜在损害而引发了多种争议。

首先，针对活体器官捐献人的范围，法律上对活体器官捐献是严格限制的，其目的是为保护未成年人、精神病人等无民事行为能力、限制行为能力之人，同时也是为了预防和遏制人体器官商品化等。我国《人体器官移植条例》禁止任何组织或者个人以任何理由摘取 18 岁以下公民的活体器官以用于器官移植。并在活体器官捐献者和接受者的关系上进行了严格限制，即活体器官捐献只能发生于配偶之间或直系血亲、三代以内旁系血亲之间，或者因帮扶关系而形成亲情关系的人员之间。其实从此规定中，我们发现维护活体器官供体的利益涉及较少。更为确切地说，此规定的出发点应是为了防止活体器官买卖。但是这种严格规定同时也限制了自然人对自己身体支配权的自由，是否存在合理性？限制自然人对自己身体支配权的自由，同时也限制了活体器官捐赠的来源，会不会因此为活体器官黑市买卖推波助澜？

其次，难以平衡的利益使供体做出选择具有艰难性。为保证供体与受体的利益，活体器官移植必须经过严格的身体检查和伦理审查等。供体是否患有血液疾病、重要脏器疾病、传染性疾病、待移植器官是否健全等，通过医学检查来明确供体是否适合器官摘除手术。医院伦理委员会将通过合理途径审查供体将器官捐献给自己亲属的行为是否完全出于自愿。但要确认捐献者是否完全出于自愿其实并不容易，如何才能做到了解捐赠者的真实意愿？即使供体在捐赠前的生理上是适合捐赠器官的，但仍不能完全避免器官摘除后遗症的发生。有时捐赠者自己本身就处于矛盾之中：不为处于绝境中的亲人捐赠器官可能会面临社会的舆论，甚至会因为亲人病逝而悔恨终身；为亲人捐赠器官，面临的可能是自己将失去健全的身体、生活质量下降和生命缩短等问题。因此，对活体器官供体来源的限制，往往不能避开各种道德压力使供体实现真正的自主同意。

(二) 活体器官捐赠是否需要补偿

活体器官买卖毫无疑问是被禁止的，但是否意味着活体器官捐赠者完全不需要补偿呢？如上所述，活体器官移植是"供体以鲜血、痛苦、健康甚至死亡为代价的"，是供者冒着自己的生命危险为他人提供生存的可能。因此，对捐献者进行医疗费、交通费、误工费等适当补偿是合乎情理的。如何最大程度地保障器官捐赠者术后的健康需求是一个不可忽视的问题。从国家整体医疗资源的角度看，即使是亲属间的活体器官移植，并不仅仅是关乎患者家庭成员的事情，更是一种促进国家医疗资源利用的方式。那么，除受体之外，国家是否有责任为供体的健康负担相应费用呢？例如，有人提议应该为器官捐献者提供更多的福利，建议为捐出自己器官的人建立国家医疗保险；如果捐献者不幸患上与该种器官移植相关的疾病，比如捐肾者患了肾病，捐献肝脏者出现了肝功能异常等，为此应成立专项基金，为他们由于器官捐赠所导致的健康问题提供治疗保障。另外，器官捐赠之后，如何处理"器官移除"对供体造成的心理上的影响？据日本的相关调查显示，活体供肾者在术后几年几乎都存在不满情绪，其根源是因为身边的家人并不十分在意器官提供者的身心状况，而以接受器官的受体作为关注的中心。供肾者难免在情感上会有失落。虽然供者生理上并没有因器官摘除而有所损害，但是其心理上仍存有"创伤"的感觉和器官的缺失感。欧美一些国家提出亲属间活体移植的受体和供体需要一起接受术后随访的方案，两者的生理问题和心理问题需要同时关注并检查。

考虑到以上对供体生理健康和心理平衡的损害，有人提出应对供体提供适当的补偿。例如一些国家为了增加器官来源而尝试实施补偿活体器官捐赠者的策略。2008 年以色列设立了补偿器官捐赠的法案，其类似于澳大利亚试行的方案，并且卓有成效。此法案实施后，以色列活体肾捐献者增加。2009 年，新加坡通过修订《人体器官移植法》允许活体器官捐献者可以通过不同的形式得到合理的金钱补偿。例如新加坡国家肾脏基金会设立"肾脏活体捐献援助基金"，该基金会对贫穷的肾脏捐献者提供经济帮助，例如支付最高可达 5000 新元的经济补偿以及提供与肾脏有关的医疗保险等项目。[①] 2013 年澳大利亚试行了补偿器官捐献者的策略，补偿是为了弥补器官捐献者的时间损失及潜在的身体伤害。接着美国也将无偿捐献模式改为补偿捐献模式以缓解肾脏短缺现象。这种用经济补偿捐赠者的方式，一方面确实增加了活体捐赠者的数量，缓解了器官紧张；另一方面也使供体得到了心理慰藉和补偿。但是，用金钱来补偿器

---

① 何悦，刘云龙，陈琳. 人体器官移植法律问题研究 [M]. 北京：法律出版社，2016：163.

官捐赠者不可避免地引起了一些伦理争议，例如导致器官商品化、剥削与诱导穷人等公平问题。

第一，器官商品化的伦理问题。因为一旦器官捐赠涉及金钱，自然而然会让人怀疑捐赠者的动机。各种猜忌自然也会给器官捐赠者带来心理压力。我们的观点认为活体人体器官具有人格属性，而非商品的属性，因此以任何经济价值估量器官都会贬低生命的尊严。同时，如果用金钱补偿器官捐赠者，将会弱化社会整体意识，减少社会群体之间的互相依存感。

第二，诱导与剥削的伦理问题。用金钱补偿捐赠者的策略是否存在诱导及剥削捐赠者的嫌疑？有人会辩解说活体器官捐赠补偿不涉及不公平交易，也不存在任何形式的诱导，因为无论捐赠者是谁，都有机会获得补偿。但是不能避免的是，就会使得一些人群因为极度缺乏钱，可能会为了经济补偿而捐赠器官，这算是一种潜在的金钱诱导；富裕的人们是不会为得到金钱补偿而去捐赠自己的器官的。这毫无疑问地涉及有害的剥削。

由于活体器官是人健康身体和人格的载体，是金钱无法衡量的，又具有可以被拥有者处理的自由和权利，如果增加活体器官捐赠的补偿金额，仍有可能刺激器官商业化和产生诱导及剥削的问题。

二、离体器官的法律属性

离体器官是指从活体摘除器官并中断其血液循环。离体器官与遗体器官是有区别的。因为人体在民法中被认为具有特殊属性并具有人格载体的性质，所以不能将人体视为物。人体虽然是民事主体的物质形式，但在民法世界中人体作为另一种物质形式，与物相对立。同理，在没有与人体发生分离之前的活体人体器官和组织作为人体的组成部分，与活体的人格紧密联系。在科学技术不能将器官用于移植治疗疾病挽救生命之前，器官离开人体就会死亡，几乎没有医学价值；而随着科学技术的发展，人的器官不但可以摘除，还可依照人的主观意愿移植到另一个体体内继续行使生理功能，因此，人们便开始质疑"身体不属于物"的这一概念。例如用于器官移植的人体器官和组织，已经脱离了供体的身体，那么它们应该属于人的范畴还是属于物的范畴？离体器官处置权应该归谁所有呢？如果作为拥有者可以处置的物，它与其他动产是否存在本质区别？是否具有物的流通性而可以合法买卖？

传统的民法很难将人体器官的法律属性在"人与物"的框架内准确定位，于是有学者便采用二元区分法来描述人体器官的法律属性。即活体的器官在与人体分离之前作为人格的载体，应属人格权法调整；而当器官脱离了人体之后未植入新受体之前，可视为法律上的物而由物权法调整；在植入新的受体后，此器官又重新具有人格属性，属人格权法调整。因此，"二元区分说"认为器官具有"人格"和"物"的双重属性。关于离体器官的物权说，离体器官的法律属性，目前国内外大部分学者认为，人体离体器官属于法律上的物，因为离体器官可以被权利人支配与控制，符合民法对"物"的定义。

如前文所述，台湾学者史尚宽认为，活体的人身不能视为物，而当人身的某一部分与身体相分离后，此部分就不属于原来的人身，可当作法律上的物，那么也就成为权利的标的，其所有权应属于分离以前所属的人。如果所有权的转让发生在器官分离之时的合理约定，这种契约是有效的；如果是强制器官与其所属身体分离，是与公序良俗相违背的，不能视为所有权的有效转让。① 德国民法学家迪特尔·梅迪库斯认为从人体摘除的器官为"物"，并且该"物"为离体器官所有人拥有，该器官是所有人对离体器官享有所有权的客体。《德国民法典》中的有关动产所有权转移的规则适用于离体器官所有权的转移。按照他的观点，脱离人体的器官是其活体自然人的所有物，甚至可以进行器官买卖。②

台湾著名法学家王泽鉴教授有相同观点，人的身体确实不能归结为物，但因各种原因导致从人体分离的器官可视为物（即动产），其所有权由之前器官所属之人取得，适用于物权法的一般规定。日本通说也持有类似观点，认为已经从人体分离出来的人身组成部分应视为物权法上的"物"，离体器官的所有权应归属于分离前所属的人，只有器官分离前所属人才有权让渡或处分该器官。

我国大陆部分学者的观点与以上类似，认为虽然人的身体不能视为物，不得称为权利之客体，但对于离体器官，大部分学者持有相反的意见，认为作为身体组成部分的组织或器官，一旦与人身发生分离，就不具有原来的人格属性而应视为物。例如梁慧星主编的《中国民法典草案建议稿》中提议，在不违反公序良俗的前提下，自然人的器官以及血液、骨髓、组织、精子、卵子等可成为民事权利的客体。③

这些学者将已经脱离人体的器官视为"物"的观点，是具有一定合理性的。但从维护人格尊严的角度出发，鉴于离体器官曾经承载着主体的人格，应视为具有人格利益的延续，是一种特殊形态的"物"，不是民法上一般的"物"或一般意义上的动产。关于器官为物，在相关法律中并不存在明确规定；但是

① 何悦，刘云龙，陈琳．人体器官移植法律问题研究［M］. 北京：法律出版社，2016：27.
② 何悦，刘云龙，陈琳．人体器官移植法律问题研究［M］. 北京：法律出版社，2016：26.
③ 彭志刚，徐晓娟．人体器官的法律属性及其权利归属［J］. 科技与法律，2006，(3)：23-27.

法律法规却明确规定禁止将人视为物，禁止买卖人口、禁止买卖器官。因此从保护人身体完整性的角度出发，在某些情况下的活体离体器官仍可视为人的身体，如果侵犯这些离体的组织或器官，亦构成对人的身体完整性的侵犯。因为随着医疗和科学技术的发展，人体某些部分即使在脱离人体以后，仍可通过医疗技术使其与身体再次结合而发挥相应的功能。如通过断指与断肢再造术、皮肤移植、卵细胞的提取以及自体血液的提取等技术，使这些组织或器官暂时与人体分离，以便于某种治疗或在将来需要之时再将它们重新与人体结合，以实现维护身体正常机能的目的。例如断肢的意义、自体血液收集后的自体输血等，这种情景下与身体脱离的组织器官依然与器官所有人的生命密不可分，暂时将器官与人体脱离甚至是维持生命的一个重要步骤。正因为这样的情景将随着科技的发展而不断存在，所以将离体组织器官当作物的观点是没有说服力的。

即使我们承认脱离了人体的器官具有物的属性，能够为人力所支配和控制，能够满足人们某种需要，但是我们不能否认离体器官绝不会是通常意义上的物，更不能随意进行买卖。至少我们认同这样的观点，一个器物并非具有物的属性就能进行流通买卖，可以由拥有者任意处置。正如枪支、毒药也属于物，但由于其对人类具有特殊意义而被限制流通、禁止买卖。离体器官的本质属性也不是普通之物，不能简单地将器官作为物来处理。为此有学者专门提出了"器官权说""类物说"等。讨论离体器官的法律属性并非仅仅是一个物权法学上的问题，而是人对离体器官支配权范围的问题，是对如何处理离体器官的问题的研究。器官移植中离体器官具有生命力和活性，应置于法律物格中的最高格即生命物格地位。因此，离体器官具有特殊的物的性质。

由离体器官所具有的特殊的物的性质引发的争议主要体现在以下两个问题中。

（一）作为特殊的物的离体器官可否进行买卖

离体器官延续人格利益，因此在大多数国家器官买卖是被严厉禁止的。被绝大部分人接受的原因就是因为器官买卖中以任何经济价值来估量器官都是贬低生命尊严的，同样也会导致剥削与诱导等不公平问题。

在现实世界中，被禁止的器官买卖黑市却是屡禁不止的存在。其根源是器官的承载生命功能以及不可再生性和易损性所注定的器官稀有性。有人认为国家明令禁止器官买卖等措施更有可能促进"器官黑市"的形成，于是提出让器官买卖合法化的建议。他们认为器官买卖合法化可以规范器官买卖市场，使器官供体免受"器官黑市"的中介等剥削，甚至还认为器官买卖的合法化是尊重公民的保留或让出器官的自由；同时也能促进器官捐献，增加可用器官，避免浪费器官资源。美国国家公共广播电台（NPR）于 2008 年邀请了 6 名专家就器官买卖问题能否合法化进行公开辩论。在节目结束之时，观众中赞同器官买卖交易市场的百分比从 44% 升至 60%。多数人认为真正的人道应该允许人们有保留或出让他们器官的自由，因为事关生死与金钱，应该由人们自己做出选择；而与此同时，千千万万需要器官移植的生命也可以因此而被挽救。

但是我们仍有理由坚持离体器官并非通常意义上的物，更不可能随意进行买卖。正如前所述，一个器物并非具有物的属性就能进行流通买卖，或由拥有者任意处置，如枪支、毒药。另外，对离体器官的法律性质的定位以及对人体器官买卖的限制，其实就是人格权中人格尊严权和生命健康权较量的结果。作为具有自主意识的人类不可能在任何情境之下都将生命健康权置于最高处，人格尊严权毫无疑问在多种情境下仍会超越生命健康权。

（二）如何公平、公正及有效地分配离体器官

在这里讨论的离体器官是指死体器官移植、死胎器官使用等方面，而不包含活体器官移植。因为活体器官移植的供体与受体关系是有严格限制的，不存在分配问题。离体器官在理论上仍是所有人享有所有权，但其分配权应该怎么处理？由于极度缺乏器官资源，合理、公平、公正及有效地分配离体器官是攸关生死的事情，显得极为重要。例如美国接受肾脏捐赠的等候名单上每年排了大约有 8 万人，而可用的肾脏却仅有 2 万个，每年有将近 5 千名病人就在等待合适器官的过程中死去，他们中的任何人如果得到一个可用的肾脏就可以挽回自己的生命。肝脏、眼角膜等人体器官的现状亦是如此。对于器官这种稀有资源的分配，事实上就是生与死的竞争，如果甲得到了，那么乙就会死。国际组织及各国力求合理分配人体器官，并遵循公平、公正、公开和禁止器官交易的基本原则做出了法律规定。2010 年《WHO 人体细胞、组织和器官移植指导原则》规定："应在临床标准和道德准则的指导下进行器官、细胞和组织的分配，而不是出于金钱或其他考虑。由适当人员组成的委员会规定分配原则，该原则应当公平、透明，并且具有正当理由。"

为实现器官公平、公正、公开分配，反对人体器官商业化，各国通过立法成立人体器官分配系统，将器官分配纳入国家公共卫生管理系统。人体器官分配系统录入潜在捐献人、捐献人及其捐献器官的临床数据和合法性文件，器官捐献必须通过器官分配系统进行自动分配，禁止任何组织机构及个人在器官分配系统外处理或分配人体器官。各国的人体器官接受人的确定标准有所不同，一般采取等待时间标准、地域标准、权益优先标准和严格医学标准等。但是在

实际确定器官接受人时可能会发生这些标准的顺位冲突。例如，地域配型的地域冲突、享有优先权的患者之间的冲突、"最紧急、最危重"病情患者之间的冲突等。如何解决这些冲突？在这些标准之外，我们是否要考虑其他因素：是否要考虑配型的相似度而达到最高效率？是否要将接受人所承担的家庭和社会的责任纳入？例如一名器官等待人孑然一身、无亲无故，另一名器官等待人上有父母下有孩子，是家庭的顶梁柱，是不是选择后者更合适？是否要考虑器官等待人在过去对社会提供的服务以及一贯表现？根据预期寿命的比较，是不是年轻人比老年人更应该优先获得器官资源？十恶不赦的罪犯和德高望重者，在其他条件相同的情况下，谁应当先获得器官资源？一名器官移植失败后的患者是否可以再次获得器官移植资格？器官移植适应症患者是否可以接受多次器官移植？此问题将在器官获取与分配章节中详细探讨。

三、移植后器官的法律属性及其问题

必须对移植后器官的法律属性及其所导致的伦理问题进行讨论的原因是，任何一个器官移植术后新的器官在新的受体中都有一个适应过程，同时也是受体接受了供体所给予的生命。移植后的器官对受体来说是生死攸关的，是其生命所系，但该器官并非其天生所具有的，而是来自另一个个体的捐献。即此时的生命健康的获得并非是其自然所拥有的，而是有捐赠者的行为参与才使受体重新获得生命健康。那么，移植后受体的生命健康权有没有因此而发生改变？会不会因为受到捐赠者之恩惠而受制于其他条件？此后的生命健康权应该得到怎样的保护呢？如果一个捐肾者此后出现肾功能衰竭，是否能够向受体索要之前捐赠出去的肾脏来维持自己的生命？要排除这些问题的干扰，我们不得不讨论移植后器官的法律属性。

一起发生在美国的"捐肾丈夫向妻子索要肾脏"的案例，说明了明确移植后器官的法律属性非常重要。因为妻子道妮尔患有严重的肾脏疾病，纽约长岛外科医生理查德·巴蒂斯塔在2001年向道妮尔捐赠了自己的一颗肾脏。不久，病愈后的道妮尔和作为"救命恩人"的丈夫出现了感情问题，于2005年7月向丈夫提出离婚。理查德同意离婚的条件是道妮尔必须归还他当年捐赠的肾脏，或赔偿150万美元。这一起索要肾脏的事件在美国医学伦理界引起了轩然大波。医学伦理学专家们不认为理查德"索肾"或"索赔"有成功的可能。美国医学伦理学家罗伯特维奇认为不能用器官来交换任何有价值的东西，而这是一起合法的人体器官捐赠。现在的肾应属于道妮尔，并且是她身体和生命的一部分，如果取出肾脏，她将被迫接受透析治疗，并可能会因此而死亡。他强调，不但这样的取肾手术不会发生，而且法院也不会强迫道妮尔为此给予

赔偿。

一般而言，离体器官被植入受体体内后，就构成了受体身体的一部分，器官的捐献人就失去了对该器官的控制权、支配权和处分权，没有权利向受体要回该器官。被植入受体体内的器官具有跟活体器官一样的法律属性，是受体人身权的客体，成为受体人格的组成部分，由人格权调整。[①] 即使器官捐献者此后出现该项器官功能衰竭，此状况虽然是由于捐赠成对器官中的一个或某些器官的一部分所导致的，但是由于所捐献器官正维系受体的生命，已属于受体生命健康权的一部分，因此不能向受体索要之前捐赠的器官来维持自己的生命。处于此种状况的器官捐赠者可以按照规定纳入优先等待器官移植者的范围。

四、尸体及其器官的法律属性

尸体器官指曾经有独立功能的自然人的身体器官，于自然人死亡后存于尸体内或从尸体内摘除的器官，如尸体心脏、尸体肾脏、尸体胰脏等。关于尸体的性质主要有两大观点：一种观点不认为遗体是受物权法调整的物，把对遗体的侵犯视为对人格的侵犯。基于对人格尊严绝对保护的理念，认为遗体是人格延续，死者的遗体及其器官依然附有人格利益。另一种观点认为遗体为物，故作为遗体组成部分存在于遗体内的器官也应为物，受物权法调整，是财产的内容。对尸体和尸体器官属性的不明确导致了器官移植中的诸多争议。[②]

这是一起由尸检引起的纠纷，最终由法院裁判解决。1991 年 11 月入院一天的患者武勇因败血症、多脏器功能衰竭而死亡。急速恶化的病情让患者家属怀疑医院有诊断与治疗失误，因此提出对病人的尸体进行解剖检验并要求有别的医院的专家参加和家属在场。但院方在没有告知家属和完善相关手续的情况下，于病人死亡的当天即对尸体进行解剖，为研究死因取出尸体内的心、肝、肺等脏器。为此，家属与医务人员发生激烈争执，并在次年 1 月向法院提起诉讼。法院认为：按照民法中有关保护财产所有权的规定，认为对死者尸体的处分权归属于该死者家属。院方的行为不但违反了我国卫生部于 1979 年 9 月 10 日颁布的《解剖尸体规则》，还侵犯了家属对死者尸体的处分权。

由此可见，遗体不是一般意义上的物；遗体内的器官也不是一般意义上的普通之物，而是具有特殊性质的物。那么遗体所有权与处分权归属于谁与遗体器官捐献有很大关系。受宗教信仰、封建习俗、家庭利益和个人心理素质的影

---

① 何悦，刘云龙，陈琳. 人体器官移植法律问题研究 [M]. 北京：法律出版社，2016：26.

② 郑奇. 器官移植中器官的法律属性和规制的变化 [J]. 中国医学伦理学，2009，22（6）：107-109.

响，尸体及其器官在器官移植中的使用存在的这些争议亟待更好的法律措施来规范解决。但这在法律上仍是空白，只存在于理论范围内进行研究。

尸体及其器官的法律属性导致的第一类问题，除死者本人外，死者亲属在何种程度上拥有对遗体或遗体器官的所有权和处分权？保护遗体或遗体器官是出于保护死者近亲的权利和利益还是出于维护死者的人身权和人格权？不同的文化背景，不同的法律规定下的答案将迥然不同，导致的相应问题是在遗体器官捐献中如何处理道德多元化与自主权之间的冲突。如果死者在生前没有表明捐献器官，是否可由近亲决定是否捐献器官？如果死者在生前并未特别声明不捐赠器官，推定死者愿意捐献遗体器官的做法是否合理？死者生前决定捐赠遗体的权利如何规定，是否必须征得家属同意？例如目前我国有的地区的遗体捐献的法规中规定申请人需征得所有直系亲属的签名同意，而有遗体捐赠志愿者、律师则认为应以个人意愿为准，不需亲属签名，因此，"死后捐遗体，自己说了算不算"成了争论的焦点。

第二类问题乃是关于死体器官移植中是否需要补偿。在医学伦理学和法律上对器官买卖行为都是否定的，并拒绝死体器官市场。但有人认为无偿器官捐献由于缺乏激励机制导致捐献率极为低下，因此造成器官短缺，而器官短缺的结果就是大量患者因为得不到合适的器官而死亡。无偿器官捐献妨碍器官收集，并会促进以利益为目的趋势的低效率的器官黑市买卖。[①] 适当的经济补偿可以刺激捐献行为以促进遗体捐赠数量，从而增加器官资源，挽救更多的生命。但是给予死体器官市场的肯定是否存在对穷人的经济胁迫？会不会因为需要高价购买器官导致只有富人能够负担而限制了穷人的器官移植？会不会因此导致过早摘取危重症病人器官用以出售？当人体器官与市场挂钩时，人的概念是不是被贬低了？但是对活体器官捐赠的奖励不同，在有严格法律规范的情况下对遗体及其器官捐献进行适当经济补偿是可行的。因为对遗体捐献的行为进行经济上的补偿不会导致潜在受体的生命健康权与逝者的人格尊严权发生冲突，因为作为补偿的金额不会太高，而且遗体捐赠的意愿如果是在去世前很久就已经表达，就表明捐赠者家属得到这笔钱的时间可能是长时间之后的不确定时间，不足以因金钱而产生诱导；另外，遗体捐赠者自己没有享用这笔补偿的机会，这样也降低了因金钱而产生诱导的副作用。

五、死胎及无脑畸形婴儿器官的法律属性

关于流产或出生即为死体的胎儿的法律属性也是有争议的，目前存在三种

---

① 蔡昱. 器官移植立法研究［M］. 北京：法律出版社，2013：363.

观点。第一种观点认为死胎与尸体具有相同的生命性质，所以具有相同的本质属性。第二种观点认为死胎自脱离母体之时起，就应当作离体器官。第三种观点认为死胎是死亡的胎儿或胚胎，对死胎的机体控制与支配权应归属于母亲或其他法律主体；作为生命发育的前期，死胎不应享有尸体的法律地位。[①] 大多数人倾向于赞同第二种观点。因为胎儿来源于母体，但在其与母体脱离之后是一种不具有任何生命活性的存在，自其产生开始就从未在法律上被赋予过主体地位。我国的法律对死胎的法律属性也有明确规定，即死胎因不具有法律人格和不享有民事权利，不能属于遗体。法律认为死胎是存在于人体之外，并能为人力所支配或利用的独立的有体物，因此死胎所具有的物的属性，可视为法律上的物，并且认为死胎的产妇享有其所有权及合法处分权。有学者认为，死胎除具有物的属性之外，还应具有精神属性，更强调死胎对于产妇的精神价值。对死胎的处理涉及产妇及其家人的精神利益，甚至会涉及人类的情感与尊严，因此，不合情理地处理死胎的行为就可能引起各种争议。主要表现在以下两个方面。第一，非法买卖死胎。如一些医疗机构与研究机构为利用死胎的科研价值，可能会向死胎的近亲属购买死胎。虽然死胎可视为物，但跟很多特殊物一样，死胎所具有的特殊意义使其不能像普通物一样进行买卖。第二，非法利用死胎。如未经权利人同意而擅自利用死胎，如擅自摘取死胎的器官和组织用于器官移植或科学研究。

因为胎儿器官具有组织抗原弱、生长能力强等优势，利用死胎的组织器官进行移植更容易获得高成功率。如果死胎器官可以合理利用，也可以增加器官来源，缓解器官资源短缺。但是由于死胎具有上述特殊的物的价值与精神价值，在利用死胎的科研价值时常常会与前两者相冲突，因此利用死胎进行器官移植面临诸多伦理挑战，甚至会被指责将死胎器官商业化。根据死胎的来源之一是流产的这一事实，我们也不得不考虑，如果能合法利用死胎器官进行移植，那么就可能会牵涉到流产是否具有合法性。流产的合法性就可能会牵涉到胎儿性别淘汰性流产、胎儿死亡鉴定标准等法律与伦理学问题。在我国关于将死胎作为供体的法律研究很少，对死胎供体的法律规定也是一片空白。所以，虽然合乎伦理规范的流产或一出生即为死体的死胎可以为器官移植提供器官来源，但往往由于缺乏相应的法律规定或实施准则，也会使死胎器官移植受到限制。如果对死胎的法律属性进行探索定位，在合理的法律规范下合理使用死胎的组织器官，也将是解决器官紧张的一个重要途径，增加国家医疗资源。

有一种特殊的畸形婴儿，即无脑畸形患者。无脑畸形是神经管畸形的一

---

① 王长发.死胎的法律性质探析［J］.牡丹江大学学报，2007，16（9）：6-8.

种，婴儿大脑完全缺失，且没有头皮与颅盖骨，头颅部位仅有基底核等，被纤维结缔组织覆盖。一般认为无脑儿是一种致死性畸形疾病，即使在出生后并未立即死亡，但出生后也无法生存。无脑儿作为器官捐赠者的可能性一直存在。目前世界上至少有 25 家医院把 41 例无脑儿作为脏器供体。无脑儿没有大脑，因此无感觉也无痛苦，但其脑干及下位神经系统还存在，在其出生后可立即采取积极维持生命的措施，这种状态直到机体死亡前脑干仍未死亡。因此若需要把无脑儿作为脏器供体，是非常有必要实行脑死亡标准的。否则把无脑儿作为脏器供体是极不适当的，很容易令我们陷入窘境。① 以下无脑儿特丽莎的案例就说明了这一点。

　　1992 年佛罗里达一对夫妇产下一无脑女婴，取名特丽莎。当他们知道婴儿大脑缺失，生存时间非常短，即使活着也永远不会有任何意识时，他们自愿捐出婴儿的器官，用特丽莎的肾、肝脏、心脏、肺和眼睛等器官帮助那些迫切需要器官挽救生命的孩子。医生也非常赞同这样的好主意。因为当时在等待器官移植的婴儿有数千名，而可供移植的器官少之又少。但是令人遗憾的是，在特丽莎去世之前，她的器官并不能被取出来捐献给这些孩子。因为根据当地法律规定，在确定器官捐献者死亡之前不能取走其器官。特丽莎出生 9 天之后去世，但此时因为其器官已经完全衰竭而不再适用于移植，对其他孩子而言就失去了一次生存的机会。这起关于无脑儿器官捐献失败的新闻在当时引发了强烈的争论，主要存在两种不同的观点：一是赞同其父母和医生，认为特丽莎不能成活是事实，且没有意识，因此捐献其器官来拯救其他孩子是值得推崇的；二是一些法学家和伦理学家等所持有的观点，认为特丽莎是人，应享有最基本的生命权，在未获得其同意的前提下捐献其器官的做法有违法理，甚至会导致道德的滑坡效应。②

　　因为无脑儿具有比死胎更复杂的身份，因此将无脑儿作为供体是一个更为复杂的问题，不仅仅涉及医学科学的问题，而且与社会伦理、文化传统、法律以及科学技术的进步程度等问题紧密相关。

　　第一，反对用无脑婴儿作为捐赠者的一个原因是强调婴儿的弱势性。婴儿是所有人中最具弱势的人群，不能表达同意，也不能推断他们的同意。不能在没有征得他们同意的情况下捐赠他们的器官。既然婴儿不能表达自己的意愿，我们也无法推断他们的意愿，那么当一个婴儿的器官可用于移植时，谁又能把

① 张学礼，邵甲申. 无脑儿是否可做移植脏器供体 [J]. 日本医学介绍，1992，13 (1)：26.
② 郭浩淼. "宝宝特丽莎"案例的道德困境与伦理辩护 [J]. 科教导刊（电子版），2013 (1)：81-82. http：//www. docin. com/p-1587643828. html.

这些组织器官当作"礼物"捐献出去呢？

第二，无脑儿虽然没有大脑结构，但由于脑干的存在使他自出生以来从未停止呼吸与心跳，这种生命迹象与新陈代谢足以说明他是一个有生命的人，应该享有人基本的权利——生命权。鉴于生命权的神圣性，其父母没有权利做出放弃婴儿生命的决定。即使在允许安乐死的社会制度中，其父母也不可能有这样的权利。

第三，如果使用无脑儿的器官做移植手术，那么应当采取什么样的死亡标准？因为在捐献者死亡之前不允许取走其器官，如果要让无脑儿成功捐献器官，就必须在其死亡前，即器官未衰竭之前进行器官移植。如果破例允许在无脑儿死亡之前就取走其器官用于移植，会不会如当时的伦理学家担忧的那样，引起广泛的道德滑坡效应？例如，为了实现更大的利益，获得更多的可移植器官而侵犯濒临死亡的人或植物人等的生命权。这种利益至上的价值取向非常有可能造成为了某些利益而使得更多弱势群体生存的权利遭受威胁。

第四，关于无脑儿可以存活的时间。因脑干可以支持循环和呼吸，也有无脑儿可以存活1年、3年、12年之久的报道。美国佛罗里达州的贾克森患有罕见的先天脑部绝症"微积水性无脑"。医生曾断言，此孩子出生后无法存活，即使存活也是个聋哑盲人。可是接下来的事情让大家都震惊了。相关报道称，1岁多的贾克森就已经会喊爸爸、妈妈，还可以自己翻身、爬行，非常爱笑。而且从医学发展的历程来看，我们不能给不治之症一个明确的界定。因为随着现代技术不断地突飞猛进，医疗水平也不断提高，目前无脑畸形虽为不治之症，但在不久以后也可能成为可治之症。那么，我们并没有足够的理由将无脑儿作为器官供体而放弃救治。否则可能会使研究者放弃对无脑儿救治方法的研究，既不利于医学的发展，又存在伦理法律方面的争议。

综上所述，可以很清楚地得出无脑畸形儿作为一个有生命的个体，与死胎具有不一样的法律性质。在没有接受脑死亡标准的前提下，与濒临死亡的人、植物人一样，无脑畸形儿也应具有相应的生命健康权。另外，随着科学的发展，不能放弃对无脑畸形儿救治方法的研究而直接将其作为器官移植所用的资源。

第三节　器官移植技术中供体与受体的保护

对病人权利的尊重与保护是医学中极为重要的部分，在器官移植的相关立法中也是最重要的向度。因为器官移植与器官供体和受体的生命健康密切相关，涉及医学、社会、伦理、法律以及科学发展程度等问题，所以为更好地保护供体与受体的生命与健康，维护其应有的权利和利益，相关医学伦理学家及法律研究者围绕如何界定器官移植中所涉及人员的权利与义务，如何保护供体和受体的利益，如何规范器官移植操作程序等问题进行了探究。

一、供体与受体的知情同意权及其保护

器官移植中捐献器官的供体并不会在这一过程中受益，相反还存在一些潜在的危害。但是在器官资源严重短缺的情况下，人们对器官移植过程的研究往往更重视的是如何增加可移植器官的数量而忽视了供体的权利和利益，因此在实际操作中供体的权利和利益极易受到侵犯。现行法律中的民法、刑法等涉及了对器官移植中供体的保护。在临床实践中，研究者提议从知情权、自主同意权、生命健康权以及获得适当补偿的权利等方面维护双方的利益。

（一）保护供体和受体的知情同意权

器官移植中的首要条件是获得适合移植的器官，此器官无论来自活体捐献还是死体捐献，捐献人捐赠器官必须建立在完全知情并自主同意的基础上，即尊重供体的知情同意权。在器官移植的过程中，由于器官摘取手术所造成的身体创伤以及器官的缺失或部分缺失会给供体带来不利影响。供体不仅要承受早期的各种手术并发症和冒着死亡的风险，还要承担器官摘除后长期存在的功能衰退或丧失的风险。因此为较好地维护生命健康权，让供体了解足够的信息以便决定是否捐献自己的器官是极为重要的环节。

作为活体器官捐献者，首先应该是有完全民事行为能力和自主决策能力的人；在少数允许未成年人捐献器官的国家，除未成年人享有的知情同意权外，还应受到其近亲属或法定代理人的监督等。其次，活体器官捐献者为决定是否捐赠器官有权充分了解以下信息内容：[①]

①受体的具体病情以及可采取的治疗措施及预后；将要进行的此项活体器官移植技术的发展现状及手术的成功率等。

②自己的身体状况是否允许捐献器官，拟摘取器官的种类、基本功能。

③从活体摘取器官的程序及供体所享有的权利、相关医疗检查或治疗手段是否涉及隐私以及如何保护其隐私。

④活体器官移植手术的具体过程、器官摘取时可能产生的任何危险。

⑤摘取身体器官后是否能获得相应补偿及如何获得，并发症出现后可能采

---

① 刘长秋. 浅议器官移植中的知情权及其立法保护 [J]. 吉林公安高等专科学校学报，2004（1）：43-45.

取的相关救治措施。

⑥其他与活体器官捐献有关的信息。

大多数人的理解是在尸体捐赠器官的移植过程中，不会像活体器官移植那样对供体的生命健康产生损害，但是死体器官移植所涉及的死亡标准、生命维持治疗放弃和生命缩短、供体人格尊严及其家属利益的保护等特殊问题，足以说明保证供体知情权的必要性。死体器官移植中的知情权主要体现在遗体捐献者生前知情及其家属知情。死体器官移植的前提条件是死者在生前就明确表示同意捐献器官，或者死者生前未表明捐献意愿而在死后由其成年近亲属表明同意捐献其器官。为保证死者生前所做决定的自主性及其近亲属做出决定的完全自主性，必须保障死者生前的充分知情权及其家属的知情权。为满足这一前提条件，在供体去世前自愿捐献自己的遗体器官时，或者在其未明确反对捐献而在死亡后由其成年近亲属同意捐献其遗体器官时，他们必须充分获知以下信息：①

①可能涉及的死亡标准、生命维持治疗放弃和生命缩短的问题。

②死体器官移植需要遵循的各种原则及程序，以及摘取遗体器官的种类、用途及过程。

③摘取遗体器官是否会造成遗体损害，以及可能采取的相关补救措施。

④受体的具体病情及可采取的治疗措施和预后；将要进行的此项活体器官移植技术的发展现状及手术成功率等。

⑤死体器官捐献的其他相关信息。

对接受器官捐献的受体来说器官移植是一种治疗方案，属于治疗性质。但受体只有在合适与必需的条件下才能使用活体器官，即排除了其他治疗方案之后，器官移植是唯一最后的选择。因为使用活体器官移植不但是对活体器官捐献人的损害而且需要受体对其负有一定的责任，而且不恰当的器官移植也可能会给受体带来损失。因此，在接受器官植入之前受体有权充分获得以下信息：②

①受体自己的具体病情和可能采取的其他替代治疗措施及预后。

②相关医疗检查或治疗手段是否涉及隐私以及如何保护其隐私。

③器官的来源及其卫生状况。

---

① 刘长秋. 浅议器官移植中的知情权及其立法保护［J］. 吉林公安高等专科学校学报，2004（1）：43-45.

② 刘长秋. 浅议器官移植中的知情权及其立法保护［J］. 吉林公安高等专科学校学报，2004（1）：43-45.

④器官移植的手术过程、器官移植手术可能产生的风险以及有关这一技术的远期疗效与并发症发生率。

⑤出现术后并发症时可能采取的相关救治措施及预后，术后免疫抑制剂的使用情况及毒副作用。

⑥进行手术的费用及术后长期的医疗费用。

强调供体与受体的知情权，其实是突出了医生的告知义务。因知情权要求信息告知要全面、充分，因此信息告知的范围与信息披露的程度是非常重要的。而在实际操作中因受到各种因素的影响，病人获得全面而充分的信息很难得到保证，因此会使病人的知情权并没有完全得到行使，进而使其无法真正行使自主同意的权利。导致知情权难以完全保证的因素有以下三点：第一，对于医生在何种程度上算做到了全面与充分的告知义务，在法律上很难做出详细规定。第二，除按常规要告知的信息之外，针对不同供受体的年龄、受教育程度、职业、宗教等因素，对每个供受体的告知范围与程度会有所不同。第三，缺乏相应的手段来检验供受体是否已经完全知情。因为即使在相关医务人员将完整信息给予对方后，可能因为供体与受体的理解能力不足（非明显的）等不能充分或正确理解，从而也不能保证供受体的知情权。即使捐赠者在知情同意书上签字，也不能说明其已经完全并准确无误地理解了知情同意书上的内容。

（二）供体与受体的自主决定权及其保护

保证供体和受体充分、全面知情的目的是为了保障其自主决定的权利。由于器官是身体权的延伸，在脱离人体之前，器官是身体的组成部分，是否实行器官捐献应属于人体器官的民事主体；即使器官脱离人体后，在捐赠之前，捐赠者对该器官仍具有处置权。在法律上也有相关规定，违反知情同意原则的器官移植行为可归属为犯罪。① 只有具有完全民事行为能力的人对器官摘取后的风险与后果具有独立判断能力，才具有器官捐赠决定权。知情同意原则的目的就是为了尊重捐献人的自主同意权，并以其是否有自我决定能力作为前提。是否具有自我决定能力是自主决定的前提，也是对器官捐赠者自主决定权的保护。也就是强调在决定是否能捐赠器官的过程中，不能把选择的责任推给一个无能力做出选择的捐献者，也不能任由捐赠者做出明显错误的选择，而是应该帮助捐赠者最大限度地维护自身的健康和幸福，不能只是为维护其自主决定权而任由其自主地做出可能错误的选择。因此，对于不具备完全决定能力的成年

---

① 熊永明. 我国人体器官移植犯罪及其刑法规制 [M]. 北京：法律出版社，2015：84.

人、未成年人、智障者或者暂时失去知觉的人，依照法律规定代替决定。① 在保证他们的自主决定权的过程中值得注意的是，具有民事行为能力的界定是基于人的年龄和智力状况，虽然具有统一性、简便性和标准性，但是因其带有机械性，缺乏具体性和灵活性，仍不能解决现实中的诸多争议。

首先，我们面临的问题是，对活体器官移植的供体来说，维护供体的自主决定权的目的是为了维护器官捐赠者的利益免受损害，但在现实中供体的自主决定权和最佳利益存在冲突时该如何选择？虽然摘取器官可能会损害捐赠者身体结构与功能的完整性，但是成功的器官移植手术挽救了捐赠者亲属的生命从而可以避免因亲属病逝所导致的对供体精神和情感上的冲击，从而促进捐赠者家庭幸福。2009 年 11 月，我国河南省智障妹妹捐肾救哥哥遭遇法律禁区。34 岁的哥哥是家里的顶梁柱，也是智障妹妹生活的依靠，在缺乏合适肾源的情况下，"尿毒症"哥哥不仅无法康复，在花费巨额的透析费用之后哥哥去世，使家庭陷入艰难困境，妹妹也失去了生活的保障。在这样的处境中，智障妹妹不捐献肾脏难道就是保障其最佳利益吗？其实我们也可以设想一下，如果一个未成年子女因为法律的禁止而不能捐赠器官给自己的亲生父母，可能会因此失去父母至亲，不但对未成年子女造成精神上的创伤，也极有可能造成未成年子女生活上的困境。因此，当供体的最佳利益与自主决定权发生冲突时，我们要保持一种清晰的意识，供体的自主决定权应是一种相对的权利。

其次，我们还需要考虑的问题是如何更客观真实地判断捐赠者的同意能力。因为如果捐赠者对器官捐献的判断力非常低下，其利益判断由其他人来参与是非常有必要的。但是有的未成年人或者精神障碍者，并非完全丧失判断能力，而是具有一定判断能力。尤其是一些年龄较大的未成年人，其精神成熟度和品德成熟度足以让其做出有效的承诺。美国著名学者德沃金曾在讨论生命自主权问题时认为，比起其他人，每个人应该都最清楚自己的最佳权益所在。我们不但要承认这种普遍存在的自主决定权，而且也应当尊重这种自主决定权；就算认为别人的决定是错误的，我们也不应该用这种理由来扣押这种权利。因此，机械地统一地禁止未成年人或精神障碍者捐赠器官给自己的亲人，其实忽视了他们具有一定的最基本的判断力和决定能力，从而忽视了他们对自己最佳利益的判断，忽视了他们真正的需求，在一定程度上是对他们真实利益的侵犯。但是在司法实践中并不会采用或者重视本人的判断能力和理解能力这些部分。例如在法律上从未同意一个未成年人具有同意捐肾的行为能力。

---

① 邾立军.器官移植民法基本问题研究：以捐赠者自己决定权为视角 [M]. 北京：法律出版社，2012：215.

　　第三，即使是有完全民事行为能力的成年人在完全知情的基础上，最后所做出的捐赠决策也并非完全是真正的自愿。因为作为社会的人，其自主性不可避免地或多或少受到外部因素的影响，即实现自主决定权本身并不一定是"自主的"。完全自主的决定是出自当事人内在的一种愿望，而不是用胁迫或者诱惑的方式来使供体做出器官移植的决定，更不能利用外界事物对供体的自主决定造成本质影响。但是在某些情况下，探求人的自主性是很困难的，不能排除有的供体是在社会道德观念和舆论的压力下做出捐赠的决定。

　　第四，供体的自主决定权是人的尊严的核心，必须予以尊重。但并不意味着是毫无限制的自主决定权。例如从支配权上说，供体具有对自己离体器官的支配权，但这不是毫无限制的支配权。例如供体虽然可以指定将器官捐献给特定的人，但不能明确表示拒绝捐献给特定的人或人群，因为后者包含有明显的歧视。如果不将其支配权加以限定，就可能会导致自由与平等冲突，尤其体现在存在种族歧视的情况中。不将此支配权加以合理限制，也会造成自主决定权与生命尊严之间的价值冲突。

　　最后，保证供体有撤回承诺的自由就可能会伤害受体的利益。在捐献和接受器官之前，提供合理说明的前提下，供体和受体有权利撤回承诺。如果供体承诺提供器官后，又因为合理原因撤回承诺，可能会导致受体失去最佳移植时机而造成伤害。因此，非常有必要寻找一种合理的方法来同时保证供受体二者的利益，在二者利益发生冲突时使损失降到最低。

二、供体与受体的生命健康权及其保护

　　从法理的角度来审视，任何人都有维持自己生存与发展的基本权利，即生命健康权，这是公民的一项最根本最首要的权利，也是享受其他权利的基础。作为生物医学技术发展的直接产物，器官移植技术对人的生命健康也必然存在一定的风险；器官移植是关乎供体与受体双方生命健康的新技术，稍有不慎就可能会侵害供体与受体的生命健康权。

　　以下是器官移植技术可能对供体生命健康权侵害的几种情形：①

　　①由于对供体的健康状况分析不足，在供体不适合提供器官的情况下摘取供体的器官作为移植器官，造成供体死亡或者极大危害供体的身体健康。

　　②由于摘取移植器官手术本身的失误给供体带来健康损失。

　　③在急需器官进行移植时，用一些诱导性言语偷取、骗取或者强制摘取供

---

　　① 刘长秋. 论器官移植供受体生命健康权的法律保护 [J]. 新疆警官高等专科学校学报，2004（3）：37-39.

体器官。

④器官买卖使一些不法分子为获得买卖器官的高额利润而通过拐卖人口等方式强制摘取别人的器官，造成供体伤残甚至死亡。这是由器官移植间接引起的伤害。

以下是对受体的生命健康权侵害的几种情形：

①由于器官移植手术失误、器官移植术后的排斥反应等风险造成的受体死亡或健康状况恶化。

②由于对器官来源审查的失误，将不符合卫生标准的器官移植到受体身上，造成受体术后健康状况恶化甚至死亡。

③由于对受体健康状况评估不足，对原本不需要器官移植的病人进行器官移植，造成受体术后健康状况恶化。

④对已经具备器官移植条件的病人未及时进行手术造成病人失去最佳治疗时机而导致病人死亡。

在实践中如果发生了供体或受体生命健康权遭受侵害，受害人也常会因为缺乏相关的法律依据而陷入无法得到相应救助的困境。目前在法律中缺乏可行的具体规范的情况下，为防止上述对供体与受体生命健康权的侵害，只能依赖于在器官移植的实践过程中强调规范传统的医疗职业规范与职业道德。

在前文中已经论述过保护供体和受体的知情同意权的目的是为了维护供受体的最佳利益，同时也是保护供受体生命健康权的一个重要部分。然而以上讨论中也有提到，在器官移植的实践中供受体的知情同意权的完全实现存在不少障碍。可能由于供受体的理解力低下造成不能完全知情，无法依据自身的能力对将要接受的医疗手段做出最合适的选择；也有可能因为受到来自社会、家庭等压力的原因做出非真正自愿的决定。有时候即使供体与受体完全了解器官摘取或植入存在对健康的具体损害而做出决定，也并不代表他们就有承受这种风险的能力，而只是出于无奈。因此，对知情同意权的维护是保护供受体生命健康权的必要条件，而不是充分条件。那么还有哪些条件的满足是需要考虑的呢？

首先是从对供体与受体的健康状况的科学评估来维护其生命健康权。由于器官的摘取或多或少对身体都有创伤，有时对供体的健康状况、对器官摘取可行性以及对器官摘除后遗症的科学评估都存在一定的局限性。虽然我们一再强调避免对供体造成不应有的损害，但是在实际操作中供体的身体健康在器官捐献中毫无疑问地会受到损害。例如，捐肾者只剩一颗健康的肾脏运行生理功能，在理论上是可以靠一颗肾正常生活的，但是潜在的后遗症就是捐赠者在此以后比摘取前面临更大的风险，需要更加小心地保护剩下的这颗肾脏。更何况器官摘取手术本身存在一定的死亡率，直接威胁供体生命。对受体来说，承受着排斥反应的危害，植入的器官在新机体里的寿命也是得不到保证的。器官移植手术的高风险直接影响着供体和受体的生命健康。

其次是从器官的来源来看对供体和受体生命健康权维护的必要性。由于器官资源的稀有性，甚至存在一些"器官黑市"买卖和"移植旅行"的现象，一些不法分子采取伤害供体健康的手段强制摘取器官。没有经过严格来源审查的器官同样也会危害到受体的生命健康权。一些来源不明的器官或者没有经过严格卫生检测的器官，供体可能本身就是某些疾病的感染者，其器官已受到病毒或细菌的污染。这样的植入器官不但不能起到器官移植的治疗效果，反而会使受体的身体状况更加恶化，严重损害受体的生命健康权。

最后是器官移植技术方面可能侵害供体和受体的生命健康权。因为器官移植是一项对手术精确度和技术水平都要求相当高的医疗技术，并不是任何医疗机构都具备实力来实施这类手术，也并不是每个医师都有能力和水平进行这种手术。① 有的医疗机构为了追求经济利益或者知名度而竞相开展器官移植手术；甚至有些医院为增加知名度为患者免掉一些费用争取器官移植的病人。长征医院器官移植中心的负责人朱有华教授曾表示，该中心经常收治器官移植术后转入的病人，有些病人就诊是因为植入的器官失去功能，其中不乏医院处理不当、移植不规范所造成的。补救措施往往只有重新手术切除器官。部分患者则需要进行第二次器官移植。如何保证在器官移植技术方面不给供体与受体造成不必要的侵害也是值得深入研究的。

三、供体与受体的隐私权及其保护

器官移植帮助人类战胜了许多疾病，挽救了无数人的生命。但是器官移植作为一门先进的技术，同样也给相关主体带来了一些负面影响。尤其是随着网络技术与通信技术的发展，对隐私权的侵犯手段越来越多、涉及范围越来越广；作为器官移植的供体与受体往往成为人们非常关注的个体而被窥探隐私，或者成为特殊的医疗程序中隐私容易泄露的人群。这样隐私权的侵犯或泄露会给供体与受体双方造成一定的心理或精神上的伤害。

隐私权是一项基本的人格权利，法律中规定自然人有权依法保护自己的私人生活安宁与私人信息秘密，禁止他人非法侵扰、知悉、搜集、利用和公开私人信息，有权禁止他人在何种程度上干扰介入自己的私生活，并有权决定自己

① 刘长秋．论器官移植供受体生命健康权的法律保护［J］．新疆警官高等专科学校学报，2004（3）：37-39.

是否公开隐私以及有权决定公开隐私的范围和程度。[①] 由于医疗要求的特殊性，在医疗过程中需要涉及病人的个人史、家族史、生活史以及病人身体隐私部位等，因此其隐私权特别容易受到侵犯。患者隐私被侵犯主要体现在以下三个方面：一是患者的私人信息被非法披露和利用；二是患者的私人空间被非法干涉；三是患者的私人活动被他人非法干预。在器官移植中，作为特殊病人的供体与受体的隐私权由于其特殊医疗过程更容易被侵犯，其中最突出的问题是供体与受体的私人信息被非法知悉、披露和利用。

每个人都是一个整体，具有完整的、独立的身体结构。在器官摘取或植入后，供体与受体的身体完整性都受到了一定的损害。于供体而言，因捐献行为而导致身体的"残缺"；于受体而言，器官植入同样侵害了其身体完整性，接受了他人的器官，特别是在接受异种器官植入的情况下，因为自身身体"不纯性"而对其心理上的影响是不言而喻的。这种"不完整性""不纯性"，不仅仅给供体与受体造成了心理困扰，如果这些信息被泄露出去，还会遭受周围的人议论纷纷和异样的目光，严重干扰他们的正常生活。[②]

美国 58 岁的帕金森症患者托尼·约翰逊是一名工程师，在与疾病斗争 25 年后仍无法控制病情。1994 年医生为其大脑注入了 3 滴含有 1200 万个猪脑细胞的液体。术后，约翰逊不但可以进行适当的工作，还可以参与一些娱乐活动，随着活动能力的提高，约翰逊的生活质量明显改善。但在约翰逊收到一张上面写着"他们在猪圈里说——你好吗？"的语言的贺卡时，他的心境发生了巨大改变。同事的这个玩笑使约翰逊的心情变得无比沉重，让他处于一种社会的阴影之下：自己有可能会被认为是"非人"的异类，并因此受到关注和议论。

除此之外，器官移植信息的泄露还可能被滥用、被非法利用。2016 年 1 月，临终捐了眼角膜的 17 岁胃癌少年刘旺的妈妈接到了以丧葬补贴先收税费为名的诈骗电话。这无异于给当时饱含泪水捐献自己儿子器官的母亲流血的伤口上撒盐。然而这并不是偶发事件，据相关媒体报道已经有不少捐献器官的家属接到欺诈电话。这些诈骗者对器官捐献者的信息掌握准确无误。那么捐献者的这些信息又是如何被泄露出去的呢？

对于供体而言，在我国的器官捐献制度中实行实名制，要求捐赠者将姓名、年龄、性别、家庭住址、联系方式、身份证件及捐献器官内容等如实登记。作为等待接受器官的受体，需要将个人信息、器官配型、诊断情况等录入

①　张新宝. 隐私权的法律保护［M］. 北京：群众出版社，2004：16.
②　祝彬. 器官移植中隐私权的保护［J］. 企业家天地，2009，(10)：247-248.

人体器官移植数据共享网络。由于器官摘取与分配的过程相当复杂烦琐，接触供体与受体的这些信息资料的人员也是各种各样，造成信息泄露的可能性增加。

首先，是捐献者信息登记后的隐私泄露。一些媒体原本希望通过报道器官捐献的好人好事来传播社会正能量，但不可避免地或多或少地泄露了供体或受体的相关信息，这些信息就有可能被别有用心的骗子挖掘利用。

其次，遗体捐献协调部门收集供体的相关信息之后不仅会保存好这些信息，还会将相关资料交给辖区的红十字会，统一录入人体器官移植数据共享网络；为慰问器官捐赠人，红十字会把捐献者资料给予相关部门。因此捐献者资料在收集后到进行摘取前所经历的部门繁多，有各种接触信息的人员，再加上系统联网使信息获得的便利性增加。如果有某个环节没有做好保密工作，捐献人的资料就极易被泄露出去，或者有的不法分子通过网络技术便能获得这些信息。

再次，在器官移植手术的前后，作为特殊病人的供体与受体，在医院里也是备受关注。有的可能会作为医学教学的特殊案例，医疗档案中对患者姓名、手术过程、技术应用、诊断结论等事项进行记载，这些医疗信息就有可能会被医疗实习生、进修生等掌握，供体与受体的相关信息也不能得到绝对的保密。

由此可见，器官移植的供体与受体信息隐私泄露的渠道很多，不排除医院、社区甚至殡仪馆等都可以获悉相关资料。如此一来，给如何排查信息泄露的工作带来了很大困难。隐私权在我国的发展时间很短，若非导致严重后果的事情发生，不会引起广大群众的足够重视。我国没有在法律上正式确立隐私权的概念，直到 2009 年我国颁布的《中华人民共和国侵权责任法》中才对隐私权有了明确的定义与保护。在此之前，一般采用间接的保护方法维护公民隐私利益；当公民的隐私权受到侵犯时，则只能诉诸名誉权来追究侵犯者的法律责任。但是如果没有隐私保密的保障，不但会造成供体与受体精神上的创伤，损害到供体与受体的尊严，伤害的更是人与人之间、人与社会之间的信任感。由于担心隐私信息的泄露会直接导致一些原本打算捐献器官者因不愿公布其个人信息而不捐献器官。这对器官移植的发展无疑是非常不利的。

第四节　移植器官的获取和分配

可用于移植的器官是挽救终末期器官功能衰竭患者生命的希望，但是器官资源的严重不足是器官移植发展的瓶颈。为保证器官来源的合法性，保证器官分配的公开、公平、公正，遵循我国器官移植的各种条例的规定，在国家卫生计生委的统一部署下，各省级卫生行政部门可以成立并管理人体器官获取组织（Organ Procurement Organizations，以下简称 OPO），OPO 的参与成员一般包括一名或多名重症医学科医师、神经内外科医师、护士以及器官移植的外科医师等技术人员。OPO 的成员必须严格遵循《人体器官移植条例》等，合法收集、保存、运输人体捐献器官，并按照器官分配系统的分配结果与获得该器官的人体器官移植等待者所在的具备人体器官移植资质的医院进行捐献器官的交接确认；OPO 必须遵循器官分配系统自动分配器官的结果，确保器官的溯源性等。国家卫生计生委 2013 年颁发《人体捐献器官获取与分配管理规定（试行）》，此规定适用于公民捐献的身故后尸体器官的捐献与分配。我国器官移植相关法律对活体器官捐献的限制是非常严格的，规定器官接受者必须是配偶、直系血亲或者三代以内旁系血亲，或者由于存在因帮扶等形成亲情关系的人员。

尽管在获取分配器官上有严格的法律规定，这只是为了防止器官买卖和保证器官分配的公平性与公正性，并不会因此解决器官资源的严重不足；相反，在一定程度上还加重了器官资源的匮乏。为防止器官买卖商业化，这些严格的捐献制度在一定程度上也就限制了器官的来源，使活体器官捐献减少。例如在 2009 年至 2010 年，经过对可移植器官来源的严格整治后，活体肝移植数量急剧下降，从当年占全部肝移植比例的 17% 下降到次年的 3% 以下；活体肾移植所占比例也急剧下降，从当年占全部肾移植的 40% 降至次年的 3%。为增加可移植器官的来源，保证器官分配的合理性，我们将从死体器官获取、活体器官捐献以及器官分配系统等三个领域进行分析。

一、死体器官获取方面存在的问题

我国人体器官移植中的器官来源主要依赖于活体器官、死体器官和人工生物替代器官。从伦理学、经济学和生物学角度来考虑，死体器官是救治患者最好的途径，但是在我国由于传统文化观念和各种偏见的影响，捐献器官的利国利民的意义目前并没有深入人心，人们还没有完全接受器官捐献是一种高尚的利他行为，是对社会的重大贡献。从局部调查的数据看，仅非病死亡者的器官的利用率不足 1%。[①] 据 2009 年的统计，我国遗体捐献登记人数比例非常低，仅占总人口的 0.01% 左右，而实际遗体捐献比例更低，只有登记人数的 4%～

---

①　秦大明，王慧．当前器官移植临床伦理工作的几个问题 [J]．中国医学伦理学，2008，21（1）：39-41．

20％最后实施了遗体捐献。① 在我们国家限制遗体捐献的因素除传统习惯和文化观念的影响因素外，② 主要还存在为保证近亲的知情同意权造成"悔捐"、"弃捐"、死亡标准的选择，以及由于怀疑志愿捐献遗体后导致消极的医学治疗等多种因素。

（一）如何实现在遗体捐献中近亲的自主同意原则

目前我国没有统一的遗体捐献法规，由各省市制定相应的遗体捐献条例。各地虽然立法参差不齐，但都规定无偿的志愿捐献遗体者需在居住的相应行政区域的登记站办理登记手续，或者联系当地红十字会，由红十字会负责联系登记。登记时要求志愿者填写申请，并经公证处公证。遗体捐献者如果在生前未办理申请登记，在临终前或死后其直系亲属志愿捐献遗体的，一般要在得到死者单位证明或公证处证明之后，才能到登记站办理遗体捐献的相关手续。志愿捐献者有变更或撤销遗体捐献的自由，只需志愿捐献者办理变更或撤销登记申请公证即可。

通过以上对遗体捐献的规定，遗体器官的获得是通过自主同意的方式和推定同意的方式获得的。在遗体捐献中尊重的是死者生前的捐献意愿与死者死后的直系亲属两者共同的知情同意权。但是死者死后的直系亲属的知情同意权是否必要？尤其是在某些无法及时取得死者直系亲属同意的情况下，遗体接受部门能否担任遗体捐献执行人？从尊重死者亲属的精神需要和道德要求来看，善待死者实为善待生者，需要对遗体的尊重和保护。而遗体器官在挽救器官衰竭终末期患者的生命中是必不可少的，也归为一种社会的医疗资源，因此，遗体所蕴含的利益的主体实际上是死者的亲属及社会公众。在遗体的管理权和使用权中，管理权主要属于死者的近亲属。那么遗体捐献是否必须获得死者亲属的同意？虽然遗体捐献在客观上必须由本人的自主同意完成，要遵循自愿原则，故以捐献者本人同意为必要，但是因为遗体捐献的实现必须由他人（常指亲属）辅助，因此，是否尊重亲属的意愿也成为目前遗体捐献的一个议题。

在某些特殊情况下，需要近亲属的一致同意是保证死者遗体捐献能够顺利实现的必要条件。例如，如果死者生前未办理遗体捐献登记手续，在其死亡后可以由其近亲属，例如配偶、成年子女或父母，用书面的形式共同表示捐献意

---

① 张安勇，崔益群，吴伟风. 解析遗体捐献瓶颈的成因及解决措施 [J]. 中国医学伦理学，2009，22（2）：101-102.

② 郭玉宇. 我国遗体捐献困局与传统身体文化关系的伦理探析 [J]. 医学与哲学，2016，37（5）：24-27.

愿并办理遗体捐献相关手续；^① 如果死者生前并没有明确表示不捐献遗体，可推定其同意捐献遗体，由于这样的推定有利于社会和他人，因此在法律上可以得到认可。

死者生前表示同意捐献器官或者未明示拒绝捐献遗体器官者，在其近亲同意的情况下方可捐献遗体器官。这样的操作程序会限制遗体器官的捐献数量。例如曾经有死囚在行刑前表示愿意捐献遗体，因时间紧急，无法及时获得死者近亲的信息，司法机关不知如何办理而未能实现遗体器官的摘取。在遗体捐献中也存在这样的现象，遗体捐献者本人自主同意捐献，在签署了遗体捐献协议的个人去世后，但其家属难以接受，出现反悔不愿捐献的情况，造成遗体捐献失败。因此，在签署了遗体捐献协议后，应该如何执行？家属有没有权力否定？为破解"悔捐""弃捐"这样的困境，《广州市志愿捐献遗体管理办法》管理条例中的规定表明志愿捐献遗体无需征得直系亲属同意。但如此规定，与文中之前所讨论的遗体的管理权主要属于死者近亲，死者近亲有处分死者遗体的权利相矛盾，同样会引起争议。

（二）死亡的标准选择以及消极医学治疗的可能性

当用于器官移植的器官来源于遗体捐献时，捐献者死亡时间的确定就显得非常重要。不同的死亡标准的确定往往决定了所捐献器官是否可以用于移植。我国尚未将脑死亡单独作为确定的死亡标准，绝大多数情况下是采用脑死亡与心死亡的标准相结合。即这种死亡标准的界定是脑干死亡或大脑皮层和脑干全部死亡，并要求只有心脏停止跳动，才为真正死亡。在此时取出心脏、肝脏、肾脏等重要器官进行移植，人们不会有异议，而医生也不会牵涉到有违法行为的嫌疑。但到此时取出器官再施行心脏移植，成功的概率就非常渺茫；肾脏移植或肝脏移植的成活率也将下降。因此心跳、呼吸停止后，由于器官缺血时间较长，只有角膜是可用于移植的器官；而由某些疾病或意外伤害等引起严重颅脑损伤所导致脑死亡，发生在心跳停止之前，人体的脏器代谢活动仍在进行，因此只有在脑死亡的标准下才能保证心脏的生命活性，提高移植的成活率。可是由于传统文化根深蒂固的影响，脑死亡时心脏还在跳动，人们无法接受心脏未停止搏动的死亡标准。在我国现行法律中也没有确立脑死亡的合法地位，这在较大程度上妨碍了器官移植手术的实施，从而也使得遗体器官捐献在某种程度上并没有达到最好效果。因此，在我国现行的器官移植中亟待解决的重要问

---

① 熊永明. 尸体器官或者遗体捐献涉及的法律问题 [J]. 南昌大学学报（人文社会科学版），2012，43（4）：104-108.

题是如何科学地确立死亡标准，如何将脑死亡的标准应用到器官移植中，让器官捐献者及其家属能理解并接受脑死亡的标准。①

即使是同一个死亡标准，在不同的区域也可能是有区别的。例如心死亡标准，有的地方规定是心跳和呼吸停止后 5 分钟，而有的地区达到 7 分钟以上的心跳和呼吸停止才视为心死亡。对死亡标准认定的模糊性往往也会导致潜在捐献者存在顾虑，主要是担心在同意捐献遗体器官后，医院会因此放弃对其治疗或只采取消极的医学治疗。在有关不愿意捐献遗体器官的因素的相关调查分析中发现，排前三位的主要因素是认为违背了中国传统文化和自然伦理，如果同意捐献器官担心医院会对其消极治疗，由于不了解器官捐献的详细程序等而放弃捐献。其中担心同意捐献器官会导致医院对其消极治疗的人群占被调查人数的 25％以上。在实际情况中，患者签署遗体捐献协议后，医生可能会被怀疑不竭尽全力去抢救患者。如何保证遗体器官捐献者的最大利益？严格遵循有利原则和不伤害原则，要求医生不仅遵守回避原则来综合评估患者，并且有关的医疗干预必须在知情同意和不伤害原则前提下进行。在遗体器官捐献的案例中，在病人死亡之前医生或许需要采取一定的医疗干预措施尽量减少器官在病人死亡过程中的功能受损。在这个时间段，无论对于患者本人还是对于患者亲属，都是一个非常敏感而特殊的时期：患者或亲属的知情同意权能否得到保障？可能采取的医疗干预如何保证减少患者痛苦？在死亡过程中可否使用加速患者死亡的药物？何种情况下可以撤除心肺支持治疗？是不是在某个范围内对即将死亡的患者的伤害在伦理范围内是被允许的？患者或家属甚至会担心被"活摘器官"。

死体器官捐赠虽然具有较高的获取价值，但是我国遗体捐献率极低，除以上因素之外，还存在遗体捐献机制缺陷。如为禁止器官买卖，我国对遗体捐献采取无偿捐献模式，缺乏给捐赠者及其家属必要的精神奖励或物质奖励以及补偿机制，忽略"必要利己"的激励作用而只是强调"绝对利他"，其实也是导致遗体捐赠率低下的原因。为促进遗体捐献，增加死体器官来源，避免浪费，有必要采取措施促进捐献：例如取消直系亲属同意等使捐献程序简单易行；建立严格的死亡判定标准；建立激励机制，例如制定近亲可以优先使用器官等政策。

二、活体器官捐献限制的局限性

我国对人体器官移植中的活体器官捐献有非常严格的规定，《卫生部关于

---

① 张跃铭，张万兵 . 我国人体器官移植的立法探究 [J]. 咸宁学院学报，2005，25（2）：45-47.

规范活体器官移植的若干规定》中对活体器官捐献人与接受人的关系做了严格限制：仅限于婚后已育有子女的或者结婚 3 年以上的配偶关系；或属于直系亲属或者三代以内的旁系亲属；或者由于存在帮扶关系而形成亲密关系，但是这也仅限于继父母与继子女、养父母与养子女之间的关系。在活体器官捐献中以立法的形式对捐献者与受体之间的关系进行如此严格规定的理由是：第一，为了保障自愿，因为无亲密关系的捐献者与受体之间的器官捐献更容易受到强制、胁迫操控、压力等影响；第二，为了禁止非法的器官买卖；第三，在有血缘关系的人群中更容易找到配型程度高的供体，更有利于实现供受体双方在心理上的利益和生命健康上的利益。但是设置这些限制条件是否能保证捐献者是真正的自愿？是否能从根本上杜绝器官买卖？人们有没有权利将自己的器官无偿捐赠给这些规定范围之外的病人？在这样的法律规定中如何定位非商业化的交叉器官捐献？

（一）亲属间的活体器官捐献存在影响自愿的因素

通常人们会认为亲密关系的捐献者与受体之间的器官捐献是自愿的，而非亲密关系的器官捐献更容易受到强制、胁迫操控、压力等影响。我们应该先分析"自愿"的真正含义。狭义上的自愿应该是有选择的能力，从表面看不存在其他各种强制性的因素；而广义上的自愿是一种真正主观上的自愿，是一个人的真正意愿受到影响的程度。例如，在抢劫中，受害者可能会将自己的贵重物品或财产交给劫匪，那么这种自愿行为的主体是有行为选择的能力，客观上受害者也是在做出选择，可称之为狭义的自愿；但是这是属于强制性的选择，受害者并不存在真正的意志自由，因此，在广义上是不自愿的。同样，对潜在捐献者来说，将器官捐献给受体的行为可能来自其内部及外部的压力，而并非其真正的自由选择。

活体器官捐献者的压力来源于内部与外部。内部压力是指基于捐献者与受体之间的特殊关系，由于受体的生命健康状况极度恶化，如果自己不捐献器官，受体就会死去，因此捐献者认为自己有义务或有责任为受体捐献器官；如果不捐献会导致心理上的愧疚等。但是这种来自内部的压力不会完全破坏自主，捐献者仍然可以依据自己的意愿选择捐献或不捐献自己的器官。外部压力主要来源于家庭的压力、医院和医生的压力、公共道德的强制，可能会破坏自主。[①] 有大量证据表明，家庭压力会影响亲属决定要不要捐献。潜在捐献者可能会因为受体与自己的亲密关系而倍感痛苦与疲惫，在这种状态下做出选择捐

---

①　蔡昱．器官移植立法研究［M］．北京：法律出版社，2013：457.

献器官的压力会更大。例如当一个人自愿将自己的一颗肾脏捐献给患病的亲兄弟时，基于血缘关系，他认为这是自己的义务。但是可能会与来自对妻子、小孩等家庭的责任相冲突。除此之外，活体器官捐献的压力还存在于医疗人员的劝导、介绍病情和移植手术的医疗检查的过程中。因为，在这一系列的活动之后，如果让捐献者表示拒绝会让其有很强的负罪感。最后，外部压力来源于公共道德所导致的对捐献者的强制义务。这种强制要求捐献者做出并非自己主观意愿的选择，例如如果不捐献自己的器官给子女或兄弟姐妹，在面对亲人或其他公众时他可能会感到羞愧。

有调查表明亲属之间的活体器官移植并不是完全自愿的。如果配型不成功等因素导致不能实现捐献，有的潜在捐献者会感到释然；甚至也存在捐献者在移植手术后后悔的情形。由此可见，在亲属间的活体器官捐献存在内部与外部压力，尤其是来自家庭、医院和社会的外部压力，我们应该要怀疑捐献者选择是否捐献的意愿是不是真正的广义上的主观上的自愿。换言之，在没有金钱交易的基础上，与亲属间的活体器官捐献相比，亲属之外的捐献者不存在来自家庭的压力和社会公共道德的绑架，其真正自愿捐献的行为应该更有保障。

（二）限制活体器官捐献范围与杜绝器官买卖的关系

相关资料表明，世界上许多国家均存在不同程度的人体器官买卖现象，其中既有亲属之间的活体器官交易，也有非亲属之间的活体器官交易。我国已破获多起人体器官交易案件。在我国，人体器官"黑市"交易屡禁不止，不但存在地域内的器官买卖地下"黑市"，还存在以旅行为名义的跨国器官移植。2007年至2009年，在我国禁止为外国人移植脏器的两年时间里，至少有17名日本人在中国接受了肾脏、肝脏移植。大量研究显示器官买卖的成因，主要包括：人体器官供需矛盾异常突出、器官交易利润巨大、相关法律制度不完善。① 但是限制活体器官捐献者与受体关系的法规并不会杜绝或从根本上有效预防器官买卖，反而在一定程度上刺激了器官买卖"黑市"的形成。

第一，在器官资源极度缺乏的情形下，每天都有不少器官衰竭终末期的患者因为等不到可用于移植的器官而遗憾离世。对这些病患及其家属来说，一直没有等到合适的捐献器官，如果可以用金钱获取用于移植的脏器也就是拿金钱换取生命，患者或家属通过高额价格购买器官的愿意是非常强烈的。之所以会出现这样的状况，是因为等不到死体器官和没有合适的亲属器官捐献，如果不通过器官买卖"黑市"获得救命的器官，患者只有在疾病的不断恶化中死去。

① 黄飞. 人体器官买卖问题成因及对策探析 [J]. 法制博览，2015，10（上）：43-44.

可见，增加器官的来源才可以缓解器官资源紧张；如果将器官捐献限制在一定的亲属关系范围之内，实质上是限制了器官捐献的来源，潜在地刺激了器官"黑市"交易。

第二，对器官强烈的需求导致器官买卖获得高额利润，促使更多的人参与其中，想方设法促进器官交易。对器官的需求毫无疑问是强烈的，在不少大中城市医院的厕所、水房、楼道等隐秘的角落或来历不明的网站可以见到买卖肝、肾等器官的广告。器官买卖"黑市"中介会利用法律的漏洞来伪造器官买卖双方的亲属关系。高额利润也使得一些经济上贫困的人为解决经济困难而出售自己的器官。那么限制活体器官捐献的范围，对活体器官的来源进行了限制，那么需求更旺盛，旺盛的需求会更加推高价格，因此在一定程度上是刺激了高额利润。如果适当扩大活体器官捐献的范围，增加器官来源，缓解器官供需的紧张情况，在理论上对器官买卖的高额利润的产生有一定的阻止效果。

第三，不能杜绝器官"黑市"买卖的原因是还存在法制的不健全，而并非仅仅是对活体器官捐献的供体与受体的关系进行限制。有效遏制器官"黑市"买卖最有效的方法是建立健全的法制。仅仅通过限制供体与受体的关系来预防器官买卖是对器官买卖这种痼疾的"姑息疗法"，看似简单易行，实则没有抓住问题的关键点。虽然存在对供体与受体的亲属关系限制，但是在缺乏严格审核制度的法规之下，"黑市"买卖的中介仍有可操作的空间。流于表面形式的审核制度，使很多医院也无法做到核实供体与受体的真实身份与关系，只需手续齐全即可进行器官移植手术。因此，在我国相关文献报道中有不少"假亲戚"的器官移植事例，为获得肾脏的"假结婚""多家庭互救"等案例。不法分子通过各种手段伪造供体与受体的亲属关系，使活体器官移植的器官买卖堂而皇之地进行。据有关调查显示，目前在我国活体器官移植的病例中，亲属或者帮扶关系之外的器官捐献者占有相当大的比例，在器官移植总数中所占比例逼近 70%，而此类器官主要来自器官买卖"黑市"。[①] 由此可见，人体器官买卖配套法律制度的欠缺是造成人体器官"黑市"交易的一个重要因素，仅仅通过流于表面形式的限制活体器官捐献的亲属关系并不能真正杜绝人体器官买卖。

（三）亲属间的活体器官捐献的规定忽视非亲属间器官捐献的合理性

如果限制活体器官捐献的供体与受体的亲属关系并不能对杜绝人体器官买卖起到有效作用，那么非亲属之间的活体器官捐献是否可行呢？从增加器官来

---

① 黄飞. 人体器官买卖问题成因及对策探析 [J]. 法制博览，2015，10（上）：43-44.

源、供体的利他性和自主性等方面进行探讨，非亲属之间的活体器官捐献具有一定的道德合法性。

第一，允许非亲属间的活体器官捐献可以增加器官来源，缓解器官紧张的问题。非亲属之间的活体器官捐献在健全的法律制度下并不一定会导致器官买卖的出现。为禁止人体器官买卖行为，在我国死体器官捐献中采取的是器官供体与受体之间信息"双盲"的模式，对双方的家庭等基本信息进行严格保密，捐赠者及其家属并不知道器官接受者是谁，受体也不知道供自己移植的器官来自何人。同样，如果在非亲属间的活体器官捐献中，通过健全的法制采取供体与受体之间信息"双盲"的模式，人体器官交易的行为就不能实现。又如在我国现行的无偿献血制度挽救了无数病患的生命，因此增加了社会资源和财富，然而并未给献血者或社会带来负面影响。因此，如果允许非亲属之间的非商业化的活体器官捐献，可以提供更多更优质的器官来源，挽救更多的生命。

第二，非亲属间的器官捐献更能体现人类利他的高尚品德。利他主义行为可以分为两种行为取向：一是自我利他主义取向，即为了减轻自己内心的紧张和不安、体现自我价值而采取的助人行为；而纯利他主义取向，只是为了他人幸福。无论是出于何种行为取向，与亲属间的活体器官捐献相比，非亲属间的活体器官捐献不存在来自亲情的压力和道德的义务，这种自主捐献的行为属于完全出于自愿、不追求回报的纯粹的利他主义。在能够承受的一定风险范围内捐献自己的器官不仅仅体现了人类利他的高尚品德，也有一些出于某些宗教信仰而愿意捐献自己的器官的志愿者。我国之外的一些国家或地区在法律上允许并鼓励非亲属之间的活体器官捐献，如英国、美国。据美国器官资源共享网络的数据显示，目前美国的活体肾移植中的肾源有 35％来自非亲属器官捐献者。① 由此可见，将活体器官捐献供体与受体的关系限定在亲属范围之内不利于社会善行的实施，也不利于增加器官供给，减少了受体获得延续生命的机会。

第三，限制非亲属间的活体器官捐献是对供体自主权的限制。活体器官捐献一定是建立在有行为能力的人在完全自主同意的前提下做出的捐献行为。自主同意是指捐献者在没有受到任何外界压力和金钱等诱惑的情况下做出的一种自觉自愿的捐献行为。相比亲属间的活体器官捐献，非亲属间的活体器官捐献没有来自家庭亲情的压力，因此出于完全利他的自觉自愿。有人可能会反驳，难道就不存在金钱的诱惑吗？正如本文前面所论述的，在非亲属间的活体器官

---

① 杨阳，刘宇峰．非商业性的利他与非诱骗强迫性的自主：论非亲属活体器官捐献的伦理向度及道德基础 [J]．医学与哲学，2015，36（8）：28-30，66．

捐献中，通过健全的法制采取供体与受体之间信息"双盲"的模式，人体器官交易的行为就不能实现。因此，非商业化的非亲属间的活体器官捐献更能体现供体的自主权。如果将活体器官捐献供体与受体的关系限定在亲属范围之内，那么就限制了某些愿意在不影响自己生命健康的基础上捐献自己成对器官中的一个或者某器官的一部分的自主权。换言之，当一个有行为能力的健康人在充分了解器官摘除风险的前提下同意承受这些风险与伤害而愿意捐献自己的器官，那么我们是否应该尊重他们自主选择的自由？

　　有人可能会反驳，因为人没有随便处置自己脏器的权利。但是这个反驳是不成立的。如果人没有处置自己脏器的权利，那么亲属间的活体器官捐献是否也应该禁止？因为当一个有血缘关系的人需要器官时，任何人都不应有义务为其捐献自己的器官，允许亲属间的器官捐献就意味着已经默认人有权利自由捐献自己的器官。既然人具有权利自由捐献自己的器官，如果妨碍一个有完全行为能力的人将自己的器官无偿捐献，那么就是对人自由捐献自己器官自主权的限制。

（四）如何寻找非商业化的器官交叉捐献的最佳平台

　　由于器官移植中对器官配型等的要求非常严格，有时在有血缘关系的亲属中也无法配型成功，但往往可以通过交叉器官捐献使多个病患获得各自需要的脏器。但是，如何寻找非商业化的器官交叉捐献的最佳平台呢？[①] 2008 年 1 月我国第一例交叉换肾手术在海南省农垦总局医院顺利实施。由于当时的器官交叉捐献不符合活体器官捐献的供体与受体关系的规定，与《人体器官移植条例》规定相违背，手术的曲折经过引发了人们对生命、伦理以及法律的思考。首先，有人会质疑，这就是对《人体器官移植条例》规定的违反。《人体器官移植条例》对器官捐献的要求是自愿、无偿的，其目的是为了禁止器官买卖或变相买卖器官的商业化行为，而在现实中的此次交叉换肾在本质上仍属于亲人间接的自愿、无偿捐献，与《人体器官移植条例》的初衷并不相违背。其次，由于交换的器官可能会存在质量的区别，会不会因此导致交换的不公平？我们用于移植的器官，例如此案例中的肾脏，不能等同于商品，那么交叉捐献也不能等同于商品交换。显而易见，用商品交换中的"公平交易"来衡量器官交叉捐献的公平性是不可行的。

　　由此足以说明现行《人体器官移植条例》确实存在法律漏洞，在没有触犯器官买卖或变相买卖器官的器官商品化行为的基础上挽救两人的生命，交叉换

---

① 郑芸，何毅，蔡炜. 关于活体器官捐献的建议 [J]. 医学与法学，2015，7 (2)：8-10.

肾的正当性远胜于死板恪守法律的合法性。① 相关文献中也提到"肾源交换"是目前国际上为增加肾源而积极倡导的一种做法。最早创立的器官移植配对系统是 2001 年由美国霍普金斯大学医学院建立的。2011 年 4 月，我国器官分配与共享系统在具有器官移植资质的医院展开之后也逐渐启动了"器官交叉捐献"板块。将准备参加交叉捐献的病患及其家庭的资料等输入系统，系统会自动对两个家庭甚至多个家庭进行连环交叉配对。

　　但是如何搭建一个公平、合理、高效的非商业化的器官交叉捐献的平台面临着不少实际困难。首先，在扩大交叉捐献范围方面存在巨大提升空间。由于费用和效率问题的限制，目前我国的器官交叉捐献的范围规定在较近的地区范围、同名器官交叉捐献，但这样无疑会限制器官来源。其次，器官交叉捐献所涉及的家庭和人员较多，在执行的过程中很容易出现变数，例如只要其中有一个捐献者反悔，就会导致交叉捐献失败，使器官移植手术无法进行。因此参与交叉捐献的家庭越多，由于各种变数导致手术搁浅的可能性就会越大。单次参加交叉捐献的家庭数目的增多，虽然可以增加器官的来源，但同时也增加了器官移植的不确定性因素。

　　总之，非商业化的器官交叉捐献最佳平台的搭建不仅要经得住法律和伦理的考量，还需要我们不断寻求更科学的方法来设计构造以保证公平、合理、高效。

三、器官分配的公开、公平和公正问题

　　器官移植技术让越来越多器官功能衰竭的患者看到了生的希望，但是可供移植的器官来源数量非常有限，只有极少部分患者可以得到此种医疗资源。该如何确定这极少部分受益者，直接关系到器官分配的公平、公正问题。借鉴国内外器官移植相关立法等经验，我国在 2011 年 4 月开始运行人体器官分配与共享计算机系统（china organ transplant response system），简称COTRS。经过两年的试运行后，要求所有具有移植资格的医院将每一名器官捐献者的资料录入 COTRS 系统，并按照疾病的严重程度、等待时间的长短和地域等标准通过计算机系统自动分配给所需要的患者。COTRS 拥有一套复杂的运算系统，是由深港两地研究员共同开发。根据 2009 年我国颁布的《中国人体器官分配与共享基本原则和肝脏与肾脏移植核心政策》，COTRS 按照一系列优先和筛选原则，在一分钟之内自动计算给出最匹配的患者名单，并将信息立刻发送给器官移植医院。COTRS 不存在器官移植等待患者的家庭、职位等信息。系统

---

①　郑芸，何毅，蔡炜．关于活体器官捐献的建议［J］．医学与法学，2015，7（2）：8-10．

操作的每一个步骤都时刻被监控，并且当系统自动监测到如有人为修改数据来影响分配结果的情况时立刻自动报警。

虽然通过 COTRS 分配器官依据计算机系统自动分配器官，可以完全排除人为因素的干扰，但是仍然存在患者选择标准的冲突等诸多问题。

（一）器官移植患者选择标准顺位冲突

COTRS 第一次分配器官的过程中就陷入了两难境地。出现合适的肝脏时，排前两名的器官移植等待患者在广州同一家医院。第一位是刚进院不久的大学生，其肝衰竭症状严重，系统对其评分接近 40 分，意味着一周之内死亡的概率超过 70%，处于超级紧急状态，但对其进行肝脏移植手术的成功率不足 10%；排第二位的患者病情虽然不如第一位患者严重，可以再等待六个月左右，但是肝脏移植手术的成功率可达 90% 以上。系统根据疾病的严重程度将这个珍贵的肝脏自动分配给第一位等待的患者，但遗憾的是这名患者在肝移植术后并未挺过危险期，不幸逝世。即使在这个过程中曾有医生提出将该器官给存活率更高的患者，但仍未能改变系统的决定。在对稀缺器官资源进行分配的问题上，是否更应该考虑"最大效益"的分配呢？那么就要思考如何正确选择器官接受人，既要保证公开、公平与公正，又要保证最大效益，选择的标准不可避免会发生冲突。目前器官接受人选择的标准有时间标准、地域标准、优先权标准、严格医学标准以及社会价值标准的冲突。

时间标准是指当两名或两名以上器官移植等待患者的其他条件相同时，应以等候时间作为确定器官接受人的标准。器官接受人的确定的唯一标准是较早参与等待的、等待时间相对较长的。这是一种"先来先服务"的原则，按照登记先后顺序的位置顺延。时间标准充分体现了人人生而平等的朴素平等思想。任何人都不会因为经济或社会地位、职业、信仰等不同而受到影响。甚至也不会因为等待人具有不良癖好、品行不端等因素而剥夺其通过接受他人器官获得治疗疾病、延续生命的权利。在我国各地区相应的管理条例中也是如此规定的。例如 2003 年《深圳经济特区人体器官捐献移植条例》中明确了时间标准确定器官接受人的做法，即患者接受器官移植的顺序由申请登记的时间先后顺序来确定。如果前一名备选患者不能接受该项人体器官移植时，后一顺序的备选患者才有资格接受该器官移植。2005 年《福建省遗体和器官捐献条例》也有相关规定，当所捐献的器官没有指定接受者时，由省红十字会按照申请登记的时间先后顺序将较早申请的等待者确定为器官接受人。这样也正好体现了世界卫生组织倡导的分配人体器官的公平、公正和公开原则。时间标准以最简单易行、最清晰的方式保证公平和公正的实际效果。但是时间标准并不能使器官资源得到最有效的利用，也可能导致资源浪费和不必要的生命的丧失，就如前文所述的通过 COTRS 第一次用于分配移植肝脏的案例。因此，时间标准还应与其他标准结合。

地域标准是指当两名或两名以上的器官等待人位于不同地区而其他条件相同时，器官来源地的等待人享有优先成为接受人的标准。这是与时间标准相对的地域标准。采取地域标准的理由：第一是因为人体器官耐受冷缺血时间有限，可移植器官缺血超过可耐受的最大缺血时间将会造成器官移植接受人移植后器官功能恢复延迟和其他并发症发生率显著增高，使患者术后生存率明显降低。即使并没有超过器官可耐受的缺血时间，越长时间的缺血，造成缺血再灌注的损伤就越大，器官移植术后的预后就越差。[①] 第二是因为人体器官的稀缺性。地域标准可细分为区域优先标准和本国优先标准，即等待人对本区域内公民去世后所捐献的器官享有"第一要求权"，而不考虑其他区域器官等待人的需求。我国目前的地域政策是以省域作为地理单元进行人体器官捐献与移植的区域划分。本国优先标准的含义是当在本国领土范围有可移植器官时，其分配权则优先属于本国公民。为杜绝器官移植旅游的不公平现象，我国于 2007 年颁布的《关于境外人员申请人体器官移植有关问题的通知》，明确规定："我国人体器官移植优先满足中国公民（包括香港、澳门、台湾永久性居民）需要。"同样的，在 2008 年，《反对器官买卖和移植旅游的伊斯坦布尔宣言》也规定器官移植应当优先满足本国、本地区公民的需要。

但是除了时间标准和地域标准之外，还应考虑严格医学标准，即当需要器官移植的患者出现病情急剧恶化，短期内不进行器官移植将死亡等危重情形时，患者可以优先获得配型器官并接受器官移植手术。让病情危重急需器官移植的患者优先接受器官移植手术，毫无疑问这是符合法理原则与人道主义的，因此在英美等西方国家甚至将严格医学标准作为确定器官移植接受人的第一标准。但是，无论是将严格医学标准作为优先权考虑还是将严格医学标准作为器官接受人的第一标准，都必须满足以下前提：①确定器官接受人是处在病情最危重紧急状态，如不立即实施器官移植手术将有生命危险；②顺位排在其前面的其他等待人在医学标准上不属于最危重紧急状态；③在人体器官移植分配与共享系统中已找到配型成功的可移植器官。

优先权的设置也是很多国家和地区所采取的确定器官接受人的依据之一。优先权标准是以器官等待人享有优先作为确定器官接受人权力的标准。这里的

① 何悦，刘云龙．生命法学领域之相关问题探析：论人体器官接受人的确定标准 [J]．中国发展，2016，16（4）：70-75．

优先权主要设置为捐献人体器官行为而使作为器官等待的捐献人或其近亲属享有优先获得人体器官顺位的权利。其实，这在本质上是对人体器官捐献行为的一种激励模式。我国关于人体器官优先权的设置，可见于各地关于遗体器官捐献的管理条例。例如《深圳经济特区人体器官捐献移植条例》就有如下规定，如果患者的近亲属有成功捐献人体器官的，优先享有接受人体器官的权利。当有优先权的患者发生冲突时，按照等待名单的先后确定顺序。其他省份的遗体器官捐献条例中也有类似的规定，当所捐献的器官未指定接受者，其本人及近亲属在需要器官移植时享有优先权获得移植器官。当二人以上均享有优先权时，则以时间标准作为参考依据。并将近亲属的优先顺序也做了相应规定，依次为捐献者的配偶、父母、子女、兄弟姐妹、祖父母、外祖父母、孙子女、外孙子女等。因为我国人体器官管理条例中规定公民生前可以撤销其做出的器官捐献决定，所以对于遗体捐献后的器官获得优先权是在器官摘取成功后才形成的，即优先权只能属于其近亲属。但是享有优先权的近亲属的确定应该在什么范围之内还需法律的明确规定。

除以上公认的标准之外，也有人提出社会价值标准，即根据价值因素筛选器官移植的接受人。我国参考国外的一些标准后主要从以下五个方面进行评价：照顾性原则，即考虑器官等待者在过去对社会的贡献，优先贡献大的等待者；前瞻性原则，即考虑器官等待者在未来对社会的作用，优先作用大的等待者；家庭角色原则，即考虑器官等待者在家庭中的地位，优先家庭角色重要的等待者；科研价值原则，即器官等待者具有优于一般病人的科研价值的则享有优先权；余年寿命原则，即将器官等待患者的生命再生期的长短及生命质量作为参考指标。[1] 但是如何评价这些社会价值是存在困难的，例如如何计算这些社会贡献和科研价值，会不会因为浮于形式而为弄虚作假者提供捷径？并且我们还应该思考，将这些社会价值和贡献等纳入选择标准是否违背器官分配的公平公正？可否抛开"医学立场"而只从"道德立场"做出决定？如果完全不顾"道德立场"的"医学立场"是否可以"俘获民心"？例如，肾病患者不依从医嘱进行透析而导致生命危险，是否可以让其优先获得配型肾脏？在1997年，苏格兰的一名15岁女孩在爱丁堡皇家医院被拒绝进行肝移植，原因是该女孩服用了摇头丸。该案例引发了关于合格受体的讨论。

综上所述，确定器官接受人的标准应是多方面的，受到国家和社会通行的价值与道德规范的影响，因此对器官接受人的确认应是这些标准的综合运用。从以上的案例分析中，不难发现在综合运用的过程中，这些标准之间会发生冲

---

[1] 朱校峰. 我国器官移植分配的公平性问题研究 [D]. 重庆：重庆医科大学，2010：23-50.

突，标准的适用顺位也会引起争论。即当器官等待人的顺位发生冲突时，应该如何衡量以决定最佳接受人呢？器官移植的目的并不仅仅是为了短暂解决受体的痛苦，而是为了使受体能获得更长的寿命预期和更优质的生活，否则就是器官资源的浪费，那么器官移植也就从根本上失去了意义。

（二）器官移植患者再次获得器官移植的标准

一名器官移植适应患者在何种情况下才能多次进行器官移植？例如著名演员傅彪因两次患肝癌，在两年时间内进行两次肝移植手术后由于肝癌复发不幸离世。此后，"傅彪两次换肝来自何处？"引起了人们的关注和伦理追问。肝脏来源于死囚是客观问题，由于当时我国并没有完全禁止死囚器官的使用，因此，用于傅彪移植的肝脏来源于死囚似乎也没有违反当时的法律条文。单从严格医学标准上考虑，对傅彪进行肝移植也是无可非议的，因为此时傅彪的病情符合最危重、最紧急的医学标准。但是我们知道仅仅运用医学标准难以保证器官分配的公平性。有争论认为，傅彪作为晚期癌症患者，器官移植已经失去挽救生命的意义，但仍为其提供了两个珍贵的肝脏，最后造成了稀缺器官资源的浪费，更是折射出我国器官资源分配中的不平等。

尽管如此，我们还是面临这样的问题：一名器官移植适应症患者可以"反复优先"接受多次器官移植吗？这个问题应该包含至少两种意思，一是接受一种器官移植手术两次或两次以上；二是接受一种器官移植术后，患者又发生其他器官功能的衰竭，是否可以再次接受其他器官移植。对于第二种情况，我们可以参照器官等待人和接受人的标准，让患者重新排队等待器官可能比较合理。但是对于第一种情况，即器官移植失败后，患者可以多次因最危重的病情标准而再次优先接受同一种器官移植手术吗？对于这个问题也应分多种情形来分析。器官移植失败的原因至少可以归为两类：第一类是由于手术医生的技术等原因造成的术后恢复失败。对此原因造成的后果，理论上不应由患者承担，患者器官移植的权利相当于并没有得到完整实现。如果患者希望能再次接受器官移植，我们怎样处理？是让患者重新登记成为器官等待人依次排序，还是将此患者放在器官等待人名单的最前顺位以尽快重新实施移植手术？第二类是由于器官接受者在术后不配合治疗、不按规定服用抗免疫药物、故意实施损害生命健康的不良行为造成的器官移植失败。对于这种原因造成的后果毫无疑问应由患者本人承担。我们可否同意让其再次按照器官接受人的程序登记成为器官等待人呢？

如果对以上问题分析的结果是允许器官移植适应症患者可以多次接受器官移植手术，无疑会引起这样一个问题：穷人与富人机会均等的问题。由于考虑到器官移植手术的高额费用，往往穷人在倾家荡产接受一次器官移植术后已经山穷水尽，手术失败后根本没有再次支付移植手术费用的能力。而富人却可以靠金钱多次置换健康器官。但是，如果禁止器官移植适应症患者多次接受器官移植手术，这对由于器官移植手术的失误或者器官排斥反应引起器官移植失败的患者来说，他们获得器官的权利并没有完全实现。如果因此限制他们再次接受器官移植，就等于是给这类患者宣判了死刑。

面对生命，政府不能无视因金钱导致的穷人的"无奈"和富人的"特权"，也不能容忍随意宣布患者不能再次接受器官而完全失去生存的希望，而是应该思考在法律合理的干预下如何平衡器官的需求与供给。尽管我国出台了很多有关器官移植的法律条文，目前也采用了COTRS进行器官自动分配，但是缺乏相关概念的明确阐述和对稀缺卫生资源分配原则的法律保障，使得分配标准浮于形式，分配公平的问题有时得不到有效解决。

此外，由于使用COTRS进行器官自动分配，所实行的区域优先原则使得一些医院在花费很多精力获取到器官时，在自己医院排队等待器官的患者并不一定能得到该器官，而是可能会被分配到其他医院。因此也会造成不少医院在获取器官的过程中不会完全尽力，或者如果本院没有合适的器官接受者就不愿让器官捐献者的信息录入到COTRS中。针对这样的情形，我们不妨思考如何采用激励机制与器官分配系统相结合的方法来改变现状。

第五节　异种器官移植与人造器官

器官移植手术是无数器官功能衰竭患者能够延长生命的唯一途径，获得可移植器官就是获得生命。在人体器官极度缺乏的现状中，科学家们想方设法发展器官移植新技术来增加可利用的器官，例如异种器官移植、生物合成器官以及人造器官的技术。由于技术和伦理要求，这些新技术的进展过程非常缓慢并异常艰难，但研究者们并未因此放弃对器官移植新技术的探索。每年全世界有成千上万人都在绝望中苦苦等待合适的器官，而发展异种器官移植、生物合成器官以及人造器官的技术就可能挽救这些人的生命。在实践过程中，公众对这些新技术的伦理与法律问题也是争论不休。

一、异种器官移植及其争议

异种器官移植就是将来自动物的器官植入人体。早在20世纪60年代就有医生试图将黑猩猩或狒狒的肾脏移植给人类，但由于强烈的免疫排斥反应，患者数月之内就死亡了。目前异种器官移植仍处于动物实验阶段，如气管异种移植目前处于动物实验阶段，因为目前还有异种器官移植免疫排斥反应未解决，更关键的是异种移植存在诸多社会伦理学的问题。[①] 由于预后不良，并且涉及疾病传播和跨物种感染的危险、人畜混合生物等医学问题，绝大多数国家禁止临床开展此类移植。到目前为止，大量研究发现猪的生理学、解剖学结构及代谢过程与人类相似程度高，猪来源广、产仔多、繁殖周期短，猪的器官易获取、无需等待，并且涉及猪的伦理问题少，加上对猪的遗传背景研究清楚，便于进行基因修饰，因此将猪作为异种器官供体有很多优势。[②] 目前，中国允许转基因猪的角膜在市面销售；采取猪的胰腺进行胰岛移植治疗 1 与 2 型糖尿病获得了成功；将转基因猪的心脏用于异种器官移植的动物实验也使得受体动物的延长寿命达四个月之久；转基因猪的肾脏用于异种器官移植的动物实验也使得受体动物获得了延长寿命。作为可能成为解决器官移植供体短缺问题的主要途径之一的异种器官移植，主要存在以下争议。

（一）技术上安全性的争议

在异种器官移植的技术中存在的争论是人类依靠技术能否完全解决不同物种间的器官移植所导致的免疫排斥、疾病感染等问题。

首先是免疫排斥反应。在研究异种器官移植的过程中，研究者们虽然突破了一个个困难，但似乎在突破一个障碍之后，仍会发现又一个新的障碍。发生在 20 世纪 90 年代的新发现为研究者们揭开了异体器官移植发生免疫排斥的神秘面纱。他们发现大部分的免疫反应仅仅是针对一个单一的猪抗原，即细胞表面的一种糖分子，它在几分钟内就可导致免疫排斥反应的发生。研究者们希望通过转基因技术使转基因猪成为器官来源。因为用基因技术敲除某个特定基因的两个拷贝必须经历几代猪的繁殖，如果用几个人类基因替代猪基因来减少免疫物质的产生则需要经历更多代的繁殖。而且免疫系统远比我们预想的复杂，即使科学家们能用各种方法抑制这种糖分子的合成，接受猪器官的狒狒存活期仍在几个星期之内。这些失败给了研究者们很大的挫败感。但是基因剪切技术的发现又一次带来希望的曙光，基因剪切技术可以一次性精确地从猪胚胎中剪切掉一个基因，使得到一只转基因猪的时间由原来的三年时间缩短到 150 天，经过基因修饰的猪的器官在其他动物受体（如猕猴）体内的存活期也突破了 3

---

① 卢涛，刘愉 . 气管异种移植的现状 [J]. 中华胸部外科电子杂志，2016，3（1）：51-55. http：//mall. cnki. net/magazine/Article/XBWK201601010. htm.

② 李文玲，鲍磊，肖磊 . 基因修饰猪作为异种器官移植供体的研究进展 [J]. 中国细胞生物学学报，2014，36（9）：1300-1305.

个月。尽管这些研究成果为抗急性排斥反应的异种器官移植迈出了关键的一步，但科学家们仍未能完全解决异种器官移植的免疫排斥反应。急性血管排斥反应一般在移植后几天或数周内发生，是异种移植器官长期存活的主要障碍；另外还存在急性细胞性排斥反应、器官移植数月后移植器官的毛细血管内皮细胞增生、间质纤维化及血管硬化性改变导致的慢性排斥反应等。如果通过科学技术，为完全排除异种器官的排斥反应，那是否意味着需要在动物胚胎中植入更多的人类基因？无限接近人类基因的动物胚胎的培养技术可行吗？

其次是生物安全问题。面临异种器官移植，让人们望而却步不敢试探雷区的是物种之间疾病的传播。第一，可能导致人畜共患疾病更容易传播。例如经过基因修饰的猪仍存在细胞巨化病毒，是一种常见的人畜共患病毒。为了预防人畜共患疾病，必须在特定的无相关病原条件下培养供体动物，以保证供体动物器官不受感染。在没有完全杜绝物种之间疾病传播的安全问题的情况下，异种器官移植是否使人类疾病更加复杂可怕而不可控，会不会因此给整个人类带来灾难？第二，即使在培育转基因猪的过程中可以保持完全没有人类疾病或猪的致病菌，但在猪的基因组里存在多种休眠的猪内源性逆转录病毒，研究者们对存在于人体内的病毒是否会被激活或在什么情况下可能会被激活，并没有统一的结论。但毫无疑问这是比人畜共患疾病更难以防治的内源性病毒，如果稍有疏忽，猪的内源性病毒可能感染人体细胞。第三，由于各类排斥反应不能完全排除，异种器官移植后仍要长期服用大量免疫抑制剂，也使得受体免疫力下降，更容易感染动物源性的疾病。因此，虽然异种器官移植似乎带给器官移植技术一个充满光明的前景，但在现实的临床应用中仍然任重而道远。

最后，即使依靠技术可以解决上述的免疫排斥和疾病防治的难题，但是异种器官尤其是一些功能复杂的器官移植后能否在受体体内正常工作也是一个亟待解决的技术上的重要问题。例如肾脏，在人体内作为泌尿器官对调节排尿的人类激素起反应，那么猪的肾脏是否会接受这些激素的调节而正常工作？猪的肝脏所产生的蛋白质能否与人体产生正常的交互作用？

因此，将经过基因修饰的动物作为人类器官的来源虽然展现了美好的未来，但是在技术上仍存在困难。此外，人类是否可以竭尽全力寻求技术的帮助，攻克如此难题来改变自然规律呢？因此，异种器官移植能否作为一个桥梁来挖掘更多的器官来源，还存在诸多疑问。在异种器官移植技术的发展中也因此产生了跌宕起伏的经历。有的研究机构曾因为觉得这并非一种可取的途径而解散研究人员，但是苦于寻找合适的人类供体仍然很困难而无其他更好的方法，研究者们又继续回到这条道路上艰难地摸索前行。

（二）异种器官移植的伦理争议

在研究异种器官移植的道路上不但面临着极其高端的对科学技术的探索，还面临着社会伦理的"严刑拷问"。综合其争论的主要内容，可以聚焦为以下两点。

首先，作为接受异种器官移植的受体的人在多大程度上保持人性和兽性的区别？即接受动物器官的人还是原来的那个人吗？其是人是兽，如何去定义？虽然有人认为受体还是原来的那个人，因为他的作为人格基础的大脑结构没有改变。但是，我们知道人格并非大脑，人也不仅限于大脑；我们之前就论述过，人的身体是人格的基础，脱离人体这样的一个基本载体去讨论人格是站不住脚的。1998 年英国一家组织发表了更让人感到不安的报告，认为人在接受动物器官进行移植后，可能会因此导致人性比例的减小。他们表示动物器官的细胞的作用将会影响受体的全部身体，使其变成结合不同动物品性特征的怪物。以猪的器官为例，猪的基因会不会因此在人身上世代相传，人类的某些后代会不会是几分之几的人与几分之几的猪的混合体；如果由于技术的成熟使异种器官移植不断发生在此后的后代人身上，不断接受异种器官的人类，随着时间的推移，其他物种会不会最终取代今天的人类？或者产生新的杂交物种？关于这一点，我们很清楚这未必就是危言耸听。即使在目前，仍有患者面临这样的窘境。正如本章前面所提及的案例，美国 58 岁的帕金森症患者托尼·约翰逊，于 1994 年接受了医生给大脑注入的 3 滴含有 1200 万个猪脑细胞的液体。术后约翰逊的同事在贺卡上面写着"他们在猪圈里说——你好吗？"暗喻约翰逊具有猪的特征，虽然同事只是跟他开玩笑，但也说明接受异种器官的人类有可能会被视为异类，并因此受到关注和议论。

其次，关于异种器官移植的争论是动物权利与人类权利的冲突的一部分。有人认为，将动物作为人类器官移植的供体的异种器官移植是"人类中心主义"的观念下不理智的行为。人类中心主义认为除人之外的其他任何动物都不具备自我意识，只存在手段价值，满足并根据人类自己的需要去实现自己的目的。人类对动物没有直接的义务，如果说有义务，也仅仅是因为从人的利益而言的间接义务。因此，动物不能限制人的道德行为，也不会成为人的道德对象。只要能满足人类的某种需要，人类可以任意使用动物。因此，在这种观念下，为挽救人类最宝贵的生命，毫无疑问是可以采取异种器官移植作为治疗疾病的手段的。但是，另一部分人并不这样认为。动物权利维护者们认为动物具有内在价值，动物是一个具有生命的道德主体，拥有自主、自由、快乐、舒适和不被侵犯的权利。人类不能否定动物的道德独特性。由此论证而来的是异种器官移植不符合道德规范。他们认为不能仅仅从异种器官移植给人类带来了利益就侵犯动物的权利。在人类与动物之间的利益权衡中，人类的利益不能高于动物的利益，因此人类没有权利牺牲一个灵长类动物去挽救一个人的生命。

二、人造器官及其相关争议

人造器官主要是指在制作材料上采用生物材料，能植入人体并能与生物组织或生物流体相接触而不发生不良反应的器官。根据制造器官的不同材料来源，人造器官包括生物性人造器官、机械性人造器官、半机械半生物性人造器官三种。很多年以来，人们都在使用一些生物材料替代人体患病或者受损的组织结构，例如补牙、各种关节置换等。此时人们尽量采用不容易腐烂和磨损的惰性材料。随着生物工程技术的发展，研究者们就开始考虑能够自我修复与生长的器官的制造。就像20世纪70年代美国电视《无敌金刚》中史蒂夫·奥斯汀利用仿生技术重建自己的身体，塑造"更好、更强、更快"的自己。现在人造器官不仅可以用来取代受损的人体组织器官以提高患者的生活质量，而且可以挽救患者的生命。据相关报道，日本科学家率先研制出人造皮肤和血管；目前德国科学家制造出一种将人体活组织、人造组织、芯片及微型马达精妙地组合在一起的人造肝脏，并成功移植给8名肝功能衰竭的患者。可以想象，在不久的将来，在生物材料医学极大发展的情形下，这种仿生人造器官将得到广泛应用。当人类个体发生器官衰竭或者病变时，只需付出一定金钱就可以获得所需要的人造器官，如人造心脏、人造肝脏、人造眼球等。从挽救生命和提高生命质量等方面来说，生物科技的进步和人造器官的发明对人类的贡献将是难以估量的，不仅可以让盲人重见光明，甚至可以制造出比人类味蕾更敏感的舌头；不仅可以用于器官衰竭的患者，甚至可以用于健康的人，在他们希望获得某个功能更好的器官时可以进行器官置换。

人造器官在挽救病患生命、提高生活质量造福人类的同时，也导致了新的思考与争论。

（一）人造器官的法律性质

关于人造器官的法律性质的认定，被普遍接受的一个原则是从其与人体的结合程度来考虑。在器官功能中起到辅助作用的器官辅助装置，如助听器、假肢等，即使离开人体，也不会对人体生命健康造成太大影响。但是对于植入性的人造器官，如人造心脏、人造瓣膜、人造食道等，已经与人体紧密结合成一个整体，如果剥离人体，将会对人体健康造成损害甚至威胁生命安全。对于植入性的人造器官应视为与天然人体器官一样具有相同的法律地位与性质。

关于人造器官的性质，我国有学者首先认定它为产品。因为人造器官作为一种医疗器械，有经过加工制作的过程，并且通过销售领域，可以自由在人体上装卸，所以人造器官首先是一种产品。那么作为一种产品的人造器官，就牵涉到产品质量责任的研究。质量不合格的人造器官将会造成取出人造器官后再次植入的可能，会给患者造成"二次伤害"。制造人造器官的目的是为了挽救患者生命、促进患者健康，因此人造器官与人的生命健康权密切相关，不是一种普通的产品。如果损害植入人体内的人造器官，就会给人的身体健康带来难以挽救和弥补的后果，也就意味着对人的生命健康权的侵犯。

虽然一般人都会接受人造器官是关于人生命健康权的特殊的产品，但是对其产品责任的认定和法律性质的明确没有成文的法律条文，往往只是从医疗意义和人道主义考虑上给予定性。

（二）生物性人造器官及其争议

生物性人造器官可以分为异体人造器官和自体人造器官，是通过利用动物体内的细胞或组织培养出所需要的具有生命活性的器官或组织。异体人造器官主要研究领域是在猪、老鼠、狗等动物身上培育出人体器官；自体人造器官在器官移植中更具有优势，因为培养的器官来源于患者自身的细胞或组织。研究者们发现皮肤、骨头等器官容易培育，而血管、心脏瓣膜比较困难；极其难以培育出来的是较大的脏器，如肝脏、肾脏及肺；在目前的实验室里无法培育出大脑。根据英国《每日邮报》称，英国研究人员已经在实验室培育出如鼻子、耳朵、气管、动脉等多种人体器官，而且这些人造器官非常有希望被逐步应用到临床，使异体或异种器官移植逐渐被取代。可见生物性人造器官可以让人们根据自己的需要定制相应的器官。

从伦理学角度看异体人造器官，异体人造器官存在与异种器官移植一样的争议，即含有来自动物源性的细胞的人造器官是否会混淆受体的人性？这样的受体是否综合了兽性而导致受体陷入"非人"的伦理困境？人与动物的物种界限会不会越来越不清晰？这样的伦理争议在异种器官移植中已经探讨过。

从伦理学角度看自体人造器官，利用患者自体细胞培育的人造器官进行器官移植既不同于克隆人，也无需利用他人或其他动物的器官，只要能取得患者的知情同意便可实施，既简单易行又合乎情理，似乎不存在任何伦理问题。但看似简单易行并合乎情理的自体人造器官还是隐含着伦理与法律的问题。第一，自体人造器官技术的滥用问题。人类对于自身健康以及外部面貌的追求并不一定局限于正常功能的要求，有的人会存在更高的要求。例如在患者经济富足的情况下，可否允许用其自身细胞培养多个鼻子，选取最满意的进行移植？

第二，自体人造器官会不会使人的寿命无限延长？我们是否有必要限制患者的选择权？虽然这个议题有些偏激，在这里只是想表达当人造器官技术发展到一定程度时，人类是否可以随时更换坏掉的任何"零件"而使自己的生命不断延续？经过全身的大部分组织器官的不断更换，此时的个体是属于原来的个体还是属于自体新生的个体？

（三）人造器官选择标准的两个问题

人造器官选择的标准存在以下两个问题。第一个问题是可移植器官可以源于遗体器官捐献、活体器官捐献、异种器官、异体人造器官和自体人造器官等，面对多种器官来源，各种器官来源各有利弊，我们应如何确定选择标准？例如，对于已有匹配的异体器官的情形下，我们有没有必要对患者进行人造器官移植？从节约资源的角度，利用已有器官资源是一种比较好的选择；从患者心理接受程度上考虑，患者或许对自体人造器官的认同性更强。另一个问题是人造器官的分配原则，是否可以借鉴死体器官移植中器官分配的时间标准和严格医学标准来为器官等待患者排序，以体现人造器官分配的公平性与公正性？

此外，人造器官作为一种新的解决器官来源的方法，在逐渐进入世人生活中时不可避免地会产生新的问题。除上述的几个争论之外，像异种器官移植一样，人造器官移植也会牵涉对人性的讨论。例如生物性人造器官来源于人类细胞组织以外的动物，就会让人思考接受人造器官的受体还是一个纯粹意义上的人吗？例如3D打印技术结合干细胞技术可以制造出各种关节与骨骼，当一个病人接受了合金制作的胸骨置换和各种关节置换后，再加上一个人造心脏等，是不是产生了一种新的机器与生物相结合的"机器人"？总之，人造器官无论是作为一类与生命健康权相关的产品，还是作为一种治疗人类病患的技术，在造福人类的同时也不可回避地存在一些危机，使其面临各种伦理非议。

第四章　基因治疗中的生命伦理问题

20 世纪中叶以来，随着医学技术的进步以及对健康生活的期待，人类开始从纷繁复杂的症状背后寻找致病的分子机理，并尝试探索在基因水平上的诊断和治疗方法。进入 20 世纪 80 年代后，科学家开始努力寻找疾病的相关基因，相继建立了一系列的动物疾病模型，找到了一些病毒的载体，为未来基因治疗开辟了道路和打下了基础。1980 年 7 月，加州大学洛杉矶分校的马丁·柯林（Martin Cline）将基因改变后的细胞转移到两名患有地中海贫血症的女性病人的骨髓中。这项未经授权的失败尝试被公开后，围绕能否进行基因治疗临床试验成为了学术界和公众讨论的热门话题。在强大的社会压力面前，柯林被解聘。[①]"柯林事件"让科学界感受到了出台基因治疗管理规范的必要性。

1989 年，美国联邦食品与药品管理局（FDA）允许在人体身上进行相关的基因治疗临床研究和试验。一年之后，分子遗传学家迈克尔·布莱斯（M. Blaese）和安德森（Anderson）提出了一个以基因治疗方式来医治重症联合免疫缺陷病（ADA-SCID）的方案。[②]不久之后，该方案获得美国国立卫生研究院（NIH）和美国联邦食品与药品管理局（FDA）的批准，正式进入临床试验阶段。而这个临床试验被誉为人类首例以治疗为目的的基因治疗临床试验，是"人类基因治疗史"的开端，具有划时代的意义。以基因治疗方式来医治重症联合免疫缺陷病是通过这样的技术路径来实现的：首先，从病人血液中汲取少量的 T 细胞并在培养皿中培养。其次，把正常的 ADA 基因导入到培养皿中的 T 细胞内。最后再把整合了新的外源基因的 T 细胞通过静脉滴注回输到血液中。埃文斯是这个临床试验的首例受试者，当时她只有四岁。经过两年的基因治疗，埃文斯血液内 T 细胞的数量已经接近正常水平，且 ADA 基因表达良好。在这个临床试验之后，患有重症联合免疫缺陷病的病人似乎看到了更大的

---

① SUN M. Cline loses two NIH grants [J]. Science，1981 Dec 11，214（4526）：1220.

② 重症联合免疫缺陷病是由编码腺苷脱氨酶（ADA）基因中的 2 个碱基突变引起的. 安德森希望将正常的 ADA 基因引入到骨髓的造血干细胞内，从而纠正 ADA 基因缺陷，使得 SCID 患儿终生不再受该疾病的侵袭.

希望，因为这类病人除了可以继续寻求常规治疗方法外，还可以补充考虑基因治疗这种新的有效方式。① 与此同时，世界各地也相继开展基因治疗临床研究和试验。1991 年，亚洲首例针对血友病 B 的基因治疗临床试验由复旦大学的薛京伦领衔开展。1992 年，欧洲大陆首例针对 ADA 基因缺陷的基因治疗在意大利米兰展开。截止到 1999 年 9 月，已累计有 387 个基因治疗或标记方案进入临床试验，其中癌症基因治疗位居榜首。

进入 21 世纪以后，随着医学技术的进步和公众对基因治疗的关注以及期待，基因治疗的目标也不再仅仅局限于罕见的遗传病，而是逐步延伸到许多常见疾病。研究人员和公众共同拓展了基因治疗的对象、范围和领域。2003 年，经美国 FDA 批准，深圳赛百诺公司宣布开发了人类首例商业化的针对头颈部肿瘤的基因治疗制品——重组 Ad-p53 腺病毒注射液。2009 年，针对 X-连锁型肾上腺脑白质营养不良症（X-ALD）的基因治疗初见成效。外源的功能基因到达了 X-连锁型肾上腺脑白质营养不良症患者的血液干细胞，并表达了患者所需的 ALD 蛋白。两年后，这两名患者的血细胞中仍可检测到 ALD 蛋白，且神经症状得到了改善。为此，《科学》（Science）杂志将其评为 2009 年度十大科学发现之一。② 法国巴黎第五大学的科研人员让顽固的 HIV 病毒失去活性并将其改造成"听话"的载体。2008 年，宾夕法尼亚大学的阿图·斯德斯彦将功能正常的 DNA 注入病毒，再将病毒注入病人的眼部细胞。一名志愿者在治疗一年后，眼部和体内没有出现任何免疫反应。③ 截至 2012 年 6 月，全球已经有 1843 项基因治疗临床试验在全球 32 个国家开展。④

当然，基因治疗是一项复杂的系统工程。它需要多学科的参与，包括但不限于分子遗传学、病毒学、免疫学、细胞生物学、临床医学和胚胎干细胞研究等。基因治疗的安全有效性取决于外源基因表达的效率和稳定性，所用载体的毒性大小、免疫排斥的强弱、癌变的概率等。

---

① BLAESE R M, CULVER K W, MILLER A D, et al. T lymphocyte-directed gene therapy for ADA-SCID: initial trial results after 4 years [J]. Science, New Series, 1995, 270 (5235): 475-480.

② NALDINI L. A comeback for gene therapy [J]. Science, 2009, 326 (5954): 805-806.

③ CIDECIYAN A V, HAUSWIRTH W W, ALEMAN T S, et al. Vision 1 year after gene therapy for Leber's congenital amaurosis [J]. New England Journal of Medicine, 2009, 361 (7): 725-727.

④ GINN S L, ALEXANDER I E, EDELSTEIN M L, et al. Gene therapy clinical trials worldwide to 2012-an update [J]. the Journal of Gene Medicine, 2013, 15 (2): 65-77.

第一节　"基因治疗"概念的形成与演进

"基因治疗"一词出现在 20 世纪 70 年代。瓦肯·阿普希安（Vasken Aposhian）在 1970 年的《生物学和医学进展》（*Perspectives in Biology and Medicine*）杂志发表的一篇文章中首次明确提出了"基因治疗"一词。1972 年西奥多·弗里德曼（Theodore Friedmann）在英国的《自然》杂志上以《用基因治疗来治疗人类遗传疾病》为题发表了一篇论文。但当时把基因治疗研究方案付诸临床实施遥遥无期，它并没有得到学界的普遍认可。在《基因转移和治疗的早期历史》一文中，莱德伯格（Lederberg）谈到了"基因治疗"的提法在 20 世纪 70 年代受冷落的处境。①

人类基因干预有多种类型，不同学者对此有不同划分。比如，在 20 世纪 80 年代，美国的安德森就认为，人类基因干预有四种类型，即体细胞基因治疗、生殖细胞系基因治疗、增强性基因工程和优生基因工程。② 弗里德曼也列举出干预人类基因的三种类型：①基因代替：用正常的功能基因取代病变的基因；②基因纠正：在原位纠正目标基因组上有突变的 DNA 序列；③基因增强：通过引入外源的功能基因到正常细胞中来表达人体所需的蛋白。弗里德曼指出：尽管基因代替技术被越来越多的人所接受，但针对绝大多数遗传病的治疗方案都是不充分的，因此分子遗传学家正设想通过直接纠正突变的基因来寻求史无前例的新途径。③

"基因治疗"的确切含义是什么呢？1993 年美国 FDA 给"基因治疗"下的定义为："一种基于修饰活细胞遗传物质而进行的医学干预。细胞可以体外修饰，随后再注入患者体内；或通过把外源基因直接注入患者体内，使细胞内发生遗传学改变以达到预防、治疗、治愈、诊断或缓解人类疾病的目的。"英国基因治疗顾问委员会（GTAC）的《基因治疗人体研究指南》中把"基因治疗"界定为：为了实现治疗、预防或诊断，有目的地将基因物质导入人类体细胞的过程。

基因治疗主要有两种途径：体外法和体内法。体外法（ex vivo）是指：从

---

① WOLFF J A, LEDERBERG J. An early history of gene transfer and therapy [J]. Human Gene Therapy, 1994, 5 (4): 469-480.

② ANDERSON W F, Human gene therapy: scientific and ethical considerations [J]. The Journal of Medicine and Philosophy, 1985, 10 (2): 55-63.

③ FRIEDMANN T. Progress toward human gene therapy [J]. Science, 1989, 244 (4910): 1275-1281.

受试者的病变器官或组织中取出细胞，在体外接受外源基因，经体外细胞扩增，再把经基因修饰后的细胞输回体内使之表达需要的蛋白质的一种疗法。体内法（in vivo）是指：在载体协助下将外源基因直接导入人体靶细胞内或组织内，原位修复缺陷基因的一种直接疗法。它是理想的基因治疗策略，又有利于大规模的工业化生产。体内法难以将外源基因整合到靶细胞的 DNA 上，表达效率虽高但作用时间短暂。

"生殖细胞系基因治疗"是指，将外源基因转移并整合到生殖细胞或早期胚胎内并使之表达产物的新疗法。其特点有：①干预的对象为生殖细胞系；②一旦生殖细胞系基因被更改，则导致后代基因的难以逆转；③假若干预后代的基因取得疗效，则后代患病的概率将大大降低；若干预失当则会造成此伤害代代相传。生殖细胞系基因治疗动物实验始于 20 世纪 80 年代。Costantini 等人发现小白鼠体内 β maj-globin 基因的缺失将导致 β-globin 蛋白合成功能的丧失，而把小白鼠的正常的 β maj-globin 基因插入一个 β-globin 蛋白合成功能缺陷的小白鼠体内的生殖细胞后，该小白鼠的 β-globin 表达功能得到恢复。[①] 对胚胎的微观操作研究取得了较大的进展，建立了一些修饰生殖细胞系基因的动物模型。2000 年科学家成功地将突变基因导入恒河猴生殖细胞系。[②]

第二节　基因治疗中的伦理及法律问题

一、体细胞基因治疗中的伦理问题

人类该不该操纵自身的基因？以非医学治疗为目的的基因增强会不会带来社会不公问题？我们应该如何实现合乎伦理地开展基因治疗临床试验？一个共识是，体细胞基因治疗在伦理上是可以被接受的。1982 年的《分裂生命》报告重申了它同其他常规疗法（如放射治疗）没有实质差别，这显然是要为这一新生事物撑腰打气，为基因治疗方案进入临床试验扫除思想障碍。1984 年美国 NIH 颁布的《生物医学研究指南》（草案）允许体细胞基因治疗临床试验，并责成 NIH 重组 DNA 顾问委员会对此类项目的伦理审查。1985 年，该委员

①　COSTANTINI F，CHADA K，MAGRAM J. Correction of Murine β-Thalassemia by gene transfer into the germ line [J]. Science，New Series，1986，233：1192-1194.

②　CHAN A W，LUETJENS C M，DOMINKO T，et al. Foreign DNA transmission by ICSI：injection of Spermatozoa bound with exogenous DNA results in embryonic GFP expression and live rhesus monkey births [J]. Molecular Human Reproduction 2000，6（1）：26-33.

会出版了《几点考虑》，这是一个针对体细胞基因治疗的指导准则。①差不多在同一时间，丹麦（1984 年）、瑞典（1984 年）和西德（1985 年）等国政府纷纷发表支持性的声明、出台伦理准则或管理法规。罗马教皇保罗二世（1983年）也重申：用于治病目的的体细胞基因干预在伦理上是没有问题的。

首次基因治疗临床试验的成功激发了一片狂热，也让欧美国家临床方案的申请和批准量急增。到 1994 年初，美国已有 49 个方案被批准进入临床，重组DNA 顾问委员会似乎也成为了一个专门审批此类方案的机构。科学家在 20 世纪 80 年代的积累在短时间内释放，许多没有疗效的方案也混入临床试验，严重的不良事件频频发生。除非事先经过严格评价的基因方案，任何类型的基因治疗均不得在临床开展。在体细胞基因治疗临床试验中，突出的伦理问题有：可接受的"风险-受益"比问题、知情同意问题和资源分配的公正性问题。

医学技术的发展表明，一旦体细胞基因治疗从临床试验阶段过渡到常规的临床应用阶段，将会带来一系列的伦理和法律问题。在欧洲，基因治疗进入临床实践的可能性在增大。经过 20 年的努力和坚持，欧洲药品管理局（EMA）的欧洲人用医药产品委员会（CHMP）在 2012 年首次推荐了一种被称作"Glybera"的基因治疗药物。Glybera 利用一种病毒在注入患者体内后传递一个发挥作用的基因拷贝生成脂蛋白脂肪酶（LPL）。这种药物将用于治疗脂蛋白脂肪酶缺乏遗传病（LPLD）。有评论认为，如果此药物获得 CHMP 的批准，将会是人类基因治疗技术发展史上的一个里程碑事件。CHMP 执行主席托马斯·萨尔蒙森（Tomas Salmonson）说，尽管收到数据不确定性的挑战，但风险评估的结果显示，使用 Glybera 利益远大于已知风险。Glybera 的制造商是总部位于阿姆斯特丹的 UniQure 公司。UniQure 将设立一个登记处监控接受治疗后是否发生不良事件，并将受到 EMA 的审查。②

二、生殖细胞系基因治疗中的伦理问题

一直以来，遗传学家和神学家对于是否该干预人类基因问题存在激烈的争论。普林斯顿大学神学家保罗·拉姆齐（Paul Ramsey）就强调，减少人类遗传负荷的方法在伦理上是难以获得辩护的，因为按天主教的看法，把生殖过程和性爱人为剥离是反自然和反伦理的。这种干预人类基因的做法实际上是"新

---

① 1990 年的修订本见：Regulatory issues. The Revised 'Points to Consider Document, For Design and Submission of Human Somatic Cell Gene Therapy Protocols' [J]. RAC NIH, U. S. A. Human Gene Therapy, 1990, 1：93-103.

② CRESSEY D. Europe nears first approval for gene therapy [J]. Nature, 2012. doi：10. 1038/nature. 2012. 11048.

优生学"，其实质就是将"人"比作"人类自身的创造者"，而忽略和取代了人类真正的创造者——上帝①。他甚至把新优生学视为一种新的科学宗教，一种人类终极价值的根源。1970 年拉姆齐在其轰动一时的论著《被制造的人：基因控制的伦理学》（*Fabricated man：the ethics of genetic control*）中主张：在知道如何成为人之前，人类不应扮演上帝，而一旦真正认识了自我后，人类将不再扮演上帝，以此来警告那些主张要傲慢地控制人类生育的人们。② 而另一位学者弗莱彻，在 1974 年出版的《基因控制的伦理学：生殖轮盘赌的终结》（*The ethics of genetic control：ending reproductive roulette*）一书中，他提出了"请扮演上帝"（Let's play God），来回击"扮演上帝"论证，强调了人类在决定和控制自然生育进程中的责任与义务。

　　1979 年世界教会委员会讨论了基因技术操纵生命的伦理问题。这次研讨会认为，出于预防或治疗疾病或增强人类能力目的的生殖细胞系干预在伦理上难以获得辩护。美国国家教会理事会甚至指责那些重组 DNA 研究者扮演了上帝，因为他们拥有了"类似上帝"（God-like）的能力来直接或间接地改变生命进程。1980 年，一些宗教领袖们联合向时任美国总统卡特写信，表达对干预人自身基因的担忧。1982 年，美国总统生命伦理委员会的《分裂生命》报告就是对宗教界的一种回应。③ 1982 年，第 26 次欧洲议会上通过的第 943 号建议：每人都有继承一套未被改编的基因组的权利，科学界应禁止此类临床试验。美国政府也声明："不资助"和"不审批"生殖细胞系基因治疗研究方案。主要的论据有"不该扮演上帝""后代人应拥有一套未被更改的基因组权利""人的身份会因基因治疗而改变"和"干预后代人基因滑向纳粹优生"等。对于生殖细胞系基因治疗，应根据"有利"和"公正"原则来发展最佳利益标准，借此区分可接受的和不可接受的临床试验。

　　有关生殖细胞系基因治疗的伦理论争的一个焦点是：干预后代的基因到底涉及哪些风险，又有哪些潜在的益处？当高风险和高受益并存时，一个生殖细胞系基因治疗临床方案能否得到伦理的辩护？不少宗教团体对这种后果论的论证方式持强烈的反对态度。在他们看来，无论"风险-受益"的比值如何，都无法表明干预人类后代基因行动本身的正当性。基于"风险-受益"分析的论

────────────

　　① 例如，遗传学家 Muller 在 20 世纪 40—50 年代提出：每人都有至少 5 个致死的等位基因，如果能够识别和剔除这些基因，那么在人群中患病的概率将大大降低，从而减少人类的遗传负荷。

　　② RAMSEY P, Fabricated man：the ethics of genetic control [M]. New Haven, Conn.：Yale Univ. Press，1970.

　　③ President's Commission. Splicing life：the social and ethical issues of genetic engineering with human beings [R]. Washington，D. C.：U. S. Government Printing Office 1983，1982：54.

证是否成立，或它在什么意义上成立呢？进入 21 世纪，生殖细胞系基因治疗研究的步伐并没有停止。位于线粒体的基因突变会导致诸多线粒体疾病，通过替代发生突变的线粒体基因达到生殖细胞系基因治疗是一种有希望的新疗法。[①] 识别生殖细胞系基因变异，以便为儿童肿瘤治疗寻找新的方法。[②] 因此，对生殖细胞系基因治疗引发的伦理问题讨论将会继续。

三、"风险-受益"分析

基因治疗研究有 4 个显著特点：科技含量高、投入高、风险高和受益大。开展基因治疗临床试验的理想化目标是"风险最小化，受益最大化"。"风险-受益"分析是在分别考察基因治疗潜在风险、受益基础上，尝试着进行风险-受益权衡，进而实现风险最低化和受益最大化。鉴于"风险-受益"分析面临诸多理论上和现实的困难和挑战，本章遵循先易后难的原则，先分别考察"风险分析"和"受益分析"，再寻求可接受的"风险-受益"比。

（一）风险分析

技术风险问题始终是一个重要的理论和现实的命题。在跨学科视角下，风险分析是要解答下列共性的问题："风险"的含义、类型和特点是什么？如何开展风险评估？如何做出风险决策？研究者与受试者之间如何交流风险信息？谁做出风险决定？风险分析的伦理价值基础是什么？尽管风险决策广泛应用在环境科学和伦理学之中，但这些丰硕的社会科学研究成果并没有转化到关于基因治疗研究的风险研究中。

1. 技术风险及其特点

基因治疗的风险问题是指，由于基因治疗本身的原因而不是其他原因导致的对病人或受试者的身心伤害。它包括疾病种类、致病概率、风险（如伤害）程度等方面。潜在的技术风险可以理解为"疾病发生率的高低"和"对机体损害的严重性"的乘积。凭常理，在生物医学研究中的"风险"可分为轻度（如不高于常规医学检查的风险）、适度（如组织器官的损害）和严重（如器官衰竭或死亡）。由于风险有不同的类型，因此风险为不同类型风险的总和。

从目前来看，基因治疗临床研究和试验具有较大的风险。全球已经开展的

---

① TACHIBANA M, AMATO P, SPARMAN M, et al. Towards germline gene therapy of inherited mitochondrial diseases [J]. Nature, 2012, 493 (7434): 627-631.

② PINTO N, COHN S L, DOLAN M E. Using germline genomics to individualize pediatric cancer treatments [J]. Clinical Cancer Research, 2012, 18 (10): 2791-2800.

基因治疗临床方案中，取得令人信服的疗效的方案不多，但严重的不良事件不断发生。比较典型的案例有以下几个：1999 年，美国青年盖辛格（Gelsinger）在基因治疗的临床试验中不幸死亡；2002 年，法国两个患病女孩在重症联合免疫缺陷病（SCID）临床试验中被怀疑得了白血病；2007 年，美国伊利诺斯州 36 岁的受试者乔妮·莫尔（Jolee Mohr）在芝加哥大学医学中心接受风湿性关节炎基因治疗临床试验中意外死亡；等等。基于这些严重不良事件所带来的舆论压力，一些试验计划被迫暂停，一些公司或研究机构也被迫关闭。

目前来看，人体基因治疗临床试验的风险主要表现为以下几方面：第一，从目前的技术表现来看，基因导入系统尚不成熟，载体结构不稳定，治疗基因难以到达靶细胞以获得应有的疗效。第二，临床上可用的治疗基因较少，对多数复杂疾病的致病机制尚不清楚，不确定因素较多。第三，治疗基因到达靶细胞的盲目性大、表达的可控性差，有激活致癌基因的潜在危害。第四，体细胞基因治疗时，有可能会在不经意间改变生殖细胞的基因，从而对后代产生难以估量的伤害。① 由于缺少好的疾病模型，难以准确估计剂量的多少，外源功能基因可能会插入错误的位置，人体免疫系统的复杂性，病毒载体会"感染"不止一种靶细胞。功能基因过度表达人体缺失的蛋白质，从而引发癌变。

2. "非技术风险"及其影响因素

基因治疗研究和实验中的"非技术风险"一般是指，在临床试验中因非技术因素造成的对受试者或患者本人、他人或后代的身心伤害。它表现为招募绝症患者的"潜规则"、研究者的偏见、利益冲突、监管无效和审查不严等几方面。②

①招募绝症患者的"潜规则"。基因治疗临床试验作为一种前瞻性、创新性的研究，研究者往往热衷于针对肿瘤的基因治疗研究，这种类型的研究存在许多便利之处。首先，受试者更容易招募。肿瘤基因治疗研究中，拥有千百万癌症患者群体，这部分人群恰好可以作为开展此类研究的庞大受试者群体，并且他们治疗疾病的迫切希望也是基因治疗研究的动力之源。其次，研究者面对的风险也较低。即使病人或受试者在试验中因为技术问题而不幸身亡，也可以较为容易被一些研究者修饰为是病人或受试者本身的疾病原因造成的。然而，这样的研究存在许多问题。绝症患者也是人，他们也应得到应有的尊重，任何患者都不应该被视为临床试验的"牺牲品"来为社会尽义务。当病人或受试者

---

① DEAKIN C T, ALEXANDER I E, KERRIDGE I. The ethics of gene therapy: balancing the risks [J]. Current Opinon in Molecular Therapeutics, 2010, 12 (5): 578-85.

② 张新庆. 基因治疗风险中的非技术因素分析 [J]. 基础医学与临床, 2005, 25 (5): 392-396.

仅仅被当作是临床试验的"牺牲品"的时候，他们的权利就容易受到侵害，研究者在面对技术风险时可能会选择性忽略，评估质量就会大打折扣，受试者的选择标准无法落实，不能充分地告知病人潜在的风险和伤害，相关的监管体系也难以发挥作用，于是，在试验和研究中滥用受试者的问题就会比较突出。

②好奇心驱使下的学术偏见。研究者是否会故意降低对风险的估计从而忽视受试者的切身利益和安全呢？虽然大多数研究者并非如此，但是在实际的临床试验中，他们往往又会降低对风险的估计。这其实有两方面的根源：一方面是源于研究者自身在学术上的过于自信，确信自己设计出来的临床试验方案没有问题，对困难过于乐观而缺乏预见；另一方面是出于好奇心驱使下的学术偏见，在面对风险和好奇心的较量时，有些研究者会被强烈的好奇心所驱动，从而忽视了对风险的评估。因此，在偏见的作用下，研究者有时为了获得满意的数据，往往高估试验中的疗效，而低估潜在的风险和副作用。

③经济利益冲突。20世纪80年代开始，医疗界已经认识到病人的治疗效果或临床试验的科学价值会受到各种经济利益冲突的不正当的影响。"盖辛格事件"后，不少人就尖锐地批评道：当科学家拥有自己的公司或与其他的公司合作，资本就介入了临床试验的全过程，基因治疗的研究和临床试验就失去了自我审视和风险评估的能力。在这种资本市场和商业利润的驱使下，不少研究者不会实事求是地发表试验结果，而是千方百计地掩盖负面结果或不利结果，也不与其他机构和研究人员分享数据。这种在市场驱动下的失范行为会严重阻碍客观公正地评估临床试验的风险。

④监督和审查的失灵。很多案例表明，严格的审查和监督是降低伦理风险的重要举措之一。但在实际的操作中，研究者们往往关注的是临床试验的科学性审批，而忽略了与受试者或病人利益密切相关的伦理审查。联合国教科文组织早在1997年就发布了《世界人类基因组与人权宣言》，其中就强调，各国应成立伦理委员会，对人类基因组研究及其应用所造成的伦理、法律和社会问题进行伦理评价和审查。在基因治疗上，美国国立卫生研究院也成立了专门的伦理委员会来对各种临床研究进行伦理审查、政策咨询和风险评价、监督等。但"盖辛格事件"表明，美国也存在审查和监督失灵的时候。

3. 风险评估中的内行和外行

影响风险评估的因素有：风险大小的级别、风险的可接受性、对病人的病情进行分类、现有疗法的类型和适用范围、基因治疗潜在的受益。病人参与决策过程和机制，研究者与受试者的有效互动可以更好地反映受试者的诉求，保障其权益。① "风险分析"不仅包括对技术本身的风险分析，还包括对非技术风险（如审查制度的不完善）的分析。

医学专业人员对体细胞基因治疗的风险评估是它与其他医学干预没有伦理上的不同之处。伦理上可以接受的新疗法。受试者/社会公众的风险评估可能是对这项新疗法的有效性提出质疑。有些人担心这种基因干预手段会改变人的身份。内行和外行的技术评估之间存在较大的差异。与专业人士对风险的客观评估不同的是，多数受试者的评估可能更为主观和随意，一些人甚至会从"有罪推定"出发，主观判断某方案对自己潜在的伤害。其实，这种主观和随意的评估有很大危害，因为受试者对技术风险的估计和评价在更大程度上影响着病人参与试验的意愿。如果病人对风险估计不足，那么很可能会造成身心伤害，而如果病人群体对风险的估计较高，一则很少人甚至没有人会主动参与这样的临床试验，二则公众对技术的担忧甚至恐慌会无形中成为巨大的压力，从而造成社会用于基因治疗研究的精力和投入锐减。

风险评估要兼顾研究者与受试者，不能单一进行。但是研究者和受试者之间的风险评估有很大差别，有时两者甚至会产生较大分歧。有人就强调，因为在试验中所扮演的角色和看问题的视角不同，研究者对风险的评估和认识会比较客观，而受试者或病人对此则较为主观。还有观点认为，如果研究人员和受试者对风险的认识比较接近，那么研究者对风险的估计就可以近似地反映受试者的估计。② 但是在大多数现实案例中，研究者和受试者对于风险的认识很难获得一致，有时甚至处在一种尖锐的对立之中。因此，只要在风险评估中遵循了相同的评判标准和公正程序，那么不管是"内行"的声音还是"外行"的声音，风险评估的结果应该是相似的而不是根本对立的。但是，为什么现实案例中仍然会有根本的分歧？究其原因，可能在于一些非技术因素被掺杂进来之后，不同的群体之间对于同一个临床试验方案的风险评估会有严重的分歧。但是，这种分歧也恰恰说明了非技术因素在风险评估中具有不可小觑的影响力。

这些非技术因素可能包括：第一，病人或受试者对于新兴生物医学技术的过分恐惧或盲目乐观，比如有些病人或受试者会认为基因治疗是一种成熟的临床应用，而其实这仅仅是一种探索性的试验研究，这部分人会乐观地认为参与基因治疗的临床试验就一定会对自己有好处甚至能治愈疾病。第二，对于一些

① DEAKIN C T, ALEXANDER I E, KERRIDGE I. Accepting risk in clinical research: is the gene therapy field becoming too risk-averse? [J]. Molecular Therapy, 2009, 17 (11): 1842-1848.

② VISCUSI W K, ALDY J E. The value of a statistical life: a critical review of market estimates throughout the world [J]. The Journal of Risk and Uncertainty, 2003, 27 (1): 5-76.

没有足够经济能力来支付常规治疗手段费用的病人，他们可能会冒险选择风险较大的基因治疗方案。第三，对于一些无法选择的绝症患者，基因治疗成为了延长生命的重要举措。第四，由于病人或受试者获取信息的能力不够充分，因此他们往往更多地依赖于研究者或医生对风险的评估。第五，一些文化风俗习惯也会对受试者或病人的主观判断产生影响。以上提到的这些非技术因素将会直接影响病人或受试者对风险的评估和判断，但是病人或受试者对风险的主观评价机制依然是复杂和不明确的，我们还不能仅仅从上述的五类因素考虑。然而，从目前的研究现状来看，学术界对这方面的研究还很薄弱，现有的研究成果极少地涉及临床试验的主观偏好等方面，这些领域的研究有待我们在今后加强。

按照生命伦理学的基本原则要求，开展临床试验必须实现风险最小化或最低化。要实现这个目标首先离不开对各种潜在风险的分析和判断，而风险分析是技术和非技术因素综合作用的结果。血的经验和教训表明，许多严重不良事件往往都源于对非技术因素的忽视，风险最低化必须认真对待非技术因素问题。在基因治疗研究中，应该从以下几方面来实现风险最低化：首先，要建立和健全伦理审查委员会，对于基因治疗的研究和临床试验，因其涉及受试者的安全问题，因而既要从技术上又要从伦理上进行把关；其次，对研究者或参与相关科研工作的人员要定期进行必要的职业道德和人文素质方面的培训和教育；再次，要建立和健全研究者与公众之间的互动机制，通过两者之间的必要沟通，能让公众客观认识基因治疗技术，既能减轻公众的技术恐慌，也可以避免对技术的盲目乐观；最后，应该有一个独立、公正的数据与安全监督委员会，对任何严重不良事件必须报告。

（二）利益分析

1."利益"的类型

"利益分析"是一个重要的伦理分析工具，是贯彻实施有利原则的基本保障。《希波克拉底誓言》要求，医生有"有助"或"不伤害"的义务。在《赫辛基宣言》和《贝尔蒙报告》中，"有助"被阐述为"有益"。"有益"可以被理解为"受益"、福利或幸福。

①治疗性利益。

治疗性利益是指受试者或病人能从参与临床试验中获得直接的治疗上的效果和利益。早在 2002 年，国际医学科学组织理事会（CIOMS）和世界卫生组织（WHO）联合制定的《涉及人的生物医学研究国际伦理准则》中区分了直接的治疗性受益和无直接有效的治疗性受益的干预。医学界和公众对基因治疗的期待比较高。一些研究发现也表明，基因疗法对人类最终战胜一些罕见疾病具有重要的价值。2009 年，美国《科学》（*Sceince*）杂志公布的十大科学进展中，基因疗法治疗致命脑病就位列其中。在一些疑难杂症中，基因疗法往往能突出其优势。比如，莱贝尔先天黑内障是一种罕见眼疾。患了这种病的儿童，其视网膜细胞会发生基因变异，最终导致眼球活动异常，视力严重下降，在成年后患者可能完全失明。美国宾夕法尼亚大学医学院的研究人员曾经尝试对莱贝尔先天黑内障进行基因治疗。该治疗方案是以 12 名 2 型莱贝尔先天黑内障患者为对象，通过将功能基因植入患者眼球内，最终患者的瞳孔对光反应测试的结果都显著提高了。另一种罕见疾病——重症联合免疫缺陷病，其患者会因体内缺少免疫细胞而无法对抗感染，一种很小的伤害都可能会导致严重后果，因此这种疾病的患者通常在很小的时候就会死亡。基因治疗在这方面也显现出了优势，在 2009 年 2 月公布的一项对重症联合免疫缺陷病病童的长期跟踪研究表明，10 名接受基因疗法治疗的病童中已有 8 人痊愈，让这种病的患者看到了希望的曙光。

②科学知识的增长。

基因临床试验为何要以人为对象？这是由于人与动物疾病的差异以及某些动物疾病模型的缺乏，人与动物的药物代谢、药效、毒副作用等方面的差异，人与动物免疫反应的可能差异。基因治疗临床试验前要建立一个良好的动物疾病模型，科学地揭示致病的机理以及未来临床试验可能采用的技术路线。比如，美国德克萨斯医学中心利用果蝇确认 TBX20 基因对果蝇心脏正常功能有着重要的作用。果蝇作为心脏研究动物模型，可能帮助研究人员找到与成人心脏疾病关系密切的更多基因。这项研究结果打开了心脏疾病研究的新途径。[①] 在动物试验之后，基因治疗临床试验就会进入人体试验，在 Ⅰ 期和 Ⅱ 期中，尽管受试者难以获得治疗性利益，却为科学贡献了宝贵的资料和数据，是值得尊重的。人体试验有力地推动了医学进步。

③商业利益。

随着各种基因治疗临床试验相继获得成功，公众对基因治疗不断寄予厚望，其中蕴含的巨大社会需求正在不断地被释放出来，不少研究者和投资者敏锐地看到了其广阔的市场前景和丰厚的利润空间。这些诱人的利益使越来越多的风险投资进入基因治疗的研发领域。基因治疗临床试验其实一早就被烙上了

① QIANA L，MOHAPATRAB B，AKASAKAA T，et al. Transcription factor neuromancer/TBX20 is required for cardiac function in drosophila with implications for human heart disease [J]. Proceedings of the National Academy of Sciences of the United States of America，2008，105（50），19833-19838.

商业的印记。这导致研究资金的构成发生了变化，20 世纪 90 年代，用于基因治疗的研究经费基本来自各国政府，如今商业投入已经占了相当的份额。在此仅仅举个例子加以说明。基因治疗公司进入的价值目标有可能包含三类利益：寻求疾病的诊断和治疗方法，如，开发基因药物；维护投资者的利益；获得基因专利。①来自投资者的压力大，基因治疗研究周期长，任何环节受阻则意味着失败。2007 年 4 月 24 日，美国 Introgen 公司宣布开始其 p53 基因药 Advexin 的Ⅲ期临床研究的疗效分析。Advexin 是利用非复制和非整合腺病毒载体表达肿瘤抑制基因 p5，适应症是头颈部肿瘤。当日的股价上升 2.53%，收盘于 5.27 美元/股。

2. 不同利益间的优先性比较

"利益分析"的一项重要内容是比较不同性质的利益，并明确在出现利益冲突时的优先性。具体包括如下方面：

第一，"病人切身利益"与"人类长远利益"之间的权衡。在基因治疗临床试验中，受试者本人获得治疗性利益与未来病人的长远利益间往往存在矛盾。因为绝大多数临床试验Ⅰ/Ⅱ期中难以获得直接的治疗性利益，而是为研究者积累了安全有效性方面的科学数据，但其本身又必须承担一定的风险。然而，受试者是否有义务为医学做出贡献？这是一个有争议的道德难题。一方面，以牺牲受试者本人的直接利益来换取医学进步，这是不符合伦理的；另一方面，医学进步又离不开人体试验，短期利益是长期利益的组成部分。

第二，"治疗性利益"应优于对"商业利润"的权衡。受经济利益的驱使，不少研究方案夸大了基因治疗的疗效，低估了受试者承担的风险，向社会传达了错误信息。例如，20 世纪 90 年代初，相当多的不成熟或没有任何临床疗效的方案也鱼目混珠，进入临床试验阶段。当越来越多的商业资本介入基因治疗研究中时，因利益的冲突，治疗性利益被放在次要位置上。

第三，"科学研究的价值"与"商业利润"之间的权衡。临床试验的目的是要检验设计方案的安全有效性，进而拓展普遍性知识。为此，一名合格的研究者要尽量避免其他因素的干扰，潜心研究。当商业资本介入后，"为科学而科学"的传统理念将受到冲击。研究者不得不顾忌来自商业资助者的压力，商业资本对整个科研活动影响越来越大。当商业行为不正当地影响到科研活动的自由展开时，科学不端行为难以避免，不成熟的方案被轻率地推到临床，负面结果或不利结果得不到发表，科学数据得不到分享。社会要对基因治疗研究的

---

① MAGILL G. Genetics and ethics：an interdiscipinary study ［M］. Saint Louis：Saint Louis Universit Press，2004：53-79.

缓慢成长有耐心，而不应在市场的驱动下急功近利、揠苗助长，把不成熟的基因治疗方案推向市场。

开展基因治疗临床试验应遵循"受益最大化"原则，在权衡不同性质的利益时，治疗性利益应处于优先于科学性利益和商业利益的位置。那些能为受试者带来直接利益的干预性研究，如新药、新生物制剂、新技术等应优先于基因治疗临床研究。即使开展基因治疗临床试验，研究者也要充分考虑到其科学性、有效性、安全性、便捷舒适程度、有无其他同样或更有利的措施等。

(三)"风险-受益"分析应用

重症联合免疫缺陷病（SCID）是一种罕见的单基因遗传性疾病。通常SCID婴儿在出生1～2年内死亡。尽管骨髓移植是一种较好的选择，但供体骨髓极度匮乏。即使成功地进行了骨髓移植，也只有1/3的SCID患儿可多活几年。研究者试图通过基因治疗来达到挽救SCID患儿生命的目的。20世纪90年代，SCID基因治疗被视为"为数不多的较为成功的案例"。2002年4月，一个研究小组用体外法成功地对4名SCID患儿进行了基因治疗临床试验。在手术的数月后，3名患儿的淋巴细胞数量上升到30万个每立方毫米，且手术后三年内身体状况良好。[①] 由此得出一个结论，该项基因治疗临床试验基本实现了受益最大化和风险最低化的目标，存在一个可接受的"风险-受益"比。

2002年法国基因治疗专家费希尔（Fischer）共招募了10名SCID患儿进行基因治疗临床试验，其中2名受试者被检测出了血癌细胞而怀疑得了白血病。随后，为了避免更多的不良事件发生，保护受试者的权益，法国、美国和日本等国先后宣布暂停类似的临床试验。这种应急方案似乎无可厚非，但问题是，能否因一起严重的不良事件而宣告此类试验的终结？其实，学术界和公众对这起严重的不良事件持两种对立的态度。支持基因治疗临床试验的观点认为，任何医学临床研究都有潜在的高风险，此事也不例外，事件本身并不表明SCID基因治疗临床试验存在不可接受的"风险-受益"比，这种新疗法有致癌的危险，但还没有足够的证据来终止类似的试验；反对基因治疗临床试验的观点则认为，正是因为受试者参加试验研究而患上了白血病，事件就表明当初的试验设计方案存在重大隐患，因此在安全性得不到保证的前提下，SCID基因治疗不得应用于人体试验。英国基因治疗咨询委员会决定继续开展X-SCID基

---

① HACEIN-BEY-ABINA S, VON KALLE C, SCHMIDT M, et al. A serious adverse event after successful gene therapy for X-Linked severe combined immunodeficiency [J]. The New England Journal of Medicine, 2003, 348 (3): 255-256.

因治疗，但加强了监管力度，同时任何希望开展此类基因治疗研究的患儿父母均被充分告知潜在的风险。

在 SCID 基因治疗临床试验中，人们无法排除逆转录病毒载体激活癌变基因的可能性，目前人类还无法估计其风险概率的大小。但科学界坚信：从静脉输入逆转录病毒载体引发癌变的可能性非常小。对于 SCID 这样的致命性疾病，又不存在有效的替代疗法，或替代疗法的风险更高，基因治疗临床试验可得到伦理辩护。即使存在罹患白血病的风险，基因治疗也可能比移植不匹配的骨髓风险小一些。因此，在 SCID 基因治疗临床试验中，存在较为合理的"风险-受益"比。正是基于对病人群体的潜在治疗性利益大于潜在的风险，不久法国、日本、英国等国又恢复了类似的临床试验。对严重不良事件的个案分析表明，是否要终止类似 SCID 基因治疗的思考要点是这样的临床试验是否充分地贯彻了"风险最小化"和"受益最大化"原则。要在实现风险最小化的同时，追求对受试者利益的最大化。这两个原则是运用"风险-受益"分析的伦理基础。

四、知情同意

（一）盖辛格死亡事件凸显的知情同意问题

1999 年 9 月，一个名叫盖辛格（Gelsinger）的年仅 18 岁的病人因为基因治疗而不治身亡。该病人患的是良性鸟氨酸氨甲酰基转移酶（OTC）缺陷症。一般情况下，患上了这种代谢失调疾病的病人通过常规的治疗方式就能产生疗效。但遗憾的是，这个年轻的病人却选择了基因治疗的临床试验。负责这项临床试验的是宾夕法尼亚大学的人类基因转移研究所，盖辛格是这里的第十八位和最后一位受试者。在试验过程中，一个由詹姆斯·威尔逊（James Wilson）领导的研究小组将包含外源性治疗基因的腺病毒载体颗粒（最大剂量）注入盖辛格的肝脏内。但是第二天，盖辛格的病情忽然加重，血氨急剧攀升，当日夜间就昏迷不醒。遗憾的是，因强烈的免疫排斥反应，盖辛格最终因多种器官衰竭而死亡。这也是第一例直接因基因治疗而死亡的临床试验。

同意书中如此写道："在研究规定的病毒载体剂量下，实验用小白鼠或猴子组织器官没有受到毒性的影响，动物实验是安全的。在人体上使用的剂量将低于在实验动物身上使用的剂量。"尽管盖辛格使用的是第三代改进后的病毒载体，而前期的实验动物使用的是第一代病毒载体，但同意书有意漏掉了一项重要的信息：在前期的动物实验期间，实验用的猴子死亡事件，也没有指出人体试验可能出现类似的悲剧。研究者只是强调，现有的病毒载体剂量对人体的毒性影响较小，由此给盖辛格的印象是：不论风险有多大，研究者正在设法降低基因治疗试验给人体带来的风险。同意书还写道："试验过程中的任何可能会影响到你是否愿意继续参加后期试验的新发现，我们都会及时告知你。在决定是否参加进一步的试验研究之前，你有机会提问。"这些信息均对诱导盖辛格参加这项试验起到了积极促进作用。①

1999 年 12 月，在 NIH 的一次会议上，威尔逊说："至今为止我们还不知哪一环节出了问题。动物试验也没有发生由于腺病毒的引入而致病的情况，不知为何盖辛格会死于腺病毒。即使对盖辛格使用了大剂量，也只有 1% 的转移基因到达了靶细胞。"同时，他也承认自己所犯的错误：没有向 FDA 和 NIH 成立的重组 DNA 咨询委员会（RAC）及时通报对试验方案的修改。由安德森领导的一个 FDA 的调查小组认为，这起医疗差错是非故意的。而 RAC 的成员也未对安德森的结论提出过多的异议。多数基因治疗专家也不反对，发生超常免疫排斥反应的确是导致死亡的直接诱因。但是，盖辛格的父亲在 2000 年 1 月份的一次听证会上认为："这是一场本可以避免的灾难。我儿子事先并没有被告知有什么严重的危险（包括试验用猴子的死），他被诱导并错误地相信这次人体实验是有利于他的。这决不是什么知情同意。"自愿受试者是被一个病人咨询网站吸引来的。该网站把这项基因治疗方案称为"非常低的剂量和可喜的结果"（后来这些词语已被禁用）。威尔逊和他的同事还拥有这项技术的知识产权，但这些利益冲突并没有告知受试者。这次针对成人的试验仅仅是一种良性的疾病而不是一个有严重缺陷的新生儿。在这次试验中，受试者要承担重大的风险。2000 年 9 月，盖辛格的父亲将威尔逊等人及其所在的医院和他们的合伙 Genovo 公司一起告上了法庭，希望得到 5 万美元的赔偿金。此案后来在法庭外了结了。

因这次严重不良事件引起了广泛关注，白宫商业委员会在事件之后向 FDA 和 NIH 提出查阅有关此次临床试验的所有相关文件，并要求卫生和人类服务部审查 FDA 和 NIH 对此的监督职能。而 FDA 在后续的调查中，发现了主要负责此次临床试验的宾夕法尼亚大学人类基因治疗研究所存在许多管理问题。鉴于受试者的安全问题，FDA 一度暂停了对腺病毒载体基因治疗临床试验方案的审批。相应地，肌肉营养障碍联合会也停止了对该研究所 100 万美元的资助。这个研究小组的成员和其他相关人员没有充分考虑到盖辛格的身体状况，腺病毒载体颗粒剂量水平高于 FDA 所允许标准的 30%～60%。

① WILSON F R. The death of Jesse Gelsinger: new evidence of the infludence of money and prestige in human research [J]. American Journal of Law & Medicine，2010，36 (2-3): 295-325.

"盖辛格事件"暴露了不少知情同意问题。其一，知情权被部分剥夺。盖辛格没有被告知先期的参加者有严重的毒性反应，两只恒河猴在动物实验中死亡。[①] 在知情同意书中，研究者对不舒适和毒性作用的风险轻描淡写；没有充分确保病人理解研究的目的。尽管盖辛格是自愿参加的，但他是在不充分知情的情况下做出决定的。其二，欺骗和故意隐瞒重要信息：研究者在没有通知NIH 的情况下改变了载体导入方式，改动了知情同意书，删除了有关猴子的疾病和死亡信息；没有向 FDA 报告先期病人的肝脏出现了严重中毒现象。尽管真正有效的基因治疗还没有出现，公众和专业人士却期望很高。部分媒体为了追求新闻价值而失真报道，要么对于临床试验中的微小进步大肆追捧；要么对严重的不良事件不恰当地渲染，仿佛基因治疗的严冬就要来临。这些现象反映了社会浮躁的心态，难以理性地对待基因治疗。在此背景下，知情同意问题的凸现就不难理解了。

当然，"盖辛格事件"无法揭露所有的知情同意问题。其一，在告知方面存在诸多"治疗性误解"；其二，因"风险"和"利益"的特殊性或不确定性而引发的"自主选择"问题；最后，同意方式多样化的困惑，"家庭同意""社区同意"是否同样有效？更为一般地，盖辛格死亡事件引发了诸多思考：这是一起医疗事故、医疗差错，还是一次正常的医学试验失败呢？盖辛格之父的索赔要求合法吗？治疗试验过程中的不良事件是否应该公之于众？基因治疗中应如何解决知情同意、受试者的选择、利益冲突等问题？对人类基因治疗研究应该如何进行监督？

（二）"风险"和"受益"告知的不确定性

技术哲学家埃吕尔主张：技术进步总是含糊的，主张技术进步本身是好或坏，这是不确定的。他的这种近乎极端的结论是基于技术进步自身诸多矛盾性因素的分析得出的。这些因素包括：所有技术进步都有代价；技术引发的问题比解决的问题多；有害的和有益的后果不可分离；所有技术都隐含着不可预见的后果。[②] 埃吕尔借助寿命延长、化工厂对当地农作物的过度破坏、自动化、药品研制等生动的个案来阐释技术进步方向、规模、后果等方面表现出来的风险和不确定性。实际上，"技术进步"的本意是积极的，会给人类带来福祉。然而，埃吕尔所说的无法判断技术进步的好坏的提法本身也是模糊的。人们难

---

①　DETTWEILER U，SIMON P. Points to consider for ethics committees in human gene therapy trials [J]. Bioethics，2001，15 (5-6)：491-500.

②　吴国盛. 技术哲学经典读本 [M]. 上海：上海交通大学出版社，2007，133-142.

以做到的其实是对技术知识的增长及其应用的好坏做出准确预测。

　　基因治疗临床试验中存在多种"风险"和"受益"，对"风险-受益"比的估计又缺乏统一的标准，因而研究者不知提供什么信息才有利于受试者衡量利弊。受试者被随机分配到试验组和对照组，以便不偏不倚地观察干预措施的安全有效性。双盲试验被公认为临床试验中标准化的程序，它保证了研究利益与风险的公正分配，也反映了研究和医疗的根本区别。美国 NIH《研究指南》的附录 M-III-B-1-e "可能的风险，不适和副效应"部分指出："知情同意书要对各类可能的风险及其相对强度（适度的或严重的）和预计的发生概率明细化。研究者要明确注明各种潜在的风险，以及同类试验与风险相关的数据和资料，以便于受试者权衡风险的大小，再做出明智的决定。"一项针对参加了 I 期和 II 期临床试验的癌症患者（$n = 268$）的问卷调查结果显示：那些在做出是否参加试验前花费较长时间获取、消化临床试验信息的人，自称理解试验的程度要高。[①]

　　基于人类遗传信息的不确定性（如：基因检测结果存在"假阳性"和"假阴性"的现象）会干扰研究人员对临床试验"风险"和"受益"的评估。因《侏罗纪公园》而声名鹊起的科幻小说家迈克尔·克莱顿在《喀迈拉的世界》（2006 年）中描述的是，未来世界里，基因工程造成诸多失常现象，仅仅凭借这些不确定的遗传信息做出的决策也是不确定的，也会对个人、家庭和后代带来较大的风险或伤害。在基因工程中，其复杂性和不确定性会让研究者难以准确告知受试者潜在的风险和实际的受益。

　　在伦理审查中并不是要一味强调保护受试者权益不受任何侵害；如果是这样的话，最好的办法就是拒绝让病人参与任何类型的人体试验，因为任何人体试验都是有风险的。伦理审查的最终目的固然是要保护受试者的权益，但同时也要促进医学研究合乎伦理地开展，在遵循伦理规范和医学进步之间实现动态平衡。为此，在实际评判某一种基因治疗临床试验应该如何合乎伦理地开展时，一定要综合运用各种伦理原则，并依据实际的情形给予有差别的权重系数，在优先保障受试者基本权益的前提下，兼顾各方利益。

（三）"治疗性误解"的形态及根源

　　"研究"的目的是获得新知识；"治疗"的目标是要借助有明确疗效的方法

---

　　①　BERGENMAR M, JOHANSSON H, WILKING N. Levels of knowledge and perceived understanding among participants in cancer clinical trials-factors related to the informed consent procedure [J]. Clinical Trials, 2011, 8 (1)：77-84.

来治病救人。由于在目标、过程和手段上的差异，两者对知情同意过程的要求也不同。显然在告知内容和理解方面，临床试验要比临床实践复杂得多。研究者尤其要告知受试者参加的是一项探究未知的研究，其风险和利益是不确定的。当个体无法理解临床研究的目的是要获得普遍性知识时，就会出现治疗性误解。[①] 研究者不要有意无意地将一项研究说成治疗。治疗性误解是伴随着知情同意过程的一个常见的告知难题。

　　"基因治疗"对应的确切含义应该是"基因治疗临床试验"或者是"人类基因转移研究"。"基因治疗"实质是将遗传物质转移到人体内的过程，通过补充缺陷的基因来表达蛋白产物，以达到治疗疾病或增强性状的目的。因此，与其说是"基因治疗"，不如说是"基因转移"更切合词义。由于"基因治疗"概念会引起严重的歧义和误导公众，因此欧美的一些科学家建议将"基因治疗"的概念替换为"人类基因转移研究"，使这种技术的表达更加专业和准确。[②] 因为，当前只有体细胞基因治疗才进入了临床试验阶段，生殖细胞系基因治疗和基因增强仅仅处于临床前研究阶段。其实，目前的这些基因干预手段都不是真正意义上的"基因治疗"，而是人类基因转移研究试验。有鉴于此，美国国立卫生研究院就提议将"基因治疗"修改为"基因转移"，并且反映在对研究指南的修改上。然而，很多同行特别是国内的学术研究和临床机构仍然使用"基因治疗"，这一方面因为"基因治疗"是一种约定俗成的用法；另一方面也是因为许多专业人士认为，"基因治疗"一词更容易被公众理解和接受，对技术的推广和应用有好处。但由此而导致了不必要的"治疗性误解"。那么，治疗性误解的表现、根源和危害及预防措施是什么？

　　基因治疗Ⅰ期和Ⅱ期临床试验主要是要检验其安全性，很少能给受试者带来治疗性受益。但受试者并不一定是这样理解的，受试者会有期望奇迹出现的心情。如果研究者有意无意混淆临床试验不同阶段的风险和受益特点，就会诱使受试者产生不切实际的期望。为了避免在临床试验阶段研究者有意或无意地混淆不同阶段的疗效，人们需要思考并回答下列问题：是否理解临床试验之目的？受试者对潜在受益的认知是否来自知情同意过程？这种治疗性误解在多大程度上影响了患者是否参加临床试验的决定？

　　① KIMMELMAN J. The therapeutic misconception at 25: Treatment, research, and confusion [J]. Hastings Center Report, 2007, 37 (6): 36-42.

　　② CHURCHILL L R, COLLINS M L, KING N M, et al. Genetic research as therapy: implications of "gene therapy" for informed consent [J]. Journal of Law, Medicine & Ethics, 1998, 26 (1), 38-47.

五、分配公正

在对分配公正原则有了更加深刻认识的基础上，还有下列问题需要思考，具体包括：在生物医学科研资源稀缺的情况下，应该有多大比例的经费要用于基因治疗研究呢？这些优先的研究资源主要用于临床前研究，还是临床研究呢？即便有充足的科研经费用于基因治疗临床试验，那么，公共科研经费应该优先哪些类型的疾病？哪些类型的患者应该首先进入基因治疗临床试验呢？是否应该把胎儿、儿童、孕妇、绝症患者等脆弱人群首先排除在外呢？

（一）宏观分配公正问题

20 世纪 90 年代以来，基因治疗被列为国家"863 计划"优先发展的研究领域之一，它有望成为实现我国生物医学整体跨越式发展战略的关键环节之一。在基因治疗公共研究资源一定的前提条件下，一个国家该如何实现在"临床试验"和"临床前研究"间科研资源的优化配置呢？在资源分配之优先性问题上有两种观点。一种观点是，在科研资源有限和科技实力不强的前提下，与其把有限的研究资源用于动物实验或临床前研究，不如在避免知识产权纠纷的前提下，移植并改良国外成熟的临床方案或治疗方法，以造福我国患者。另一种观点是，中国应把有限的资金、人力和科研基础集中在临床前研究，厚积薄发，为未来的临床试验做好储备。[①]

如何评价这两种优先性策略呢？"有所为，有所不为"是基因治疗研究必须遵循的原则。显然，两种观点均体现了"有所为，有所不为"的原则。为者，创新性的关键平台技术与较成熟方案的临床试验；不为者，单纯重复他人技术和成功可能性不大的临床试验。加强基础研究，促进技术创新，国家投入与企业投资相结合，加快成果开发与产业化进程。加强与鼓励协作与集成。[②] 只有原创性的科学发现才能发表高质量的学术论文，形成一个蓄势待发的态势，为人类的科学事业做出更大的贡献；有了上游基础医学和关键技术平台，才有下游基因治疗临床试验的开展和新疗法的推广应用。

21 世纪以来，我国对基因治疗研究的资助力度也在加大，但大都以"临床前试验"为主，以"临床试验"为辅。我国基因治疗发展较慢，到目

① 2001 年在北京举办了第 149 次香山科学会议，科学决策层和一流的科学家就基因治疗研究问题展开了专题研讨。与会专家对开展中国的基因治疗的策略方面存在着两种声音。

② 曹雪涛，顾健人，刘德培，等. 我国基因治疗的研究前景与战略重点 [J]. 中华医学杂志，2001，81（12）：705-710.

前仅有少数方案通过审批进入到Ⅰ、Ⅱ期临床试验，只有少数新型基因导入技术获国内外专利。国家的投入不足，布局不合理，资金分散，重大项目的资助力度不足，优势力量得不到发挥。因此，国家在选择策略时必须做到"有所不为"。

两种优先性策略各有特色，站在各自的立场均体现了"有所为，有所不为"的原则。但政策制定者必须提出一种明确的决策思路，否则将不利于我国人类基因治疗研究的整体推进，也不利于对基因治疗研究项目的科学和伦理审查。在战略层面，我们要在承认上述两种策略各有特色和互补性的基础上，适当安排，调动多方积极性。这就要求争论双方都有所妥协，既要注重临床前研究，又要不失时机地开展临床试验或积极引入成熟的基因治疗方案或制品。

"有所不为"与"有所为"并不矛盾，它们是一个事物彼此对立的两个方面。把有限的研究资源集中使用大有可为，我国在许多领域的基因治疗临床前研究取得了不少成绩，比如遗传病、肿瘤、神经系统疾病等方面。2011年"十一五"863计划生物和医药技术领域就有好几个重点项目，如"重大疾病的基因治疗""重大疾病的细胞和免疫治疗""生物治疗关键技术与相关产品的规模化制备"等。从国内外的经验来看，基因治疗其实是一个大的研究课题，环节多、周期长、成本高，需要多家单位合作攻关。然而，目前我国在基因治疗方面的研究与国内外同行的交流、合作、协同还有很多不足。因此，"有所为"就是要求建立创新性的关键平台，而不是单纯地重复他人的技术或成功性小的临床试验；加强基础研究，促进技术创新。一方面，政府要继续加大对基因治疗研究、试验与开发的投资力度，加快科技成果的开发、转化与产业化；另一方面，加强与鼓励国内外协作与集成。从整体上看，我们国家在人类基因转移技术领域的研究与西方发达国家相比差距较小，因此我们现在继续加快相关技术的发展，积极参与国际分工与合作，合理配置本国研究资源，采取整体跟随的策略，充分利用已有的技术优势和资金优势，那么今后在若干基因治疗临床试验方案上实现重点突破，实现在临床试验和产品开发上的局部领先局面是完全有可能的。

（二）中观分配公正问题

基因治疗临床试验开展20年来，对复杂性疾病（如癌症）的研究远远多于对单基因疾病的临床研究。1999年8月美国NIH批准的284项临床方案中，居于榜首的癌症研究占了193项，大约占所有方案的3/4。在所统计的癌症基因治疗中，几乎覆盖了大多数恶性肿瘤。那么，到底哪些疾病应优先进入临床试验阶段？研究资金应如何在不同类型的疾病临床试验方案间分配？这些问题就涉及了"中观分配公正"问题，即：研究资源在基因治疗临床试验中的具体分配形式。在此，我们以肿瘤基因治疗为例，讨论中观分配公正问题：为何肿瘤基因治疗备受青睐？为何不能平等地对待那些研究价值大却罕见的遗传疾病？肿瘤基因治疗备受青睐的原因有：肿瘤病人众多，恶性肿瘤患者死亡率居高不下；临床试验展现了疗效；肿瘤基因治疗一旦成功可能意味着一个巨大的医药市场。

当下的肿瘤基因治疗仍处在临床试验之中，与较为成熟的放疗、化疗相比仍有差距。三种常见的肿瘤基因治疗是纠正突变基因、分子化疗、免疫治疗。三种治疗方法至今均没有解决安全有效性问题。[①] 即便如此，肿瘤基因治疗受青睐的程度依然有增无减。这中间涉及了一个在病种选择上的公正分配问题。

按照效用论的逻辑，只有那些可以让大多数人获得最大受益的分配方案才是首选，否则将在伦理上不可接受。因为这四种分配方案的最大净受益额都是100，它们都是可接受的，而不论研究资源在不同病人群体间是如何分配的。在有些情况下，即使有些分配方案达不到净受益最大化，出于社会公正性考虑，也应被采纳。典型的例子就是对罕见遗传疾病的基因治疗临床研究。任何病人群体都应有平等的机会获得基因治疗临床研究资源，而对某些病人群体的忽视或过分偏爱都是不公正的，这就是所谓的"机会平等"原则。按照"机会平等"原则，现有方案和替代方案的错误在于：允许以多数病人利益的名义，去侵犯少数人（群）的自由权利。"机会平等"观点要求放弃"净受益最大化"原则。

研究资源在癌症和其他疾病的分配原则上，"净受益最大化"和"机会平等"原则是有冲突的。那么，到底哪种分配方案是正当的呢？开展癌症基因治疗研究为的是抢救癌症患者的生命，但其他患病人群将会失去机会。如果把大量的研究资源投入罕见的遗传疾病的基因治疗研究中，那么就算成功地开发了基因疗法，也只有少数社会成员获益。由于任何一种选择都有一定的消极后果，这就出现了道德困境，人们只能做出"两害相较取其轻"这样的悲剧性选择。

---

① ALEXANDROVA R. Experimental strategies in gene therapy of cancer [J]. Journal of BUON，2009，14（Suppl 1）：S23-32.

（三）微观分配公正问题

微观分配公正体现在基因治疗的研究与临床试验中，就是指研究资源在受试者的选择上的分配公正问题。比如在一些基因临床研究之初就会涉及如下的问题：如何在受试者或病人的个体间公正地分配"风险"和"受益"？招募受试者的过程中，受试者的入选和排除的标准是否公正、公开和透明？等等。当研究者决定招募受试者时，更要明确以下几个问题：入选和排除的标准是什么？什么是可接受性的风险，相对于哪一类病人而言？病情程度如何？如何实现风险最小化和科学利益最大化？

微观分配问题的实质是如何在受试者间公正地分担临床试验中涉及的"风险"和"受益"。然而，在现实基因治疗临床试验中，很难公正地平衡"风险"和"受益"之间的关系，不公正分配的情形比比皆是。例如，在药物 I 期临床试验中，受试者往往难以获得直接的治疗性利益，但却担负了潜在的风险。研究者很难判断在实际情形中基因疗法的安全有效性。由此引发的问题是：一旦病人在临床试验中不治而亡，难以确定死因是新的功能基因的毒性还是病人病程自然发展的结果。新的基因干预对人类无效，是剂量过低，还是病人病情发展太快？监管者、伦理委员会应充分估计早期临床阶段毒性的大小，对病人的风险程度。如果不及时控制病情的发展，这些病人的病情将会很快严重恶化。那么，如何公正地分担临床试验中涉及的"风险"和"受益"呢？从一些具体的情形中可找到一些解答思路。

可见，尽管对"风险"和"受益"的权衡较为普遍，但多数情况下人们得出的仅仅是一个大致的结论，因而较为含糊的效用论计算难以保证"风险"和"受益"的公正分配。除了计算过程的复杂性外，它还忽视了对"机会平等"的考虑。例如，效用论的计算难以保证。病人在参与基因治疗研究时都不承受超过其所应承受的公平的负担，以及公正地享有的受益。因此，"公平的机会平等"原则也是微观分配时必须遵循的原则。

下面，我们将分析几个突出的微观分配公正问题。

第一，入选标准和程序的公正性问题。研究的有效性和完整性在很大程度上依赖于临床试验中合格受试者的数量和规模。如果受试者数量太少，其研究结果可能无法发表。临床试验持续的时间通常较长，这会增加研究成本和对研究资源的消耗。[1] 如果受试者是有行为能力的成年人，在选择受试者时也应慎

---

① THOMA A, FARROKHYAR F, MCKNIGHT L, et al. How to optimize patient recruitment [J]. Canadian Journal of Surgery, 2010, 53（3）：205-210.

重。研究者要制订科学公正的"入选"和"排除"标准并严格执行。盖辛格死亡事件就凸显了公平招募受试者的问题。他的血氨偏高，不宜被选为受试对象，但他还是被不恰当地选中。在临床试验中应招募医学体征正常的成年人作为受试对象，而不是那些患有急症并威胁到生命的儿童。这些非治疗性的、非最小化的风险在患儿身上是不可以出现的。盖辛格死亡事件后，基因治疗临床试验就变得难以招募到符合条件的患者，这些严重的不良事件也会打击研究者和资助者的信心。

第二，弱势群体不应必然被排除在基因治疗临床试验的大门之外。微观分配主要体现在招募受试者的公平性。尽管第一个基因治疗受试者就是一名 4 岁女童，但只有少数文献专门讨论儿童基因治疗研究方案中的伦理问题。那么，那些没有充分知情同意能力的受试对象能否成为基因干预的对象？该不该把儿童排除在基因治疗临床试验的大门之外呢？如果剥夺这些人的参与权利是否会导致研究资源分配的不公平呢？如果对儿童开展基因治疗的净效用大于对成人的基因治疗，儿童基因治疗未尝不可。在选择受试者时要公平合理，对儿童和孕妇进行治疗时要格外谨慎，在基因治疗之前最好咨询儿科医生。显然，该委员会并不必然排除儿童参加基因治疗临床试验。

第三，随机对照试验中的公正问题。在基因治疗随机对照试验中，受试者被分配到试验组和对照组。在实验前，研究者尽管期望或预测试验组的疗效不一定比对照组差，但这仅仅是假设而已，需要临床试验数据结果来验证。在试验开始阶段，没有人能准确说出哪一组病人获得的受益更大，哪一组病人承受的风险更高。由此带来的结果又有两类：受试者有可能被分配到疗效差的一组的危险。愿意随机分组的患者有多种动机：没有强烈的选择偏好，因而同意随机分组；尽管患者有主观偏好，但仍同意随机分组；患者拒绝随机分组。[①] 随机分配在下列条件下仍然可以得到伦理上的辩护，不违反分配公正原则。第一，试验设计方案科学上可行，有良好的动物实验基础，可预见的风险或伤害在可以控制的范围内，且做到了最小化；第二，受试者是能够达到研究目的的人中最不脆弱的人，这些受试者符合"准入"和"排除"标准；第三，潜在的受试者充分知情，对随机对照试验的性质、内容和语气结果有充分的理解，在完全自愿的情况下同意参与试验研究；第四，这种随机对照研究得到伦理委员会的批准，研究者有可信的机制保证严重不良事件及时上报并能够对试验可能出现的严重不良事件有积极的应对之策。

---

① MCPHERSON K，CHALMERS I. Incorporating patient preferences into clinical trials［J］. British Medical Journal，1998，317（7150）：78-79.

第三节　伦理问题的实质

　　基因治疗引发的伦理问题的实质是"该不该做"和"如何做",这是它与社会的、法律的或政策的问题相区别的重要方面。在此,借助莫尔(Mohr)死亡事件加以解释。

　　2007年9月,36岁的莫尔在一家位于美国西雅图的生物技术公司(Targeted Genetics Corporation)参加一项基因治疗试验过程中不幸死亡。调查结果是缺乏透明和未尽职责。这项研究旨在评价安全性和剂量,不涉及有效性。莫尔的丈夫说,莫尔参与的"新疗法"将有助于膝盖的康复。为何会出现这种治疗性误解?莫尔在一份长达15页的知情书上签了字,其中包含了数项风险声明及几行潜在的受益信息。莫尔的丈夫还说,因为信任其主治医师罗伯特·特拉普(Robert Trapp)会改善自己的健康,莫尔才"自愿"接受邀请参加基因治疗研究。不过,莫尔并不知道,每招募一个受试者,特拉普的诊所就可以从中获取报酬;莫尔参加该试验研究,特拉普口袋里的钱就会多一些。另外,西雅图公司委托一家盈利性的伦理审查委员会来审查其基因治疗临床方案。尽管这种情况在美国越来越普遍,但因利益冲突的存在,人们会质疑伦理审查的独立性和公正性。当试验设计、安全性、知情同意过程、伦理审查等环节存在纰漏时,莫尔之死让其家人不能接受。

　　这个案例暴露了基因治疗临床试验中存在的伦理、法律、社会问题。在这些相互交织的"问题域"中,不同性质问题的地位不同,不同学科关注的焦点也不同。在所有的社会性问题中,有两个问题处于中心地位:"该不该干预人类自身的基因?"和"如何合乎伦理地干预人类基因?"例如,在莫尔死亡案件中,人们关注的是在体细胞基因治疗中,到底应该如何合乎伦理地开展临床试验。在涉及生殖细胞系基因治疗时,人们追问的是人类该不该干预后代的基因构成?在基因治疗临床试验中,任何微小的差错都可能对受试者和后代带来难以预料的伤害。如果出于某种似乎正当的理由(如:降低人类遗传负荷)大规模地强制性地干预人类自身的基因,那么人类基因库的构成将会发生不可预知的变化。

　　"伦理问题"是一类关于"该不该""正当与否""对与错"的问题。如果人类社会在基因治疗语境下达成了统一的意见,就不存在伦理问题了。"伦理问题"可以被界定为在基因治疗研究和临床应用中存在的一系列应该做什么,不应该做什么,如何做之类的问题。"伦理问题"研究包括表现、根源、后果和对策等方面。首先明确要讨论的伦理问题是什么,否则就是无的放矢,就会引发诸多误解。如果伦理问题得不到妥善解决，严重不良事件仍会发生，基因治疗研究仍会停滞不前。

在科研管理上，决策者要考虑该不该资助基因治疗研究，或哪些基因治疗研究应获得优先权，这些分配问题也是"该不该做"和"如何做"的问题。在宗教伦理方面，"该不该"的问题表现为是否应该"扮演上帝"，不少论者（尤其是基督教人士）反对干预后代的基因，因为那将会不恰当地扮演上帝。当代人是否有权利干预后代的基因，以及当代人应如何干预后代的基因？有人主张：干预后代的基因将侵犯后代"拥有一套未被更改的基因的权利"，因为后代有一种"开启未来的权利"。上述两个问题实质上是两个基本的伦理学命题。其中，"该不该做"是一个实质伦理问题，而"如何做"是一个程序伦理问题。因此，在受试者参与基因治疗临床试验之前，在科学上要回答：该不该干预人类自身的基因？假若答案是肯定的，则接下来的问题是：应该在什么程度上或什么范围内干预人类自身的基因？

第四节　审视基因治疗之伦理原则

1999 年 6 月，18 岁的美国青年盖辛格在父亲的陪伴下到达宾夕法尼亚大学基因治疗研究所的临床试验现场。9 月 13 日，研究者向盖辛格体内注射了基因治疗制品，17 日盖辛格不治身亡。盖辛格成为全球第一位因参加基因治疗临床试验而死亡的受试者。盖辛格没有被告知前期实验猴的死亡，也不知剂量的加大；他不知自己血氨偏高，不宜被选为受试对象；他也不知道，课题负责人威尔逊不仅拥有一项与腺病毒载体转移基因有关的专利，还持有资助该研究的 Genovo 公司的股份，临床试验一旦成功，威尔逊将获得可观的经济回报。威尔逊甚至认为："即使对盖辛格使用了大剂量，也只有1％的外源基因到达了靶细胞，按理盖辛格不应死于腺病毒。"如此说来，盖辛格之死只不过是一个技术性例外！但盖辛格的死亡并非完全因为技术不成熟。盖辛格之死带来的警示是：只有确立并严格遵守伦理原则，才能尽可能保护受试者的合法权益。

（一）知情同意

"尊重人"是维系受试者权益的基本保证。受试者不应被视为一个试验对象，一份提供科学数据的"材料"，一种实现科学家声望的手段或一台赚取商业利益的机器。受试者，不论他是绝症患者还是无行为能力的人，都是一个独立的个体，有人格、有尊严。他们的尊严和权益不应被剥夺。不论一个基因干预行动的后果如何，"尊重人"都是必须遵循的。对个体生命内在价值的认同就是"尊重人"。尊重人体现在：尊重受试对象的知情权、自主选择权、隐私权，以及维护生命的尊严。当存在疗效显著的医疗手段时，研究者在不充分告知的情况下诱导病人参与基因治疗临床试验，这也是对病人享有的医疗权的不尊重。要保护受试者的权益，首先需要做的是尊重受试对象。

"尊重受试对象"原则主要体现在"知情同意"。知情同意是尊重人的主要体现。"知情同意"概念源于洛克的"自我所有权"和康德的"自主性"。康德主张：道德源于理性而非传统、直觉、良知、情感和同情心。人类用理性去抵御欲望，并具有自由表达意愿和自主行动的能力。知情同意的四个要素：信息的告知、信息的理解、同意和决策的能力以及自愿的选择。尊重一个有行为能力的人自我决定或选择的权利。每个人本身是目的，不仅是他人的手段。当受试者认可研究的目的，并将这一目的当作自己的目的时，对病人的这种"使用"才是可辩护的。与受试者及其家属充分沟通，让受试者本人做出最符合自己的决策，减少事后不必要的医疗纠纷。唯一的例外是，当不遵循该规则时带来的正效用极大。

（二）风险最小化

在生命伦理学语境下，风险最小化意味着一项医学干预行动不能给受试者或病人带来不必要的伤害或者这种伤害不能超过其他可选择的行动。对于基因治疗临床试验而言，这是一种新的试探性的治疗方案，其风险最小化的要求可以适当宽泛些。当病人或者受试者没有其他更有效治疗方案可选择或者是其他常规治疗手段并不能发挥作用的时候，在自主的情况下接受一些略高于常规治疗方案的风险也是可以获得伦理辩护的，但是这种情况下病人或受试者一定要获得完全的知情同意并且通过伦理委员会的审查。应当明确的是，技术的高风险并不必然导致严重不良事件的发生，也不必然导致相关主体的伤害。降低技术风险必须综合考虑所有技术和非技术因素。在基因治疗的研究和临床试验过程中，要努力降低各种技术风险和非技术风险，非技术风险也是体现生命伦理学不伤害原则的内在要求。

基因治疗的风险有许多，其中最直接的可能是危及人和后代的生命。因此，我们在进行任何基因治疗的研究和临床试验的过程中，对每一个细节、每一个程序都要十分谨慎。否则会产生许多我们无法面对的严重后果，比如死亡、畸形、怪胎等等，这种代价是责任主体难以承受的。而生殖细胞系的基因治疗其特殊风险更体现在直接影响到人的生命和健康安全，这同其他医学技术没有区别。虽然我们无法排除后者的所有风险，但却认为它是合法的。风险观点只能作为技术干预人的繁殖的可靠性的必要条件，而非充分条件。在设计和开展儿童基因治疗临床试验中，当风险大于最低风险但又可能带来高的治疗性受益或重大科学发现时，就会出现伦理原则之间产生冲突的情形。[①]

（三）受益最大化

从《希波克拉底誓言》《赫尔辛基宣言》到国内的伦理准则，"有利"原则均是一项重要的伦理要求。本书没有直接使用"有利"原则，而是选择了一个更具有限定性的表述："受益最大化"原则。当前阶段的体细胞基因治疗尚且处于临床试验阶段，证明有疗效的临床方案屈指可数，更不要说生殖细胞系基因治疗了，其高风险是显而易见的。在这样的科学-医学背景下，一个有风险和不确定的基因治疗临床方案要想得到伦理上的辩护，必须遵循受益最大化原则。只有这样才能尽可能保护人类受试者的基本权益。

根据生命伦理学的基本原则，任何一项医学干预行动应该努力实现受益大于风险或者是受益最大化和风险最小化。在追求受益最大化的过程中，要充分尊重受试者或病人的利益，具体而言，就是要考虑建立一种规则，以便在实际的临床试验中能够在不同类型利益中确定其优先次序。比如在研究和试验中必须将受试者或病人的治疗性利益放在首位，而科学利益和商业利益次之。必须承认的是，保护患者或受试者的治疗性利益并不是基因治疗临床试验唯一的和绝对的目的，因为任何一项临床试验的开展，其主要目的也包括获取原创性的医学知识。所以，在基因治疗的临床试验中，并不能一味忽视科学性利益，而追求患者或受试者的治疗性利益；也不意味着完全追求科学性利益，而忽略了患者或受试者的治疗性利益，而是必须将两者有机结合起来。但是，当科学性利益和治疗性利益发生冲突时，应该优先考虑治疗性利益。另外，必须明确的是，商业利益不能凌驾于两者之上。鉴于"风险"和"受益"分别属于两种不同类型的概念，有时，为了未来病人整体的利益，研究人员可能会利用研究参与者利他的良好动机或对高新技术盲目乐观的心情。科研人员和伦理审查委员会需要为那些可能会对受试者带来较大风险或伤害的临床研究得到伦理上的辩护。[②]

---

① DE MELO-MARTíN I, SONDHI D, CRYSTAL RG. When ethics constrains clinical research: trial design of control arms in " greater than minimal risk" pediatric trials [J]. Human Gene Therapy, 2011, 22 (9): 1121-1127.

② NYCUM G, REID L. The harm-benefit tradeoff in " bad deal" trials [J]. Kennedy Institute of Ethics Journal, 2007, 17 (4): 321-350.

（四）分配公正

公正原则体现在基因治疗研究中就是做到以下几点要求：①各级伦理委员会在审查基因治疗临床试验的申请方案时必须按照既定程序和标准一视同仁，不得区别对待。②如果参与临床试验的受试者或病人因为试验而受到伤害，有权获得相应的赔偿，包括经济和其他形式的赔偿，而且必须强调赔偿权不得放弃。③国家在对待生物医学资源分配和投入的问题上也必须一视同仁，公平考虑。如果因为资源有限而不能顾及所有的研究和临床试验的时候，应该要确定优先资助的标准和原则。④基因治疗有基本和非基本医疗需求的区分。在实际工作中，对于非基本医疗需求的可以根据个人和家庭的支付能力来分配，而不应该一刀切。

公正原则主要体现在"风险"和"受益"的公正分配方面。公正原则有三层含义：①分配公正，受益和风险的公平、公正和恰当的分配；②回报公正，所得的和所付出的相称或相适应，劳有所得，贡献与报酬相适应就是公正，否则就是不公；③程序公正，要求建立的有关程序适合于所有人，任何人不能例外。在基础研究、临床试验方面的具体分配形式，哪些疾病应进入基因治疗临床试验阶段？选择的程序是什么？公正地分担风险和受益是伦理审查的重点，是病人决定是否参与某项试验的基本因素，也是贯彻"不伤害"和"有利"原则的具体表现。如果对风险和受益缺乏必要的分析和判断，其可能的后果是，对风险和利益的告知不充分，对"风险-受益"比的估计不准确，从而危及受试对象的权益。

第五节　伦理准则与治理

一、我国基因治疗伦理审查的现状及问题

2003 年 10 月，深圳一家名为赛百诺的基因技术有限公司（简称赛百诺公司）开发了一种基因治疗制品——"重组 Ad-p53 腺病毒注射液"（注册商标为"今又生"），此药获得国家药监局颁发的新药许可证、生产批文和药品GMP 证书，因而成为了世界上首例商业化的基因治疗制品。然而，作为开展临床试验最多的欧美地区反而没有任何基因治疗制品经过批准进入临床试验阶段。由此可见，国内外的伦理审查环境和机制存在许多差异。但是为什么世界上的首例基因治疗药物会在中国诞生，而不是在技术更占优势的欧美地区呢？究其原因可能有两种：一是整体科研水平薄弱并不代表科研水平全方位落后，

一些局部领域也可以拥有领先地位，况且诸如基因治疗研究这样的新兴生物医学技术的突破往往具有一定的机遇和偶然性。二是欧美地区的伦理审查较为严格，而中国在这方面相对宽松，研究机构和研究人员更在意的是科学的价值。

"今又生"是一种针对头颈部肿瘤的 p53 基因治疗制品。尽管科学研究和临床经验已经表明，肿瘤的发生是一个多因素、多步骤和多基因参与的复杂过程，但肿瘤基因治疗还是远远走在了单基因遗传病前面。比如 p53 基因治疗研究就是很好的例子。科学研究发现，p53 基因是迄今发现的与肿瘤发生相关性最大的基因，数据显示 60％以上的肿瘤存在该基因的异常问题，比如缺失、突变、重排或失活等等。而强大的抑制肿瘤细胞生长和诱导肿瘤细胞凋亡的能力使得 p53 基因治疗备受研究机构的青睐。目前获准进入临床的 p53 基因治疗方案大多数以腺病毒为载体，治疗的肿瘤类型包括非小细胞肺癌、头颈鳞癌、肝癌、卵巢癌，以及前列腺癌、膀胱癌和脑胶质瘤等。p53 基因的导入可以提高放疗或化疗的效果，降低腺病毒或药物的使用量，显著地抑制肿瘤的生长。

斯坦福大学的基因治疗项目主任马克·凯（Mark Kay）说，与欧美地区不同，中国每年有成千上万的癌症病人因无法就医而死亡，因此一项操作较为简单且似乎又一劳永逸的新疗法是诱人的。的确，中国每年新增癌症患者 250 万，其中头颈部癌症患者约为 10％。由于中国人口众多，在短期内可招募足够的受试者，从而可以快速地获得有显著统计意义的临床数据，这也是欧美地区所不具备的优势。但这并不意味着中国会不正当地诱导癌症患者参加试验。Kay 的另一个批评是，由于中国历史上并没有经历美国和法国的那些失败案例，因而中国官方管理和监督机构以及社会公众舆论能更容易以积极的心态和宽容的态度来对待这项新的生物医学技术。严重不良事件会对美国的基因治疗临床试验产生较大的负面影响，中国虽然还没有此类事件的发生，但也有警示效应。1999 年底在北京召开的香山科学会议就表明了我国决策层和科学家对此的高度关注。尽管基因治疗临床试验研究的开展不是一帆风顺的，但正视其伦理问题并积极稳妥地保护受试者的权益是绝对必要的。如何保护受试病人的权益呢？从国外的经验看，加强临床方案在申请、执行和应用等环节上的伦理审查乃必然之举。

日本一家名为 AnGes MG 的基因公司的负责人高谭仁志（Hitoshi Kotan）就曾指出："这项被中国药监局批准的基因治疗制品仅仅建立在 120 个病人参与的临床试验之上，而与此相对应的是，在美国已有几百个病人接受了类似的基因治疗临床试验，但美国的食品药品监督局却还未批准该基因治疗制品的上市，因此，对比美国的情况，中国的伦理审查和监督管理程序要比其他国家宽松。"美国基因治疗方案进入临床的程序是烦琐的，安全性要求严格。在日本，基因治疗进入临床试验的时间比其他常规疗法要长，且需要特别的申请程序。赛百诺公司的首席执行官彭朝辉声称，在正式上市前，该制品已经有 5 年的临床试验，共有 400 多例各类实体瘤病人参加了临床试验，包括单独静脉注射"重组 Ad-p53 腺病毒注射液"或联合放化疗。在基因治疗试验中，研究者给每个病人注射的病毒颗粒剂量适中、监护措施周密。对这些受试者随访了 1～5 年，观察到的主要不良反应是 32％人次的轻中度自限性发热，但无严重过敏反应发生，没有归因于基因治疗研究的死亡事件。彭朝辉反驳说，中国 SFDA 的审批程序是十分严格的。如何判断这一陈述的真伪呢？这需要考察一下我国基因治疗临床试验的伦理审查制度。

　　基因治疗在临床应用前，须经过卫生部组织的安全性和有效性临床试验研究、论证及伦理审查。审查的重点包括：开展基因治疗的目的、意义和实施方案；国内外应用情况、适应证、禁忌证、不良反应、技术路线、质量控制措施、疗效判定标准、评估方法、与其他医疗技术诊疗同种疾病的风险、疗效、费用及疗程比较等；风险评估及应急预案。在下列情况下应该叫停基因治疗并向核发《医疗机构执业许可证》的卫生行政部门报告：实施医疗机构不能正常临床应用；发生与该项医疗技术直接相关的严重不良后果；存在医疗质量和医疗安全隐患；存在伦理缺陷；临床应用效果不确切。但是在巨大的利益驱动下，更多的社会资本将开发或推广基因治疗的无序临床应用。有的医学广告甚至打着"基因治疗"的招牌，且花样繁多。长此以往将败坏基因治疗的名声。医学伦理学家杜治政研究了医学资本主体化、利益冲突后得出的结论是：医学资本主体化的负面后果集中表现为对医学人性的侵蚀和医学的异化。[①]

　　"今又生"从临床试验到上市，到 2010 年深圳已经接待和治疗超过 5 千名外国患者，他们分别来自 50 多个国家。在广州、北京、上海等大城市，一批基因治疗中心将相继成立。北京燕化凤凰医院国际肿瘤基因治疗中心也使用了"重组 Ad-p53 腺病毒注射液"，从 2006 年以来，诊治来自美国、英国、挪威、土耳其等 38 个国家和地区的 200 多名外籍患者。在网站上有这样的描述："Finn 住院后先后进行了四次局部热疗加基因治疗，仅仅两个星期的综合治疗后复查，原来入院后立位测量腹围 107 cm 缩小至 80 cm，腹水迅速减少，生命指征明显改善。"

　　在中国，基于一些研究机构开展血友病基因治疗临床试验，政府相关部门开始关注伦理审查问题。血友病 B 是一组由人凝血因子 IX 缺陷而导致的严重的遗传性疾病，它带有自发性出血症状，严重者可因关节出血导致关节变形而残

　　① 杜治政. 技术、资本的主体化与医学 [J]. 中国医学伦理学，2011，24 (3)：275-312.

废。目前血友病的主要治疗手段是蛋白替代法。然而，这种疗法存在一定的局限性，比如因为凝血因子在人体的半衰期很短，因此需要在治疗期间反复输血，由此会带来昂贵的治疗代价，而且容易引发血栓和栓塞的风险。而基因治疗技术在治疗血友病方面，可能更为有效并且有望成为一种从根本上治疗血友病的手段。在20世纪90年代，复旦大学遗传学研究所就与上海长海医院合作进行了世界上首次血友病B基因治疗的临床试验，而这也是亚洲的首例基因治疗临床试验，同时还是世界上第二个进入基因治疗临床试验的病种，具有重要的意义。

　　为了规范中国的基因治疗临床试验，卫生部在1993年颁布了《人的体细胞治疗及基因治疗临床研究质控要点》（卫生部卫药政发〔1993〕第205号）。该文件是在参考美国食品药品监督管理局和美国国立卫生院制定的关于《人的体细胞治疗及基因治疗考虑要点及管理条例》（1990年）的基础上，结合我国的实际情况制定的。这份文件界定了基因治疗临床试验中的体细胞基因治疗的概念、诠释了治疗的类型、申请方案的目的和必要性，以及细胞群体的鉴定、临床前试验、充足病毒的操作规范和设施条件、临床试验的要点等等。文件规定，凡是需要开展基因治疗临床试验的单位和机构，均需要按照规定要求向卫生部新药评审办公室提出申请，经审查、批准之后才能开展相关的临床试验。为进一步适应和规范基因治疗制品的审批需要，国家药监局制定的《新生物制品审批办法》附录部分（1999年）和《人基因治疗研究和制剂质量控制技术指导原则》（2003年）均明确和强调了对人类基因治疗申报临床试验的指导原则。

　　尽管卫生部和中国国家食品药品监督管理局（SFDA）的指导原则中对伦理审查有些规定，但这些规定过于简单。例如，在SFDA的两个文件中均提到了在临床试验的申请材料中必须包含伦理学方面的内容，要充分重视伦理学原则并且需要具体按照GCP（优良临床试验/实践）的规定来严格实施。具体举措包括，在实施临床试验方案之前，必须向病人或受试者说明基因治疗的方案仅仅处于试验阶段，疗效上具有不确定性并且可能存在的风险和伤害，并且要确保病人在试验的整个阶段均有自主选择退出的权利以及一旦退出试验能获得其他治疗的权利。尽管有这样的规定，但这样的规定过于宽泛，缺乏可操作性，在具体的试验中，研究者在保护受试者或病人权利方面可能会流于形式。因此，当目前的管理法规不够完善，一些规范临床试验的能力建设相对薄弱时，"保护受试者的权利"就容易沦为一句空话，难以真正落到实处。

　　20世纪80年代以来，美国、英国等国家开始制定有关基因治疗的法规、政策管理文件和伦理准则建议，并尝试从这些文献资料中寻找到公认的伦理原则或伦理评价的标准。目前搜集的来自欧美国家和国际组织的文献资料名称见下文。美国于 1982 年就发表了一份《分裂生命》（*Splicing Life Report*）。20 世纪 90 年代，NIH 和 FDA 分别从技术层面发表了政策声明，并随着临床试验的开展而不断补充完善。在同一时期，欧盟的医学研究委员会、英国基因治疗咨询委员会、法国的国家伦理委员会均发表过类似的政策声明或伦理准则。这些早期的伦理准则或政策声明存在的明显缺陷是，缺少对其背后伦理学理论、伦理原则的分析和引用，所谈内容流于一般化，无助于对一系列棘手的伦理问题的回答。进入 21 世纪，NIH 补充完善了基因治疗临床试验中的知情同意原则，明确了实施细则，对合乎伦理地开展基因治疗有很好的指导意义，但这样的文献较为少见。

　　2001 年国际人类基因组组织（HUGO）的伦理委员会发表了《关于基因治疗研究的声明》。该声明的目标有四个：①回答公众关注的体细胞基因治疗研究的伦理行为、质量和安全等问题；②将体细胞基因治疗区别于生殖细胞系治疗（可遗传的基因修改）和增强的基因修改；③促进采纳国际准则的讨论；④提出一个基因治疗研究向公众负责的框架。声明不同于伦理准则，它要求遵从国际伦理规范，但并没有指明应遵循怎样的伦理规范。该声明也没有论及基因增强生殖细胞系基因治疗的适宜性。至今 10 多年过去了，并且国际人类基因组伦理委员会也没有修订该声明。显然，仅仅凭借 2001 年版的这则声明无法解决第一章所论及的那些与基因治疗相关的伦理问题。

　　HUGO 致力于在国际上推动对基因治疗伦理准则的制定。HUGO 的《关于基因治疗研究的声明》适应了现实社会的需要，提供了一个反思和扩大公共决策的场合与机会。HUGO 伦理委员会声明的缺陷：没有涉及争议较大的生殖细胞系基因治疗；语言表述较为模糊，没有论及利益冲突；没有论及公众参与和公众监督。2012 年，美国再生医学学会伦理委员会发布的《人类体细胞核转移和克隆》主张：体细胞核转移技术用于不孕不育症治疗是不道德的。该委员会提出的论据有三条：安全性无法保障；对后代、家庭和社会的影响无法估量；其他合乎伦理的辅助生殖技术的可及性。事实上，10 多年来，欧美国家和国际组织较少出台新的有关基因治疗的伦理准则，也未修订旧的版本。显然，用 10 多年前发布的伦理准则或政策声明已经不足以指导如今的科研实践。

二、中国基因治疗临床试验伦理准则的内容

　　基因治疗在治疗严重威胁人类健康和生命的疾病方面有传统疗法不具备的优势，政府应该支持并鼓励临床试验研究。但基因治疗临床试验总体不令人满意，关键的技术难题有待克服，在严重不良事件背后有着复杂的伦理的、法律

的和社会的根源。为了避免对病人或受试者的潜在的伤害，以及为了基因治疗的可持续研究，对基因治疗临床试验必须加以严格的伦理审查。但现有的管理办法的范围和效能远不能满足对基因治疗临床试验实施管理的需要。一个突出的表现在于，缺乏对伦理审查的理论基础的分析和论证。以胎儿基因治疗临床试验为例加以说明，有些遗传疾病对未出生的胎儿有严重的不良反应，而胎儿基因治疗有望预防或减缓这些疾病的发展进程，由此就引发了一系列伦理和管理问题。伦理审查委员会是否该批准胎儿基因治疗Ⅰ期临床试验？要回答这个问题就需要先回答如下问题：什么是最小风险？胎儿基因治疗是否可以超过最小风险？或者说，对于胎儿来说，怎样水平的最小风险是可以接受的？Ⅰ期临床试验是否会带来直接的治疗性受益？如果胎儿基因治疗可以给孕妇带来受益但胎儿没有直接的受益，这项临床试验是否该在临床开展呢？① 那么，进行伦理审查的基本准则是什么呢？基于伦理原则的基因治疗伦理审查的准则如下。

1. 允许的范围

在严格伦理审查的基础上，体细胞基因治疗可以进入临床试验阶段。在"该不该"问题上，对生殖细胞系基因治疗的答案是肯定的，但在程序上目前不宜在临床开展。"非医学目的基因增强"得不到伦理辩护，应明令禁止；在原则上，不反对"医学目的基因增强"。

2. 临床试验的准入标准

①资助者和研究者必须保证符合普遍接受的科学原则，所有研究的直接目的必须旨在解释生命现象，改进预防、诊断或治疗疾病的新疗法，提高人类健康水平。②制定严格的入选标准，研究单位必须在研究人员、仪器设备和内部管理等方面具备实施临床方案的医疗条件。③申请方案时要提供必要的临床前安全性试验、毒性检测、有效性试验和免疫学评估结果。④申请方案时要提供必要的临床试验信息：试验的名称和目的、临床地点、首席研究者、临床方案编号、受试者信息、结果描述和分析等等。⑤研究的透明性，接受外部专家的现场监督，公开研究结果。研究机构的负责人应该监督研究者和方案的执行情况。对于违反管理办法的要追究责任和罚款。设立伦理审查委员会对方案的申请和试验操作的合法性进行检查。

3. 临床试验的排除标准

当前，上述准入制度排除下列情形：胎儿体细胞基因治疗临床试验，生殖细胞系基因治疗的临床研究，以及医学目的基因增强临床研究。除非：①当体

---

① STRONG C. Regulatory and ethical issues for phase Ⅰ in utero gene transfer studies [J]. Human Gene Therapy，2011，22 (11)：1323-1330.

细胞基因治疗安全有效性在临床上被大规模地验证后；②这些基因干预方式建立了安全可靠的动物模型；③公众意识提高和参与意识增强；④受试者意识到对后代的风险并同意参与试验。

4. 确立知情同意机制

受试者有知情权，与基因治疗相关的信息要以一定方式及时向公众公开。因此，有必要建立基因治疗临床方案数据库，任何资助者和研究者必须定期向伦理审查委员会提供真实的相关数据、资料，将有关信息以适当的方式定期向公众公开。病人/受试者在充分知情的前提下进行自主选择，自由表示同意，而研究者及其资助者不得进行不正当的引诱或强迫。无行为能力的晚期癌症患者、儿童或婴儿，由监护人依法代理同意。

5. 公正地选择受试者

在筛选受试者的过程中，研究机构和研究人员要制定严格的准入和排除标准，确保合格的受试者进入临床试验，坚持程序公平正义，并能够接受监管部门和外界舆论的审查和监督。在试验前必须进行风险-受益评估，如果风险明显大于受益或者对于试验可能产生的风险不清楚，那么必须高度怀疑方案的科学性和目的性。对于受试者而言，除非采用无可替代的治疗或者常规治疗方案已经难以治愈，才可以考虑基因治疗的临床方案，否则使用这样一种高风险的治疗方案很难获得伦理辩护。

6. 保护个人隐私和保守机密

保护隐私是尊重人的重要体现，在基因治疗的临床试验中，研究者和受试者必须互相尊重。研究者和机构应该具有强烈的保护受试者隐私的意识，切实保护受试者的个人隐私，在学术交流或数据分享过程中，不得随意泄露个人的相关信息。同时，在基因治疗的临床试验中也需要维护研究机构和投资单位的正当权益，不向竞争对手泄露相关信息或未经许可使用、公布相关的研究成果等。

7. 防止利益的冲突

研究机构和研究人员必须保证公正地执行治疗或研究方案，如实向受试者和伦理委员会报告试验或治疗的资金来源、资助单位等，以免带来利益冲突等不良后果。一旦有严重的利益冲突并带来严重的后果，相关机构有义务终止这样的试验并对相关责任人进行处罚。

8. 严重不良事件的预防和处理

严重不良事件是困扰甚至威胁临床试验顺利进行的因素之一，但是如果发生了严重不良事件而不向公众公开相关信息，那么就会加剧公众对试验技术的不理解甚至产生恐慌心理。因此，如果发生了严重不良事件，及时客观地公布相关信息是增强公众对试验技术的信心和提高参与度的前提。基因治疗的研究机构和试验的主要负责人要有处置不良事件的预案，并且要及时、如实地报告严重不良事件。对于那些严重的致死的不良事件要在 7 天内尽快地报告给上级相关管理部门，那些严重的但非致死的不良事件要在 15 天内尽快地报告。同时，作为监管部门，要加强监管，一旦发现有严重不良事件发生时，必须及时介入以防止事件扩大，并适时启动调查和鉴定。

9. 知识产权保护

对于基因治疗试验研究中的专利申请和受理可根据新修订的《中华人民共和国专利法》来执行。有关基因治疗国际合作项目应遵循平等互利、共同参与和共享成果的原则，明确各方的责、权、利，有效地保护知识产权。

三、基因治疗伦理治理的体制化

世界各国对于基因治疗临床试验的审查体制和机制各不相同。美国是拥有比较完备伦理审查体系的国家，它对基因治疗临床试验和研究的审查主要由卫生和人类服务部下属的三个机构共同完成。在 NIH，基因治疗研究由生物技术活动办公室（OBA）来执行。OBA 下设两个委员会：重组 DNA 咨询委员会（RAC）、生物安全委员会（IBC）。其中，RAC 负责对基因治疗研究项目的伦理审查和政策咨询，而 IBC 要对基因治疗方案的潜在风险进行评价和研究监控。

欧共体各国依据的法律不同，而且审查的体制和机制也各有特色。欧盟并没有一个类似美国 RAC 那样的权威的专职的审查机构。为加强国际间的交流与合作，1992 年欧洲人类基因转移和治疗工作委员会（EWGT）成立，这个科学咨询机构的主要任务是在欧洲范围内促进人类基因转移技术和临床治疗的发展与协调。它每年召开会议，发布工作通信，以求各国在临床前试验、临床试验方面的合作。在基因治疗产品市场化方面，欧盟的欧洲医学评价机构（EMEA）负责对此类产品的质量、安全有效性进行评价，各界都希望 EMEA能起到协调各国研究和开发的作用。

对于中国而言，伦理审查是个"舶来品"，不少中国的研究者，甚至包括伦理审查委员会成员并没有接受过系统的研究伦理培训，缺乏对伦理审查具体程序的了解；再加上道德约束又没有法律强制力强，不少伦理审查只是走过场。但是，不能因为伦理审查是从欧美国家"拿来"的，就有一种排斥心理。

让我们来看一看日本。日本基因治疗制品质量和安全性的审查机制：简化不必要的程序，缩短审查时间，加快基因治疗临床试验的进度。启动基因治疗临床试验的必要程序包括：研究者提交申请，并得到伦理审查委员会（IRB）

的审查和同意；机构负责人再把方案（包括基因治疗在内的涉及人的临床研究方案）呈交给厚生省的一个委员会审查。基因治疗临床试验审查准则的要点包括：基因治疗的目标病种应该是严重的遗传疾病，或是那些如癌症和艾滋病那样的危及生命的复杂性疾病。开展临床研究的先决条件是：方案的预期疗效要比现有替代疗法好；禁止那些旨在改变生殖细胞系基因的临床方案；为了保护受试者权益，在开展研究之前需要获得受试者的知情同意。该审查准则分别于1995年、2002年、2004年和2006年进行了修订，并公布在其官方网站上。在日本，伦理审查也是一个新鲜事物，但日本政府设立了专门的委员会，发布了审查基因治疗的伦理要点，定期更新伦理准则，这一点值得学习借鉴。

　　在中国，SFDA是一个针对新药的评审机构，它需要得到卫生部的支持和合作，但目前的沟通不够。即使在SFDA的文件中，对知情同意方式的要求也不一。SFDA的两个指导性文件都只用寥寥数语陈述了在伦理审查方面的考虑，且对"知情同意"方式的表述不一。这容易在实际的知情同意过程中出现偏差。其他问题有：伦理审查的制度建设滞后，审查机制不健全，审查不规范，伦理审查流于形式。因此，伦理审查需要慢慢融入到现行的科研体制中。

　　相较于传统的治疗方式，基因治疗在那些严重威胁人类生命和健康的疾病面前能够发挥较大的作用和具备较多的优势。因此，基因治疗的临床研究和试验应该获得相应的支持和鼓励。但是，从目前基因治疗的发展现状来看，基因治疗试验还有许多关键技术和难题没有完全克服，整体上阻碍着相关试验的进一步发展，同时一些严重的不良事件中还混杂着许多复杂的非技术因素。因此，从整体上看，我国在体细胞基因治疗临床试验中存在以下几个伦理问题，需要引起重视。

　　首先，知情同意中有语义上的误解。一般的印象中，特别是媒体的报道中，基因治疗都被看作是一种科学而有效的治疗方式，然而在当前实际应用中，基因治疗其实是一种高风险并且在疗效方面还存在很多不确定性的探索性研究，而非常规且成熟的治疗手段。因此，病人或受试者的知情权可能因为对语义的误解而受到损害，不能做出正确的、理性的自主选择。有鉴于此，美国国立卫生研究院建议将"基因治疗"这样的模糊提法修改为"人类基因转移研究"，以避免病人或公众对基因治疗产生误解，特别是无意中降低风险意识。但是，在我国的学术研究和技术的实际应用中，"基因治疗"一词依然在使用，并且没有准备修改的趋势。当然，作为一种约定俗成的用法，"基因治疗"在我国短期内还难以被其他新名词所代替。另外，一些专家和公众人士也认为，"基因治疗"的提法其实更通俗易懂，容易被公众所理解和接受。

　　其次，知情同意存在表达同意的主体模糊化的问题。在西方的语境中，知情同意的主体是个人。而在中国，家庭往往在知情同意的表达中占据十分重要的角色，这种情况也反映在决策和监管部门的文件上。比如，1999 年药监局颁布的《人基因治疗申报临床试验指导原则》中就强调，基因治疗需要"在病人家属充分理解并签字后才能开始治疗"。到了 2003 年，药监局将此原则修改为，"在病人及家属充分理解并签字后才能开始治疗"。增加了病人作为知情同意的表达主体，但也继续强调和突出家庭成员在决策中的重要性。然而，这种家庭同意模式存在很多弊端。一方面，家庭成员的集体意见不一定代表了病人或受试者的真实意愿。另一方面，这种集体决策在成员之间意见不统一的时候会存在更多问题，比如遇到紧急情况需要做出果断决策的情况下，意见不统一时会难以做出决策。有鉴于此，我们建议基因治疗中对知情同意的表达应该是"在家庭协助下的个人同意方式"。

再次，对经济利益冲突的严重后果认识不足。在巨大的利益面前，许多大医药公司已经开始密切地注视着基因治疗的临床应用，并且通过各种手段试图在基因治疗市场上分一杯羹。庞大的病人群体和昂贵的医疗费用使得基因治疗的临床应用烙上了深深的商业化和市场化印记。比如，国内已经有媒体打出了"乙肝基因治疗"这样的医疗广告。可见在经济利益的驱使下，一些医疗机构或媒体可能会做出一些违反商业规则和医学伦理的做法，诱使患者上当受骗。而在招募受试者参与基因治疗临床试验的过程中也会存在一些违反医学伦理的做法。因此，参照国外的经验，特别是欧美的成熟做法，针对基因治疗的利益冲突问题应该要提出相应的措施，以防患于未然。而针对中国的实际情况，我们开展基因治疗试验应以"公开经济利益安排"为主，同时辅之以调停、节制、没收所得、禁止等措施。

最后，基因治疗的伦理审查体制和机制不够健全。目前国内针对基因治疗的伦理审查方面有两种倾向：一种认为只要不违反科学事实和相关的法律法规就可以，伦理审查是多余的，也是不必要的；另一种认为西方已经审查过的方案就没必要在国内进行审查和讨论，毕竟西方国家通常都具有较为成熟、公正和客观的伦理审查体系，我们对此只需要直接使用就行，最多稍作修改，而不需要再次进行伦理审查。应当承认，我国当前进入临床应用的基因治疗方案很少，但这并不意味着我们要放松对基因治疗方案的伦理审查，而且正是因为方案不多，我们更应该在伦理审查上狠下功夫，并且不拘泥于西方国家的审查体系，以免束缚自己的手脚。比如，"重组 Ad-p53 腺病毒注射液"事件以及中国的伦理审查能力由此受到西方的质疑正好说明了临床试验中严格监管的必要性和重要性。国外的一些学术评论认为，这是因为一方面中国的伦理审查比较宽松，因为中国没有经历过欧美国家那样的一些痛苦的失败案例；另一方面这项新药仅仅建立在 120 名病人参与的临床试验基础之上，不具有广泛的参考价值。尽管一些评论认为中国官方机构在临床试验的审批程序上是没问题的，但这里并没有提及伦理审查的问题。因此，我们在这里建议，研究者在开展类似的基因治疗临床试验的时候，必须遵守相关的伦理规则，充分尊重和保护受试者或病人的基本权益，而国家相关部门应该建立和健全基因治疗临床试验的伦理审查机制和体制。

为了避免这些潜在的伤害实际发生，对基因治疗临床试验必须加以严格的伦理审查和监督。那么，如何建立健全我国的伦理审查制度和审查机制呢？一种简便的办法就是"拿来主义"，即在参照国外（主要指美国）已有的伦理准则和管理机制的基础上提出符合我国国情的伦理准则和管理办法。[①] 当人们在伦理上接受了体细胞基因治疗后，接着要考虑的是具体的管理举措。在美国之后，澳大利亚、加拿大、法国、意大利和英国陆续建立了审批基因治疗的制度，这为借鉴先进经验创造了条件。在欧美，即使建立了严格的审查制度，严重违反伦理道德的事件也时有发生，可见他们的伦理审查制度也并非无懈可击。因此，"借鉴"不等于机械地照搬。同时，我们应该注意到：我国卫生部颁布的《人的体细胞治疗及基因治疗临床研究质控要点》（1993 年），药监局颁布的《人基因治疗研究和制剂质量控制技术指导原则》（2003 年）突出了技术标准和操作规范，而在伦理要求方面过于简单了。为更好地保护病人/受试者的权益，保证研发的可持续性，建立有效的审查机制，我建议在上述管理法规中强化或新增如下内容：

第一，临床方案的"准入"标准要突出"以人为本"的理念。伦理委员会在审查上报的基因治疗临床方案时，应该首先考虑以技术或医学为标准（比如，需要考虑资助者和研究者是否遵守了普遍接受的科学原理，研究单位和机构是否具备了临床实施条件，如人员、设备和管理等，临床试验前的安全有效性、毒性检测和免疫学评估结果是否良好，等等）。其次，伦理审查还要突出"以人为本"的理念，即在试验中要突出以病人为主体，切实尊重病人的利益。一项临床试验应该是真正出于改进治疗疾病之目的，其研究过程必须做到公开透明，必须接受外部实时有效的监督，等等。

第二，慎重选择受试者，确立合理而严格的知情同意机制。所谓慎重，就是在选择受试者的过程中，要充分考虑到风险问题。对于受试者而言，除非无

① 美国于 1966 年制定了第一个关于保护人类受试者的联邦政策，要求在伦理审查委员会对每个由政府资助的项目进行审查。在审查基因治疗临床试验上，美国走在前列。相当多的国家（包括中国）都参考了其审查制度。

可替代的治疗或者常规治疗方案已经难以治愈，才可以考虑基因治疗的临床方案，否则使用这样一种高风险的治疗方案很难获得伦理辩护。在筛选受试者的过程中，也要确定严格的准入和排除标准，确保程序公平公正，并能够接受外界的审查和监督。受试者在临床试验中的知情同意也至关重要，研究机构和个人必须以一定方式及时地向受试者公开与临床试验相关的信息，确保受试者或病人能够在试验或治疗的全过程中拥有充分的知情权，以此进行自主判断和选择，任何机构、团体和个人不得对参与研究的受试者进行引诱或强迫。而对于一些无完全行为能力的病人，如深度昏迷患者、儿童或精神病患者等，应该有相应的监护人或法定代理人的同意，充分尊重这些监护人或法定代理人在决策中的重要作用。

第三，切实保护个人隐私和保守商业机密。保护隐私是尊重人的重要体现，在基因治疗的临床试验中，研究者和机构必须树立隐私保护意识，切实保护受试者的个人隐私，包括从一些表面上可识别的个人身份信息，还包括一些个人的生物信息，比如某种遗传基因的信息或是容易患某种疾病风险的信息，等等。另外，基因治疗的临床试验中也需要维护研究机构的正当权益，比如必须保护相关投资或资助单位的商业机密，不向竞争对手泄露相关信息或未经许可使用、公布相关的研究成果等。

第四，妥善协调相关主体的利益。研究者必须保证公正地执行治疗或研究方案，如实向受试者和伦理委员会报告试验或治疗的资金来源、资助单位等，以免带来利益冲突等不良后果。一旦产生严重的利益冲突并带来严重的后果，相关机构有义务终止这样的试验并对相关责任人进行处罚。

第五，有效预防和及时处理严重不良事件。基因治疗的研究机构和试验的主要负责人要有处置不良事件的预案，并且要及时、如实地报告严重不良事件。在日常管理上，试验的负责人必须常态化地提交工作报告，如实汇报工作进展、人员变动、方案修改等等。同时，作为监管部门，要加强监管，一旦发现有严重不良事件发生时，必须及时介入以防止事件扩大，并适时启动调查和鉴定。

最后，本文针对我国生殖细胞系基因治疗伦理监管提出了以下建议，以供参考。首先，必须认识到我国在生殖细胞系基因治疗方面的管理规定过于简单和模糊。卫生部在 1993 年颁布的《人的体细胞治疗及基因治疗临床研究质控要点》中，其立场是反对生殖细胞系基因治疗，这个文件中规定不得在人体上开展生殖细胞系基因治疗临床研究，但没有说明是否可以进行临床前基因治疗的动物实验。因此，在这种情况下，我们认为，"生殖细胞系基因治疗"进入临床研究的条件是：①当体细胞基因治疗安全有效性在临床上被大规模地验证后；②这些基因干预方式建立了安全可靠的动物模型；③公众意识提高和参与意识增强；④受试者应该可以意识到自己所参与的临床试验会对后代产生风险并自主同意参与试验。

第五章　脑成像技术的伦理问题研究

1975 年，在加利福尼亚的海滨城市阿西洛玛，DNA 重组技术的安全性问题首次引起重视并被一些生命科学家们探讨，从而成为生命伦理学相关学科领域研究中一个不可忽视的重点问题，神经伦理学（即神经科学技术中的伦理问题研究和伦理学中的神经科学研究）也从 21 世纪初叶起正式进入社会公众视野。

作为神经科学技术前沿，脑成像技术的伦理问题既有老生常谈的问题，即知情同意、自主性和安全性，以及道德判断、自由意志和个人同一性等，这些问题是对新技术导致的新环境滋生的旧问题的重新思考，也有新的技术带来的以前未经历过的新问题，即脑隐私保护、神经干预、脑成像作为法律证据以及脑机接口等。但无论如何，一个不可忽视的事实是，脑成像技术带来的这些伦理、社会和法律问题，无论是在众多问题横断面的广度还是各个单独问题纵向性的深度上，都是前所未有的。它对我们之于技术社会问题思索的理念，以及我们基于旧有理论解决伦理难题的方法，都既有挑战又具启示。

第一节　脑成像技术简介

人类对自身大脑结构和奥秘的探索从未停止过，值得兴奋的是，近 100 年来相关技术取得了突飞猛进的进展，在直接观察大脑结构及其功能方面，一些高分辨率、实时性的动态功能检测设备，起到了关键作用。在疾病的检测和防治中，在疾病靶点定位和手术评估中，在药物药理分子水平进展检测中，这些设备都发挥了重要作用。它们为人类健康以及人类行为的道德评估和判断提供了新的思路和理念方法。

"神经影像"一般指直接或间接观察大脑结构和功能的各种技术的应用。"结构"和"解剖"神经影像限于观察大脑的结构。功能神经影像允许根据所使用的技术，构建用于衡量具有不同程度时间和解剖学分辨率的大脑活动的 CT 图像。关于功能神经影像的最新技术可用于大脑结构的即时成像。

概括来说，脑成像技术主要包括脑电图（EEG）、脑磁图（MEG）、事件相关电位（ERP）、正电子发射断层成像（PET）、磁共振成像（MRI）、功能性磁共振成像（fMRI）等。① 这些技术在研究人类认知过程中的脑神经电生理变化，探测示踪性同位素的位置分布，以及脑血流量和血氧饱和度等方面具有较高的时间和空间分辨率。这些无创伤性、无放射性和可重复性的现代技术设备，成为了个体情感、记忆和决策研究，甚至是个体智商、个性以及其他特性的有效的检测和评估工具。

关于结构神经影像的两项主要技术是计算机断层扫描（CT）和磁共振成像（MRI）。CT 于 1972 年被引入，使用 X 射线和计算机算法来重建脑部图像，CT 在很大程度上被具有更优秀空间分辨率的 MRI 所取代。当质子被放置在强磁场环境中时，MRI 通过测量由脑组织原子质子核发射的各种无线电频率的讯号强度来构建大脑的计算机图像。能够观察大脑电子功能的第一项技术是脑电图（EEG），该技术由汉斯·伯格（Hans Berger）于 1929 年引入。EEG 通过放置在头皮上的电极来直接测量"事件相关诱发电位"，大脑内部大量神经元的总电气响应。EEG 具有卓越的时间分辨率，能够以毫秒的形式记录发生的大脑活动。与其相关的另一项技术是脑磁图描记术（MEG），该技术可直接测量由神经活动产生的电荷带来的磁场。EEG 和 MEG 都具备优秀的时间分辨率。然而它们的空间分辨率比较差，任一技术都不能精确地定位所测量电信号的源头。

近期发展的功能神经影像技术包括正电子发射断层成像（PET）、单光子发射计算机断层显像（SPECT）和功能性磁共振成像（fMRI）。人们一直认为神经元活性和局部脑血流量（给定任务中血液向脑活跃区域的流动）之间存在着联系。PET、SPECT 和 fMRI 都取决于下面的原理：一旦达到神经元活性的临界值水平，PET、SPECT 和 fMRI 都能够通过记录与脑血流量有关的变量来直接测量局部大脑活性。举例来说，PET 和 SPECT 都需要向血液中注射少量的放射性标记分子即放射性示踪化合物，它们能够在大约 30 秒左右的时间进入大脑。这些分子既能够吸收葡萄糖的非代谢同族元素（等同于增加了细胞活性），也可以改变部分蛋白质的解剖分布（例如转运蛋白）和特殊的神经元功能（神经递质与其受体的位移）。在 PET 中，放射性标记分子（例如脱氧葡萄糖）被吸收并在组织中汇集，就像是一种天然的化合物（例如葡萄糖）。放射性标记示踪化合物开始衰变，随后放射出能够被检测和观察到的正电子，

① RACINE E, ILLES J. Emerging ethical challenges in advanced neuroimaging research: review, recommendations and research agenda [J]. Journal of Empirical Research on Human Research Ethics Jerhre, 2007, 2 (2): 1-10.

从而生成示踪化合物在大脑内的分布图。SPECT 不同于 PET，因为其使用了能够停留在血液中不被吸收的不同示踪化合物，因此 SPECT 图像限定在血液流动区域使用。无论是用 PET 还是 SPECT，研究者们推断最适合观察代谢活动的区域是研究任务开展期间大脑最为活跃的部分。相比 fMRI 等其他方法，PET 和 SPECT 的优势是研究者能够自定义放射性标记化合物来研究大脑内部的某种代谢或药理作用，也可以以特定神经传导系统的功能为研究目标。尽管具有这种优势，但 PET 和 SPECT 也存在几种缺点。首先，它们都需要向人体内注射放射性物质，这会产生很大的风险并妨碍后期开展的多项试验，而且在儿童这一特定群体身上不适用。其次，两种方法的时间分辨率较差，大脑活动和测量之间的时间延迟最长可达 30 分钟。此外两者都属于花费非常昂贵的技术。这些劣势使得研究者们将目光转移到了具有更为优秀功能神经影像技术的 fMRI 上。fMRI 作为使用最广泛的功能神经影像，使所有的其他技术黯然失色。和 PET 和 SPECT 一样，fMRI 依赖于通过增强脑血流量的办法显示脑内活动的原理。PET 和 SPECT 使用血流和代谢活性中的变量（例如葡萄糖代谢），而 fMRI 能够测到补充至大脑活跃区域过剩的含氧血。当大脑某个区域的活动增加时，含氧血的浓度也会增加（血液动力反应），而缺氧血的浓度会下降。缺氧血中含有顺磁性的缺氧血红蛋白，它的存在会减弱磁共振信号。当含氧血流向大脑某个区域时（缺氧血浓度下降），会增强磁共振的信号，被称之为血氧水平依赖性（BOLD）反应。研究者将大脑某个区域脑血流量的增加（显示为磁共振信号强度的增加）解释为在该区域大脑活动的增强。fMRI 比 PET 和 SPECT 具有多种优势，它具有非侵入性，似乎没有什么损害，空间分辨率也更强。尽管时间分辨率不如 EEG 和 MEG（如上所述，EEG 和 MEG 的空间分辨率比较差），fMRI 的时间分辨率也好于其他功能神经影像（例如 PET 和 SPECT）采用的间接方法。人们普遍认为 fMRI 在所有的神经影像技术中是时间和空间分辨率最为平衡的一种。[①]

　　但是，由于人类大脑神经系统自身的高度复杂性，以及任何单一技术在大脑活动研究过程中的局限性，上述脑成像技术同样不可避免地具有一定优势和不足。例如，计算机断层成像技术（CT）在急性和慢性出血、急性创伤和脑积水方面，具有极高的检测正确率，但也具有一定放射性和对比分辨率低等特性；正电子发射断层成像（PET）在癌症、癫痫、运动和情感障碍以及肿瘤等成像方面，能够进行血流的动力学、化学和功能成像，从而确定量化结构、绝

---

　　① SNEAD O C. Neuroimaging and the "complexity" of capital punishment [J]. New York University Law Review，2007，82（5）：1265.

对的生理变量和统一的空间分辨率，从而成为类似阿尔茨海默病等疾病有效的成像工具，但也具有有放射性、成本高、刺激和资料获取时间长、时间分辨率低等局限；磁共振成像（MRI）在探测大脑结构、颈部血管、相对脑灌注和血脑屏障等方面具有较高的空间分辨率、无电离辐射、灰白质对比度高等特性，但操作时间长，可能导致电子设备禁忌和急性出血等问题；功能性磁共振成像（fMRI）在肿瘤、脑皮层萎缩、血肿和灰白质含量的术前成像方面，具有非侵入性、可重复性等优势，可作为个体智力、阅读能力和个性等特征的检测工具，但设备成本较高，需要专业人员进行操作和系统维护等要求。这些技术在各个领域中的优势及不足，决定了其作用发挥方式和自身能力改进的必然趋势。在探测脑的生理和病理方面，单个脑成像技术都具有一定局限性，只能在某一个或某些领域发挥最佳作用。例如，脑电图和脑磁图提供了神经系统网络的电磁生理矢量等信息，它们具有较好的时间分辨率，但空间分辨率和靶点定位的精确性却并不理想。而磁共振成像和功能性磁共振成像技术等，在探测血流量增减等方面的理论基础是神经元与血流量增减紧密相关关系，但这种理论仅仅限于正常大脑，对病变状态中的大脑却并不适用，也就是说，这种理论在大脑病变状态下是不成立的，从而决定了上述技术不可普遍应用的特性。[①]

随着人类对认知行为探索研究的深入，精确的空间定位和最佳的时间分辨率成为复杂变量研究的必然要求，纵向的深度和横向的广度都需要突破性的改进，这在一定程度上成为多种技术走向融合的推动力。

第二节　脑成像技术的理论基础

通过探测神经系统机制和综合表征，从而达到对个体心理特征、行为和疾病表现的评估研究，其理论依据主要有以下三种：

首先是身心一元论。这种唯物主义理论认为，身与心本质上是同一物理状态的不同表达，即大脑神经系统的整体涌现。这种观点与笛卡尔式的唯心主义的身心二元论截然相反。笛卡尔认为，意识与物质是本质上不同的两种实体，彼此相互对立。二元论观点导致身心分离的物理世界观，一种生活是存在于躯体而另一种是心灵世界。其实，脑成像表明，包括个体的个性、道德和精神事

---

① MAZZIOTTA J C. Imaging: window on the brain [J]. Archives of Neurology, 2000, 57 (10): 1413-1421.

件在内的这些特征都具有相应的物质基础，即大脑神经系统。① 此外，记忆的储存、丧失与恢复，人类的合作与竞争，甚至包括宗教经验和道德判断，都已经成为一些神经科学家们当前研究的热点领域，他们认为个体的这些特征具有不同的神经系统活动类型和表征。现代唯物主义的突现理论也判断，心理现象并不是大脑单个细胞或神经系统的特性，而是多种系统交叉融合产生的多层次的整体涌现状态。这些一元的唯物主义理论成为了脑成像技术研发和认知探索的首要理论基础，并保证了研究目的的可能性和路径方法的可行性。

其次是还原论。这种理论坚持把复杂事物简单化，它认为所有的复杂系统都可通过一定的方法或途径进行分析和解构，从而用简单的因素、部件解释复杂的系统或组织。生物学中的本体还原论称，众多分子及其相互的系统作用组织并建构了复杂的生物系统或有机体。值得注意的是，这种本体还原论并没有给非物质实体理论留下任何空间和余地，任何精神现象脱离物质基础是不可想象的。最近的脑成像研究称，个体情感、个性、气质、性别和基因都有其神经生物学基础，并且神经系统对个体情感存有调控差异。具体来说，前额叶和边缘系统是情感、记忆和感知的大脑神经系统区域和基础。② 脑成像研究表明，个人信念、思想和欲望都可以找出其神经生物学基础，并通过脑成像展示。有些科学家甚至认为可以通过脑成像进行基本的读心或思想阅读。③ 事实证明，在神经生物学基础上，个体态度和行为倾向都是可测量的。研究表明，白人杏仁核的激活往往与其对黑人的消极评价紧密相关；左边杏仁核的激活程度越高，其发生侵略性行为的可能性就越高。④ 这种把个体情感、认知和欲望等个性特征还原为神经系统甚至神经元分子水平的路径，从其本质上来说是还原论思想的体现。然而，需要提醒的是，人类认知和情感特性并非可由线性的因果关系简单还原。大脑发育的可塑性研究表明，在还原复杂系统时，如果忽略系统外部干预和环境压力甚至是文化的影响，都将是草率的、不完整的。因为对于一个处于开放性系统中的复杂有机体而言，任何孤立的线性的简单还原都是存在缺陷的。

① FARAH M J. Neuroethics the ethical, legal, and societal impact of neuroscience [J]. Annual Review of Psychology, 2012, 63 (1): 571-591.

② HAMANN S, CANLI T. Individual differences in emotion processing [J]. Current Opinion in Neurobiology, 2004, 14 (2): 233-238.

③ FENTON A, MEYNELL L, BAYLIS F. Ethical challenges and interpretive difficulties with non-clinical applications of pediatric fMRI [J]. The American Journal of Bioethics, 2004, 9 (1): 3-13.

④ PHELPS E A, O'CONNOR K J, CUNNINGHAM W A, et al. Performance on indirect measures of race evaluation predicts amygdala activation [J]. Journal of Cognitive Neuroscience, 2000, 12 (5): 729-738.

这就提出了第三种理论基础，即系统论。贝塔朗菲的系统论认为，把整体的系统特性简单还原为部分的观点是不可取的，物质存在的普遍形式是系统，系统各个组成要素之间，以及系统与系统、系统与环境之间，既相互融合和转化，也存在相互对立，而不间断的物质、信息和能量交换是常态。因此，在无生命特征的复杂系统中成功应用的物理学的还原论方法，对于复杂系统特别是有机体来说，是非常不适用的。[①] 对处于开放系统的有机体来说，整体功能是不可通过其组成因素简单的功能加减体现的，整体功能远远大于部分功能之和，而失去整体系统的部分也同时失去了其在整体系统中的作用和功能。这与无机体是截然不同的。

依照神经系统疾病的诊断和治疗历程看，从简单的部位损伤及其致病后果的探索到心理、认知和行为等复杂系统症状的系统性的神经根源性回溯，这是认知过程由简单还原向系统涌现的合理过渡。其实，认知是神经系统的复杂涌现，我们不可能依据简单的线性资料对其进行精确回溯和推理，大脑成像及其相关系统资料越少，我们对认知识别的可靠性就会越低，这是不言而喻的。例如，虽然研究表明撒谎一般被认为与前扣带脑皮质区域的激活有关，但我们不能简单地依据前扣带脑皮质区域被激活的事实判断某人是否撒谎，因为这一区域还与情感和认知过程等紧密相关。[②] 其实，大脑区域的高度复杂性和开放性特性，决定了任何依靠简单还原方法认识个体特征理论和路径的失败。脑成像资料的分析和解释的有效性的影响因素非常多样，不仅包括血液的动力学反应功能的变化、大脑结构差异，还可能包含各种脑成像资料分析的统计性误差。[③] 而且，在有些学者看来，脑成像资料的解释还与社会和文化因素紧密相关。朱迪·埃勒斯（Judy Illes）等人就认为，脑成像资料的解释不仅与科学的机构相关联，还与社会当前的文化因素，甚至人类学的学科结构相关联。[④]

第三节　脑成像技术中的相关伦理问题

脑成像技术不仅致力于研究人类大脑神经系统的结构、功能及其未来表

① 魏宏森，曾国屏. 系统论：系统科学哲学 [M]. 北京：清华大学出版社，1995：312.

② FARAH M J. Neuroethics the ethical, legal, and societal impact of neuroscience [J]. Annual Review of Psychology, 2012, 63 (1): 571-591.

③ DESMOND J E, CHEN S H A. Ethical issues in the clinical application of fMRI: factors affecting the validity and interpretation of activations [J]. Brain and Cognition, 2002, 50 (3): 482-497.

④ ILLES J, RACINE E. Imaging or imagining? a neuroethics challenge informed by genetics [J]. The American Journal of Bioethics, 2005, 5 (2): 5-18.

达，而且把大脑的结构、功能及其表达与人类认知和行为进行对应性研究。于是一些类似于基因控制的遗传性问题被提了出来。例如隐私保护、知情同意和安全性等问题。同时，当我们对个体行为特征与神经系统关系的研究不断深入后逐渐发现，类似个体同一性、道德判断以及自我等概念的合理解读和重新阐释成了一个急需解决的重要问题。因为脑成像的解释不仅对我们当前的知识论和认识论提出了挑战，例如怎样把握知识融合的合理性以应对神经科学研究成果的高度复杂性；在社会和文化方面，如何跳出传统文化和人类学知识的局限，给予脑成像研究的客观合理性以及成果解释的圆满性评价。[①] 例如，在脑成像研究和成果解释时，"人格"和"自我"的解释促进神经科学、社会学和人类文化学等多层面的互动成为了必须。这也是为什么遗传学方面的科学反思不能完满地解释脑成像技术伦理问题的重要原因。这种学科发展的趋势，不仅对生命伦理学的发展提出了要求，更使多学科交叉融合和知识的合理建构及传递成为必须。

其实，作为神经科学技术前沿，脑成像技术的伦理问题既有老生常谈的问题，即知情同意、自主性和安全性，以及道德判断、自由意志和个人同一性等问题，这些问题是对新技术导致的新环境滋生的旧问题的重新思考，也有新的技术带来的以前未经历过的新问题，即脑隐私保护、神经干预、脑成像作为法律证据以及脑机接口等。但无论如何，一个不可忽视的事实是，脑成像技术带来的这些伦理、社会和法律问题，无论是在众多问题横断面的广度还是各个单独问题纵向性的深度上，都是前所未有的。它对我们之于技术社会问题思索的理念，以及我们基于旧有理论解决伦理难题的方法，都既有挑战又具启示。

一、神经营销学

20 世纪 90 年代，美国国会公开宣布开展"脑的十年"计划（1990—2000），对学术、社会、技术和医学环境产生了多方面的影响，激起了促进国际合作的原动力，由此产生的神经科学浪潮导致了神经营销学和神经伦理学等新的分支学科领域的出现，神经影像学研究各领域也因此有了众多发现，这些新的学科领域对传统生命伦理学发起了严峻挑战。

神经营销学的产生来源于两个领域（营销和神经科学）的高度融合，该术语大约在 2002 年开始获得认可。从此两家美国企业，即聪明屋和销售大脑，也开始在神经营销学领域提供研究和咨询服务。不久之后，在 2003 年，贝勒

---

① ILLES J, RACINE E. Imaging or imagining? a neuroethics challenge informed by genetics [J]. The American Journal of Bioethics，2005，5（2）：5-18.

医学院的瑞德·蒙塔古（Read Montaque）教授进行了一项有趣的实验，该实验结果在 2004 年的《神经元》杂志发表。该实验是这样的：对一组饮用世界上两大知名品牌饮料（可口可乐和百事）的人进行功能性磁共振大脑扫描。结果发现，当受试者不知道自己所喝饮料的品牌时，他们说自己喜欢喝的饮料是百事，但当他们知道自己喝的是可口可乐时，他们说自己更喜欢可口可乐而非百事。该研究揭示了一个有趣的事实，即品牌会影响消费者的购物行为。因此，像类似可口可乐这样强大的品牌形象，可能在消费者前脑皮层中占据着重要的位置。该脑区域控制着注意力和短期记忆，因其在个体行为规划中的特殊作用而闻名于世。

神经科学的伦理学研究可分为两个子领域：第一个领域是关于神经科学研究中涉及和需要考虑的伦理学方面，第二个领域是神经科学研究对既有的伦理、社会和法律等方面的影响。神经科学能够为我们提供特定的思考和与行为有关的科学知识，也即提供了一种事先判断和评估某种行为的预见性，这将有助于神经营销学的发展。神经营销学的主题之一是消费者自主行为的控制及其权益的维护。在销售人员看来，与经典营销的思路和方法不同，神经科学工具能够提供更加珍贵并且可以用来控制消费者的信息。因此，在商业界看来，神经营销学技术所提供的预测消费者行为的能力远远胜于经典销售技术。

近年来，神经营销学已在媒体中获得高度可见性，并引发了社会各界的激烈讨论。其中，大多数讨论专注于其可能对消费者带来的影响，从而观察该领域的研究之于理解神经生物学机制和消费者行为关系有潜在贡献。[①] 而加里·罗斯金（Gary Ruskin）则认为，利用功能性磁共振成像等医学技术提高营销活动效率，会对消费者造成负面的影响，这将成为一个有争议的领域。在致美国参议院的信中，加里·罗斯金明确指出了神经营销学可能导致的三个潜在问题：首先，利用神经营销学促销有害产品会导致疾病发生率的提高；其次，促使政治宣传效率的提高，有可能导致不当竞争；第三，神经营销学还可用于宣传低劣的价值观念。[②] 从自由意志的视角来看，神经营销学可能违背消费者的自由决定权力并可能导致类似知情同意的伦理问题。事实上，任何以人为研究对象的科研活动，都应在实际的操作过程中遵循相应的伦理、社会和法律规范，在研究之前研究者应把受试者的相关权益首先纳入思考范畴。例如，研究

---

　　① JAVOR A, KOLLER M, LEE N, et al. Neuromarketing and consumer neuroscience: contributions to neurology [J]. BMC Neurology, 2013, 13 (1): 13.

　　② RUSKIN G. Commercial alert asks senate commerce committee to investigate neuromarketing [Z]. 2013 Retrieve July 20. www. commercialalert. org/issues/culture/neuromarketing/commercial-alert-asks-senate-commerce-committee-to-investigate neuromarketing.

者的任何以受试者相关信息为研究对象的试验，都应获得受试者的自愿参与研究的知情同意书，且所有试验都应在知情同意书范围之内，否则都将被视为侵犯受试者的权益，违反了相应的伦理原则。同样的，神经营销学研究中的相关技术和预期目的预设都将引发一系列的伦理、社会和法律问题。这在一定程度上成为神经营销学商业协会制定伦理规范的原动力，成为了商业协会的入门标准。

总之，否认神经营销学中伦理问题存在的观点是与事实不符的。神经营销学使我们了解特定营销策略之于我们决策影响以及我们对不同营销特定促进因素的反应成为了可能，它应被视为一种新的有能力在将来为研究消费者行为和我们的决策机制提供更多相关资料和可能帮助的新兴领域。但是，神经营销学与消费者权益并非一定矛盾；相反，神经营销学还可以帮助减少不必要的设计和产品促销营销开支；消费者还能通过神经营销学更多更好地了解自我、自我的消费习惯，以及不健康的饮食和消费冲动等；神经营销学还将使我们能够证明并提高消费者的行为理论。

二、脑机接口的伦理问题

脑机接口（BCI）是利用脑成像等相关技术设备解读人类脑信号，从而在不依靠正常神经系统信号通道的情况下与外界进行信息交流的技术。[①] 与直接的神经干预相反，脑机接口并不用于大脑的直接刺激，而是建立直接的通信路径。开发 BCI 的最初目的是临床医学中作为神经病患者的治疗和附属技术，旨在修复、辅助或增强认知或感知运动损伤患者（包括脊髓损伤、中风和运动神经元疾病等）的认知或感觉运动功能。例如，基于 BCI 的电动假肢在动物模型和患者中的试验已经取得成功，实现了大脑对假肢、轮椅和其他装置的直接控制。BCI 可分为两类：侵入性和非侵入性。侵入性 BCI 通过在中枢神经系统中手术植入电极阵列或直接连接到中枢神经系统来记录脑信号。非侵入性 BCI 通过神经成像技术（例如通过放置在颅骨外部的电极记录脑活动的脑电图（EEG）和肌电图（EMG））来连接脑信号。如前所述，侵入性和非侵入性BCI 均在用户大脑和计算机设备之间建立直接交互。参见图 5-1。

到目前为止，BCI 应用程序不仅可用于临床治疗，还可供普通公众使用。BCI 装置的多种商业化应用已经进入市场，并且越来越多的健康人也在使用它进行娱乐和其他日常活动。例如，Emotiv（http：//emotiv. com）和 Neuro Sky（http：//www. neurosky. com）公司已经率先将非侵入性和易于穿戴的

————————

① KOTCHETKOV I S, HWANG B Y, APPELBOOM G, et al. Brain-computer interfaces: military, neurosurgical, and ethical perspective [J]. Neurosurg Focus, 2010, 28 (5): E25.

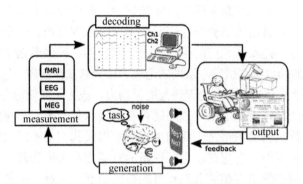

图 5-1 BCI 在用户大脑和计算机之间建立直接交互示意图

BCI 商业化，用于游戏、交互式电视或免提控制系统。电子通信业正在提供潜在大规模普及的消费级 BCI。例如，iPhone 配件（如 Xwave 头盔可将耳机直接插入兼容的 iPhone 并读取脑电波）。同时，已经验证下一代三星 Galaxy Tabs 和其他移动或可穿戴设备的原型可通过基于 EEG 的 BCI 由大脑活动进行控制。诸如 Nielsen（http：//www. nielsen. com）等神经营销公司正在使用 BCI 应用程序来更好地评估客户需求和偏好。基于大脑控制在计算机中的显著的潜在作用，例如即时性、免提控制和可移植性等，BCI 将逐渐取代键盘、触摸屏、鼠标和语音命令装置，成为人们与计算机交互的首选方式。最后，大量针对军事和战争的 BCI 应用程序也正在开发中。美国国防部高级研究计划局（DARPA）目前正在为广泛的 BCI 项目提供资助，其主要目的有两个：恢复战士的神经和行为功能；提高战士和情报人员的能力表现。[①] 然而，高新技术应用往往不可避免的一个问题是，人们对 BCI 技术的过高期望与技术本身潜在的脆弱性之间的差距和鸿沟。例如，对于神经肌肉重症患者，BCI 技术的高期望可能产生严峻的伦理挑战，这些期望可能破坏患者对技术风险和收益的合理评估，包括技术本身应用的风险以及用户隐私数据的安全性。因此，为了防止这种情况的出现，科学家和伦理学家建议技术的生产者和媒体都能够对技术的社会应用提供准确的检测和报告，这些报告的准确性和充分性可能导致患者产生不切实际的期望以及对风险的不合理感知。

其他相关的问题有：第一，BCI 目标用户（例如，患有闭锁肺综合征（LIS）的用户）的知情同意问题。交际能力受损的 LIS 患者需要注意一些不能归于语言沟通的信息和沟通特性，这部分群体是否能正确理解信息是技术应用

---

① IENCA M，HASELAGER P. Hacking the brain：brain-computer interfacing technology and the ethics of neurosecurity [J]. Ethics and Information Technology，2016，18（2）：117-129.

中的重要挑战。第二，隐私保护。BCI 涉及的隐私保护问题主要是用户的大脑中私人的敏感信息，包括健康状况、职业、地址、心理能力、性取向、宗教信仰和日常活动等信息，可能对重要隐私和数据保护提出重要挑战。作为可能遭受大脑黑客攻击从而失去隔离或保护机密和敏感信息能力的用户，个人私人领域可能受到入侵。在自由社会中，隐私与公民自由、民主和人权密切相关，是个人信息的重中之重。第三，安全性问题，包括身体和心理安全两个方面。大脑黑客通过操纵 BCI 用户界面可能对个人和财产安全造成影响。用户大脑所隐含的因素和机密信息的泄露也会给用户带来身体和心理上的不安全感。例如，用户居住地点和出行信息可能涉及个人安全。另外，犯罪分子、雇主和保险公司可能都对用户医疗记录的信息很感兴趣，并可能提取用户的政治观点或性取向信息，从而进行政治诱导、性取向歧视等。第四，自主性问题。通过解码和反馈操纵，大脑黑客可能会恶意访问用户敏感信息，导致用户决策和行为的变化。而这种对用户未来行为进行外部控制的可能性，与个人自主性和自由行为的道德价值大相径庭，甚至可能干扰个人身份的自我决定。个人自主性通常被理解为某人根据自己的愿望和计划进行行动的能力，而不是作为操纵或扭曲的外部力量的产物。自主的个人是指能够根据自选计划自由行动的人。相反，大脑黑客的潜在受害者的行动能力可能受到其他恶意行动者的部分限制、控制或干扰。从这个角度来讲，大脑黑客影响用户决定和行为的方式似乎大大削弱了用户的个人自主性，甚至在脆弱的个体（例如具有严重神经障碍的患者）中，这种对用户自主性的威胁还可能在临床环境中得到加剧。在医学伦理学中，自主性至少被认为是一种"不受其他人控制、干扰和限制的自我规则"，通常被视为尊重患者和保护患者的基本要求。然而，需要重点强调的是，尽管与具有相同病症但未受黑客攻击的用户相比，受黑客攻击且具有严重神经系统疾病的 BCI 用户将面临自主性减少的风险，但是却比无法获得 BCI 的受损患者具有更大的整体自主性。这一事实值得引起广泛的哲学反思，因为同一种技术既可以增加，也可减少自主性是一种违反直觉的情况，这需要在不同情况下对风险-受益比进行十分详细的分析。这些类型的大脑黑客攻击引起的自主性挑战也引发了强迫问题，即对另一方行使约束力（除了使用武力、暴力和威胁之外），目的是强迫他/她以非自愿的方式行动。因此，大脑黑客可以提出一种新颖且更有潜意的（因为在受害者的意识阈以下执行）强制形式，这增加了勒索、敲诈、折磨和当前执行的其他强制形式。①

① IENCA M, HASELAGER P. Hacking the brain: brain-computer interfacing technology and the ethics of neurosecurity [J]. Ethics and Information Technology, 2016, 18 (2): 117-129.

　　BCI 应用能够显著改善患者（特别是患有严重神经肌肉疾病的患者）的生活质量，使一般用户在通信、游戏和娱乐时获得更强更具个性化的用户体验。然而，如果安全问题和伦理法律问题仍然未得到解决，这种技术的潜在益处可能被削弱。在理想情况下，应由伦理学家、神经科学家、工程师、计算机科学家、网络安全专家、律师和其他重要利益相关者相互合作，并向监管者和决策者提供信息。

三、脑成像技术的伦理问题

（一）隐私保护

　　对于可能揭示主体敏感和个人信息的所有研究和技术应用来说，隐私保护都是共同的主题。脑成像技术研究过程中，脑成像数据库的形成和建立，以及在此基础上社会意义大脑和伦理意义大脑相关的开创性研究对隐私保护都提出了严峻的挑战。[①]

　　在生物学蓬勃发展的今天，神经科学也在不断地走向成熟，并与其他学科紧密联合，在大数据建设推动基础上，神经科学大量数据资料促进其建构数据库成为必然趋势。神经科学数据库资料包括与情感、经济决策、道德推理和消费倾向等紧密关联的大脑神经系统活动动态成像数据，以及其他的与疾病相关联的神经活动成像数据，例如阿尔茨海默病和抑郁症等。需要特别注意的是，这些与疾病发生相联系的成像资料，一定程度上预示着个体疾病的发生，属于他们的隐私信息。因此，在数据共享平台信息分享情境中，个体的这些因素信息的保护可能面临泄露的危险。另外，脑成像不仅预示着上述这些疾病的发生和可能，而且在社会意义和伦理意义上对大脑的研究和解读同样面临着严峻的挑战。脑成像研究不仅包含个体情感、人格特征，同样包含个体情感因素，例如爱恋、偏见和暴力倾向等，这些个性特征是传统心理学领域之外的成分。[②] 这些个性特征的神经生物学基础可能揭示个体不愿意被他人发现，而在传统生物学领域不可发现的个体特性。例如，研究发现杏仁核激活与对他人的

　　① RACINE E, ILLES J. Emerging ethical challenges in advanced Neuroimaging research: review, recommendations and research agenda [J]. Journal of Empirical Research on Human Research Ethics Jerhre, 2007, 2 (2): 1-10.

　　② HAMANN S, CANLI T. Individual differences in emotion processing [J]. Current Opinion in Neurobiology, 2004, 14 (2): 233-238.

消极评价相关，大脑前扣带皮层和顶叶皮层的激活与个体撒谎紧密关联。①

　　脑成像揭示的神经生物学基础与个体个性特征之间的关联，预示着即使在主体没有行为回应的前提下，又或者在没有前期预期的情况下，在原理上揭示其信念、态度等特征也是可能的。这就对传统的隐私保护提出了前所未有的新挑战。也就是说，基于特定神经生物学基础及其结构和功能特征之间的联系，脑成像完全可能被用于研究预期目的之外的其他用途。例如，用于检测疾病的磁共振成像可能揭示主体无意识的种族偏见信息。尤其是一些与健康相关的个人信息，特别受到健康产业、教育、保险等行业人士的关注，成为他们职业决策的重要参照。这也就意味着，隐私信息的泄露可能导致就业和保险等歧视问题。总之，脑隐私概念的提出以及脑隐私信息的保护，不仅在思想理念上，而且在方法上都对传统隐私保护提出了挑战，脑隐私保护可能比遗传信息保护遭遇更大挑战。如果说遗传信息揭示的是个体遗传疾病信息的话，那么脑隐私则直接与个体即时的思想信息相关，它在一定程度上是我只为我以及我是怎样的人的直接表达，是自我的根本体现。在这个意义上可以认为，脑成像研究的隐私保护要求，可能并不仅仅是一个伦理或社会问题，而应该成为一项自我保护的绝对的道德义务。

（二）安全性

　　与其他传统的外科手术比较而言，脑成像具有显著的优点，它不仅能够为疾病的预防和诊治提供明确的科学的策略，不对患者造成不必要的危害，在临床实践中脑成像还能为神经外科手术提供疾病生理图集，监测药物发展机制，并为疾病的事先防治带来新的理念方法。研究证明，在探索个体信念、情感和精神系统疾病等方面，脑成像表现出了较高效应。然而，由于技术发展的局限，在测量疾病有效度、标准化，以及制约主体行动的心理模式等方面，脑成像仍然存在很多不足，而其导致的新的权益和伦理困境，对于人类可能是灾难性的。②

　　一种担心是鉴于在分离、控制和研究认知过程中存在的障碍，很难找出特定大脑区域功能和任何相关认知功能之间存在的决定性关系。将因果关系与关联性区分开来也是试验方面常见的困难。关于大脑区域功能专业化的担忧不断

---

① FARAH M J. Neuroethics, the ethical, legal, and societal impact of neuroscience [J]. Annual Review of Psychology, 2012, 63 (1): 571-591.

② SAHITO F H, SLANY W. Functional magnetic resonance imaging and the challenge of balancing human security with state security [J]. Human Security Perspectives, 2012 (1): 38-66.

增加，这一概念是神经影像研究中的重要假设。大脑的部分区域发挥着几种认知功能，换句话说，几种认知功能体现在大脑的同一个区域，这样就有可能增加从神经影像数据推断大脑、精神和行为的错误率。这一困难是复合性的问题，因为最常用的神经影像是间接测量大脑的活动情况。根据这种技术，血液流动、代谢活动（通过 PET 和 SPECT）或含氧血浓度（通过 fMRI）在研究大脑区域活动中发挥着变量的作用。来源于这些技术的测量工作在利益，即认知功能的最终目标前必然变得纤弱。正如玛莎·法拉赫（Martha J. Farah）和保罗·茹特·沃尔普（Paul Root Wolpe）所观察到的，"尽管脑波不会撒谎，但也不会说实话；他们只是对大脑活动的简单测量"。此外用于生成单一神经影像的专门知识（例如神经科学、计算原理、物理计算机科学、统计分析和核医学）使出现技术性错误存在着极大的可能。同样在设备和实验室程序之间也缺乏一种标准化。实验对象大脑生理学的很大可变性和在定义正常状态中伴随出现的困难使得做出有意义的对比变得非常困难。因此尽管 fMRI 是一种最强有力的工具，但它很少在诊断中使用，也没有成为临床医生标准化操作的一部分。另一种担心是用于诊断心理状态的认知神经影像数据完全依赖于诊断标准的可靠性，由于精神疾病缺乏特定的生物标记物，诊断标准存在着激烈的竞争。此外，关于神经影像的研究不仅受到科学框架的束缚，也受到文化和人类学知识的影响。对于认知神经影像不可或缺的概念，例如人格、自我和意识等，在不同文化之间存在着很大的差别，这进一步增加了分析研究数据的复杂性。最后，对于人们匆忙进行实际应用，特别是对于神经影像可能为人们从伦理和社会角度理解行为提供客观和透明洞察力的热情，会使人们忽略前述中的技术和理解方面的复杂性，这是另一种担忧。

　　首先，作为常规医疗实践工具，脑成像仍然存在安全性风险，包含物理性和心理性两个方面。例如，由于较强的磁波作用，fMRI 可能对患者的身体和心理造成危害。若患者身体里存在其他辅助性的物理设备，还可能存在死亡等极度危害。① 除此之外，人类身体内部器官和组织存在生物学电流及各种磁场，以及一些磁性物质，它们都可能在脑成像带来的较强磁场影响下产生非预期的病变，② 包括心理失衡、呼吸暂停和死亡风险等。其次，作为个体心理、疾病和行为等方面的研究工具，脑成像也存在较大的风险和危害，包括成像资料解读的客观性以及过度解读和不科学解读等方面，而这可能给患者的生活带

---

　　① MCMONAGLE E. Functional Neuroimaging and the Law：A Canadian Perspective [J]. The American Journal of Bioethics，2007，7（9）：69-70.

　　② 刘星，田勇泉. 脑成像技术的伦理问题 [J]. 伦理学研究，2012，2：104-109.

来严重的不良影响。特别是那些基于脑成像资料进行的疾病预测和心理评估等，由于缺乏客观真实性和科学性，以致后来的在此基础上的治疗缺乏科学根据，给患者带来身心伤害。例如，基于脑成像资料的道德和法律责任判断、暴力倾向评判，以及大脑神经系统增强型干预和控制等方面。例如，一般认为，经颅直流电刺激（TDCS）是一种可移植、无痛、便宜、十分安全并且具有潜在长期疗效的大脑刺激工具。从 TDCS 实验获取的最新结果分别提供了针对正常或受损能力增强或治疗的令人兴奋的可能性：增强伴有典型症状和非典型症状发展儿童的学习能力和认真程度。在扩展大脑理解的使用中，设计关于增强大脑功能从而提高人类能力的方法是神经科学界永恒的主题。通常情况下，其主要目的是提高伴有认知和其他心理障碍的人的能力或生活水平。用于提高这些能力的现有的多数努力均已注重药物介入。然而最近几年，我们已经看到了关于探索非侵入性脑刺激（NIBS）是否会有益的新研究浪潮。NIBS 的方法例如经颅电刺激（TES）和经颅磁刺激（TMS），特别是结合行为训练，在药物介入尚未取得成功的情况下，可以提供有前途的替代品或辅助策略。在 TDCS 中，通过放置在头皮上的电极向头部外加短时间（<20 分钟）的弱电流，例如 1 mA。电流通过头颅并且改变自主神经活动。对动物和人类研究已经表明，阳极刺激能够促使神经静息膜电位更接近激活阈值，并且因此提高了组织兴奋性，而阴极刺激会抑制细胞放电并且降低兴奋性。对人体的实验已经表明，神经递质 GABA 和谷氨酸的局部浓度在后续 TDCS 中存在变化，更重要的是在突触机制中实现学习和记忆功能。TDCS 的这些特点使其成为用于操纵神经行为可塑性的颇具吸引力的工具，并且成为作为认知康复辅助干预的可能。相较于其他 NIBS 技术而言，TDCS 具有可移植、无痛、便宜、十分安全并且适合家用等特点。最重要的是，越来越多的证据表明，TDCS 具有增强伴随潜在长期疗效的心理功能的重要独特优势。然而，对于儿童神经系统的过早干预的正当性，以及干预的长期效益，目前看来都是不可预知的。于是一系列的问题被提了出来，例如自然与非自然状态下学习的公正性比较研究、安全性和未知的危害等。

在群体水平，基于脑成像在个体精神活动探索方面的功效，一些个体特征如计划、行为和欺诈等正被作为脑成像研究的最新对象而纳入研究范畴，例如脑成像被作为探测个体是否具有犯罪意识的检测工具。于是，脑成像技术还被国家机器纳入成为了国家安全防治的工具，例如预防暴力、反恐战争等。2009年，美国国家安全委员会的报告指出脑成像可能作为士兵决策优化的有力工具。但是，这里的关键问题依然存在，脑成像只是大脑某一特定区域或某一特定时刻的成像，反映不出大脑整体的系统性能，认知过程的复杂性是不可能简单依靠局部或即时的成像合理推测的，认知只能被视为大脑神经系统的历时的整体系统的动态涌现。大脑区域可能与多种情感或认知相关联，单一区域或过程很难作为某一种特定认知的推理依据，何况在个体间存在高度差异，存在个体与外部环境之间的不断交流和互动。

（三）知情同意

知情同意是指患者在对相关疾病和治疗信息充分理解的前提下，自由表达意愿并自主选择和决定的一项原则，包括知情和同意两个方面。它是生物医学伦理学的原则，可用于定位临床医患关系，通过法学理论使外科医生履行对患者的诚信义务。知情同意还包括四项基本要素：①什么疾病？②针对疾病风险和患者利益所需采取的治疗方案是什么？③不进行治疗的后果是什么？④患者能理解相关信息、自由选择治疗方法并对医疗结果感到满意吗？此外，患者对上述疾病和治疗的任何一项内容的不同变化，是否都采取了合适的方法获得知情同意？[1]在脑成像研究过程中，由于大脑本身的复杂性以及研究人员信息解读能力的局限性，知情同意困惑主要表现在以下几个方面：①意外发现。意外发现是指在脑成像研究或脑部成像中出现的与计划目标靶物质不同的异常情况或发现。这种情况在脑成像研究中是经常可见的，因为脑组织的高度相关性，某个部位的成像可能同时显示出其他的性能表征或异常结果。研究表明，意外发现在成人和儿童群体中存在的比率为 $2\% \sim 8\%$。[2] 例如，一名参加脑疾病异常组织扫描的患者可能被发现患有记忆障碍的可能。因此，从理论上来说，由于我们事先无法确定大脑成像是否存在异常发现或异常组织，脑成像研究者无法让受试者真正意义上对脑成像研究知情同意。意外发现可能让知情同意以一种完全的可能的状态出现，这也意味着受试者的所谓知情同意被幻化。②信息的解读。有两个因素导致脑成像信息解读的局限性。首先，大脑神经系统的复杂性以及不同脑区域间的联系性，导致对局部区域脑成像信息解读的局限性，因为即使专业的神经科学专家也不能完全理解和把握局部的即时的脑成像所蕴含的所有信息，同时任何疾病也不会单纯地由大脑局部所导致。人类的疾病、认知和行动都是大脑神经系统整体涌现的结果。艾瑞克（Eric）和朱迪（Judy）等人说，脑成像非常复杂多样，且其信息的获取具有一定不足性，包

---

① MUKHERJEE D，MCDONOUGH C. Clinician perspectives on decision-making capacity after acquired brain injury [J]. Topics in Stroke Rehabilitation，2006，13（3）：75-83.

② RACINE E，ILLES J. Emerging ethical challenges in advanced Neuroimaging research：review，recommendations and research agenda [J]. Journal of empirical research on human research ethics：an international journal，2007，2（2）：1-10.

括研究设计、数据统计和成像分辨率等，这就决定了其信息需要非常专业的人员进行审慎的解读。[①] 其次，影响脑成像客观可靠性的因子普遍存在，包括血液的动力反应及功能性变化、脑的结构性差异和成像的统计学误差等。再者，群体统计学层面上的研究或标准并非一定适用于多样性的个体，也就是说，在脑成像的解读方面还必须考虑到个体差异。[②] ③信息的分享和传递。脑成像研究指出，由于大脑系统的复杂性和神经科学知识之于结果解读的有限性，对于脑成像结果的信息解读以及在怎样的程度上告知受试者，一直是存有争议的。朱迪和马修（Matthew）等人坚持，在缺乏信息解读标准规范的情况下，脑成像信息的解读和告知变得非常复杂。尽管很多研究者坚持认为，在脑成像研究知情同意书的签署中，应该让受试者掌握研究中的所有情况及其可能后果，包括疾病预期和意外发现等，因为这在道德意义上是应然之事，它充分展示了研究对受试者基本权益的尊重。事实也表明，几乎所有受试者都希望意外发现被揭露，如果确实存在意外情况的话，无论其潜在的临床症状是何结果或意味着什么。[③] 尽管如此，也有多数研究人员认为，由于缺乏脑成像信息解读的标准，信息的临床表征也无规范，把脑成像信息的所有可能预期都告知受试者是不合理的。这意味着研究者把一些未知的可能风险告知受试者，让其自行承担可能并不会发生的后果，这对于受试者来说是可怕的心理负担。

当然，受试者具有获悉和理解自身信息的权利，研究者对受试者也肩负着信息告知的义务。正常情况下，这是无可厚非的事实。然而，当受试者获悉信息的意愿发生改变时，双方的这种权利和义务可能会发生冲突。例如，受试者不愿意获知意外发现，而这些意外发现已经被研究者获知，且该信息可能并非为受试者单独享有。可以想象一下，假如一种致命性的遗传性疾病，在一名脑成像研究受试者体内被发现，而事先该名受试者在知情同意书中签署了不获悉信息的情况下，该研究中的研究人员的义务就可能与该名受试者的权益发生冲突。因为对于任何家族遗传性疾病来说，信息都并非为单个家族成员所独享，任何个体身上所揭示的有关家族疾病的信息都应为所有成员共享。当然，对于这些特殊情况，知情同意的内容和其实质保护形势都可能发生改变。

---

① ILLES J, RACINE E. Imaging or imagining? a neuroethics challenge informed by genetics [J]. The American Journal of Bioethics，2005，5（2）：5-18.

② DESMOND J E, CHEN S H A. Ethical issues in the clinical application of fMRI: factors affecting the validity and interpretation of activations [J]. Brain and Cognition，2002，50（3）：482-497.

③ ILLES J, KIRSCHEN M P, EDWARDS E, et al. Incidental findings in brain imaging research: what should happen when a researcher sees a potential health problem in a brain scan from a research subject? [J]. Science，2006，311（5762）：783-784.

（四）自主性

自主性是指具有独立行为能力和理性思维的个体，按照本身意愿独立地自由地选择并实施行为的能力。这种自主性的理性个体，其本身就是行为的目的，并非他人的或达到他人目的的工具或手段。脑成像研究涉及的个体自主性问题主要有以下两个方面。

第一，医学应用方面。目前脑成像技术正被用于研究与评估与个体情感、认知和运动等相关的大脑区域，这些大脑皮层被认为与主体上述表征紧密相关。然而，如前所述，脑成像技术的限制以及大脑本身的复杂性，决定了大脑成像资料解读的局限性。这种脑信息不但被用于检测疾病症状，还被用于预测和评估疾病发生的可能性。由于上述限制，脑成像信息的解读可能会损害受试者的自主性思维、决策和行为。更有甚者，对信息的误解或过度解释，可能会造成受试者的不当医疗。对于那些无病个体来说，这是一种灾难。对于被预测可能患有家族性遗传疾病的个体来说，脑成像信息的解读可能造成家族恐慌，影响整个家族成员的生活和规划，严重损害其自主性权益。另外，凡是涉及敏感信息共享和传递、储存和归属等过程，都可能发生信息的泄露，从而导致信息被他人窃取，在社会生活和交往过程中被歧视。

第二，非医学应用方面。脑成像信息的非医学应用主要有两种：①神经增强。增强是与治疗相对应的，它是基于某种特定概念的理论：人类自然状态下应该是什么，人们通常应该追求什么或者人类必然应该得到什么。当代神经科学与传统医学不同，它更少地关注健康或医学，不是使人们变得正常或更好。相反，它注重身体、大脑和可能出现的潜在的自我修炼和多样性，这种关注通常被人们称为增强或生物强化。医学可以通过咨询以了解正常健康身体的适当特征和功能，从而描述线性连续体上的健康特征。当治疗被认为是生理或心理功能，当健康标准改变时，增强可以被认为是超过该标准而导致功能的改善。神经科学技术的潜在应用，正在对简单的连续体和具有正常的医学概念和实用的快速判断的潜在一致性产生严重限制。在未来的岁月里，可以想象，神经科学和神经技术能够对身体和大脑产生一定的效应，其身体和大脑与正常性的常见概念无任何关系。就像伦理制度和政治阵营存在分歧一样，过去的医学伦理学对于神经科学技术的根本性应用没有实质意义，它不适用于新的伦理、文化或者生物学范式。当前在神经增强领域，药物和非药物增强是两个主要方面。对于药物增强及其出现的历史人们已经耳熟能详，如咖啡、伟哥等药物。但同时，人们对于这些增强性药物的安全和副作用也是十分清楚的。因此，当代神经科学技术的非药物增强，似乎成为时代需求的产物一样，迅速得到人们的青睐。神经科学技术在药物药理方面的作用，使依据其开发疗效显著而副作用较小的神经增强药物成为可能。① 这里需要引起注意的是，无论是传统增强药物还是新型的神经增强药物，在人们已经普遍改变对人体自然状态的认知时，健康与非健康概念的界限似乎变得非常模糊。一些作用性治疗药物正在被健康人群普遍大量地使用，伟哥和利他林等药物成为了一部分人日常生活的必需品。在人们逐渐地对这些增强药物产生不可分离的依赖时，他们似乎并没有清醒地意识到自己的自主性和理性正在逐渐丧失。而且神经科学技术对于大脑神经系统本身的改变，可能比传统药物更具增强效用，其效用可能是根本性的彻底的改变。② 个体操纵。脑成像研究表明，个体情感、决策和动机等特征都有其神经生物学基础，一定程度上可以认为，影响这些神经基础与控制其相应个性特征是一致的。于是，类似神经营销学、神经政治学和神经管理学等应运而生。研究表明，消费者的消费倾向和意愿都是可以改变的，比如商品摆放的位置、价值、包装和商标等。脑成像也因此被用于研究个体消费决策的神经生物学基础，以期待能够找出控制消费者决策并影响其行为的最新途径。这种研究动态和发展趋势，一方面得益于神经科学研究的最新成果，另一方面也受制于人们对自我行为的神秘的生物学基础的好奇心。

当然，脑成像研究基础上的神经增强、大脑智能开发和疾病的诊断和防治，在资源分配利用方面同样需要公正性的考虑。资源如何使用和分配，是按照区域、权利、金钱还是社会地位？按照供需还是时间顺序，抑或按照年龄大小？不同之处在于，尽管对于稀缺资源来说，分配的公正性都是需要思考和把握的一个问题，然而脑成像研究的公正性可能又有其不同之处。脑成像技术及其信息不同于一般性的物质资源，作为工具性的消费品，它可作为个体疾病诊断、预测和评估，以及个体探测的工具，也可作为个体特性和行为改变或完善的技术基础。它不仅仅具有个体伦理意义，更可能在社会整体层面上提出观念性的划时代问题，也即何为自然、如何增强的问题。

（五）个人同一性

个人同一性是指，在不同时间历程中，一个人如何能够保持身体和心灵的同一，从而使不同时间点上的个人成为同一个人。在西方哲学史中，情感、人格、价值观念、记忆和身体一直是个人同一性辩论的焦点。近代以来，特别是脑成像技术发展与研究以来，人们对个人同一性的概念、认知有了不同的界

① FARAH M J. Emerging ethical issues in neuroscience [J]. Nature Neuroscience, 2002, 5 (11): 1123-1129.

定，特别是脑成像对于传统道德观念和常识的挑战，例如自我、道德判断、自由意志等，使人们站在了一个可能与过去截然不同的划时代的起点之上，让我们对这些传统的道德概念有了新的不一样的理解。特别是对于个人同一性问题的理解，可能与人们所有过去的经验和理性思维不同。因为脑成像研究的突破和发展，我们可能触摸到了灵魂的本体，感受到了个人的核心。个人同一性是如此重要，它不仅涉及个体本质，而且关联着个人的世界观和价值观，以致影响到人们生活的社会责任感和幸福感。我们不得不服从于理性的审慎，对个人同一性进行彻底全面的剖析。

　　尽管个人同一性自古以来都是哲学领域人们关注的重要论题，近年来也由于脑成像研究的突飞猛进重新刷新了人们的思域，但有关意大利外科医生塞尔吉奥·卡纳维洛在 2017 年进行人类头部移植的报道则彻底把个人同一性抛到了世人视野的中心。头部移植引发了大量的神经生物学、哲学和神经伦理学问题，特别是有关个人同一性的争论成为了人们关注的最重要问题。其中最重要的问题是，个人人格的同一性是否可以重新组合，如何界定他的超自然的社会地位？假如他结合了两个独特的、之前并无联系的个人，并拥有了因为移植而带来的新旧生理、心理和社会经验，他将是谁？我们该怎样从道德、法律和社会的视角对待这个新新人类？亚西亚·帕斯卡列夫（Assya Pascalev）等人认为，头部移植的可行性挑战了辨别人格同一性的现存的哲学方法、动物性和心理还原论。这两种方法可能都不能为人格个人同一性提供一个恰当的叙述，因为这两者均曲解了具体形象在个人同一性中的关键作用。我们应该主张具体形象是人格同一性的中心，且身体的剧烈改变也将会彻底改变这个人，使他或她成为另外一个人。因此，人类头部移植将导致个体部分延续自头部或大脑（在有联系的记忆和心理事件方面），部分延续自供体（在神经系统的结构和功能提供的输入和调控模式，以及新的具体的自我形象方面），合成人的头部或躯体供体都不同。①

　　根据卡纳维洛所说，头部移植可在一项复杂的神经外科手术中成功完成，他称该手术为头部吻合冒险。该手术成功的关键是 GEMINI 技术，这需要冷却并切割受体和供体的脊髓，切割后须能够进行吻合术，将组织损伤降至最低，通过灌注无机聚合物减少胶质细胞增生，促进连通性，以优化随后的轴突融合。卡纳维洛认为理想的手术环境包含一个能允许同时对供体（D）和受体（R-"头部"）进行手术的套间，应能持续为供体和受体提供麻醉、热量和血

　　① PASCALEV A, PASCALEV M, GIORDANO J. Head transplants, personal identity and neuroethics [J]. Neuroethics, 2016, 9 (1): 15-22.

流动力学支持，并通过输入巴比土类药物或丙泊酚抑制神经细胞破裂活动。断头术和 HEAVEN-GEMINI 的机械方面被描述为与供体和受体躯体的定位、（血管、脑膜、神经和肌肉组织的）切口和实际吻合术有关。手术后，HEAVEN-GEMINI 病人须用颈托保持固定，接受重病特别护理，并随后接受必要的持续物理治疗以实现最佳机能恢复。卡纳维洛的构想至少描绘了这种实际尝试的可能性，这种尝试带来了复杂的迄今为止仅在荒唐的猜测和科幻小说中存在的哲学和伦理问题。然而，正如谚语所说，昨天的假定在今天有了实现的可能。虚拟描述至少可用来说明专业人员和外行群体看待头部移植的方式。重要的是，思维实验、虚构叙事和隐喻有助于伦理分析，允许我们预期并评估该手术的神经伦理影响，并在进行手术前考虑其道德可行性（或不容许性），并得出可为临床、法律及政策讨论提供资料的结论。

诚然，头部移植的某些伦理问题来源于神经外科手术的高风险，排斥反应的可能性，旷日持久的（如果不是终生的）医疗护理的必然性和负担，以及由此产生的心理和经济压力。这些关注点是众所周知的，是器官移植固有的，尤其是当该手术为实验性手术时。尽管该问题确实至关重要，并促进签订重要的临床、法律和伦理协议来尽量减少风险，优化结果，并确保手术正常进行，但是它们不是新的。然而，该移植的神经生物和神经认知方面产生了另一个更明确的神经伦理问题。尽管动物研究已显示 HEAVEN 和 GEMINI 手术的相对活性，但认知综合能力和由此发生的吻合术经验是未知的，考虑到长期临床表现未经研究（由于迄今为止研究对象的必死性）和动物的现象意识仍然难以获悉。卡纳维洛承认体像的发展可能和同一性问题，并呼吁"……精神病评估和治疗……以预防与新体像相关的不利术后情绪反应"。确实，被提议的手术引发了重要的哲学和伦理问题，诸如 HEAVEN-GEMINI 方案引起的涉及自我性质和人格同一性的主要问题：如何确定他或她是谁？经过一段时间后怎样才算是同一个人？一个人的大脑如何与其躯体、精神、同一性和自我关联？在移植手术中存活下来的那个人是谁？是头的"主人"，躯体的"主人"，还是应定性为一个新的人？那个头部被移植到另一个人的躯体上的人还是手术前的那个"人"吗？随之而来的就是对合成人的超自然和社会地位的质疑。即，假如他或她集合了两个独特的、之前并无联系的个人的身体特征，并拥有因移植而给"受体"带来的新旧生理、心理和社会经验，我们该怎样从道德、法律和社会角度对待这个"新"人？另外，头部-躯体移植引发了有关该新手术性质的问题以及该合成供体-受体之间的关系：这是一项头部移植，还是躯体移植？谁是供体，谁是受体？还是这种区分仅是语义性的？引申出的问题包括是否、如何、怎样防止出于无聊原因滥用该手术（例如肤浅追求理想的体像）？①

　　大脑与认知和情感功能在个人同一性性质及其确证方面一直是哲学辩论的根源，如今，我们已从神经科学的视角知晓该性质。人类头部移植的可能性为处于该类辩论核心地位的问题提供了实际相关性和紧迫性，并对人格、自我和同一性的概念提出了史无前例的挑战。假定一次成功的头部移植会对受体的生活产生深厚的影响貌似是有理的，但对于受体的自我感知而言在一个"新"躯体上生活意味着什么？这是否会改变他或她是谁以及合成个体会成为谁？哲学家邦妮·斯坦博克（Bonnie Steinbock）尖锐地提出："病人的生命是否得到拯救？这不是一个医学或科学问题，而是一个概念上的或形而上学的问题。"② 有人凭直觉可能想当然地认为，移植后活下来的那个人是"头部"接受躯体的那个人；毕竟，头部是大脑的储存库，对意识、思想和自我感知至关重要。的确，意识在很大程度上需要某种具体形象。但考虑到一个个体（供体）的整个躯体附着于另一个人的一部分，虽然是中心部位（"受体"的头部）存活下来，在头部-躯体移植中，谁"接受"，谁"捐献"以及谁"存活"或"死亡"并不明显。在一般的器官移植中，受体的躯体成为供体器官的环境，而头部移植涉及捐赠"部分"和接受"整体"之间更大程度上的相互依存。我们认为这种情况同时对语言习惯和此种概念上的复体（"部分-整体"）提出了挑战。本质上，我们现在想知道是躯体成为了大脑/精神的一部分，还是头部（和大脑）成为了嫁接到"整体"躯体中的一部分。是整个躯体为"部分"，还是头部仅为另一"部分"？考虑到其作为躯体一"部分"的重要性及其与思想、自我和记忆的联系，那些认为大脑并非自我和意识中心的文化不会同意该观点。特别是佛教徒否认自我的存在，③ 而道家认为意识来源于躯体，"古代道教徒认为躯体由五部分构成——肝脏、心脏、脾脏、肺和肾脏，并与五元、五感、五精神中心相连"。④ 相反，我们以为头部移植的结果是一个新的头部-躯体单位（我们称之为"跨躯体人"）。这与存活下来的人是头部被移植的那个人的最初意识相反。为正确理解合成跨躯体人（或 TSI）的特征，我们必须审

　　① PASCALEV A，PASCALEV M，GIORDANO J. Head transplants，personal identity and neuroethics [J]. Neuroethics，2016，9（1）：15-22.

　　② STEINBOCK B. How to get a head in life [J]. Journal of Medical Humanities，2015，17（4）：219-236.

　　③ HO D Y F. Selfhood and identity in confucianism，taoism，buddhism，and hinduism：contrasts with the west [J]. Journal for the Theory of Social Behaviour，1995，25（2）：115-139.

　　④ LIND R E. The seat of consciousness in ancient literature [M]. North Carolina：McFarland，2001.

视这些基本问题：是什么决定了我们是谁？人格同一性的构成是什么？它们如何与一个人的精神和身体经验相关联？这些哲学问题具有重要的伦理、法律和临床意义。如何回答这些问题取决于个人的人格同一性观，即什么使一个人长久地保持是同一个人，什么决定了某人是那个人（例如记忆、感觉经验、感知和响应模式），以及我们如何判断谁是谁。①

有学者提出了有关个人同一性的多种相互矛盾的观点。一种构思认为个人同一性观由一个人长时间的精神事件和心理经历的连续性构成。该心理连续性的观点得到了许多西方哲学家的支持，包括约翰·洛克等。② 基于这种观点，头部移植手术后继续生存下来的那个人将是其头部被移植到另一个躯体上的人，因为精神生命的能力存在于存世的大脑中。该观点也被称为精神本质主义，即"人随心动"，③ 然而，这种立场并不能充分解释人的心理状态和生物有机体之间的关系。如斯坦博克（Steinbock）所说，从这一观点来看，一个失去知觉进入持续性植物状态（PVS）的人简直不可能作为相同的个体继续长久存在。相反，生物连续性也被称为动物性观点的支持者主张心理连续性对个体的长久生存并非必不可少，只要一个人的躯体存在，其同一性就存在。这是合理的，因为我们是生物体，因此，身体的连续性对心理连续性和人格同一性至关重要。意识仅是生物体的另一个性质，因此，德格拉奇亚（DeGrazia）谈到人而不是人格同一性，并主张即使一个人永久丧失知觉，例如处于昏迷、植物人甚至是脑死亡状态，他或她也仍然是同一个人："……如果我们在本质上是人类动物，本质上不是具有心理能力的生命，那么，一旦我们不可逆地丧失意识能力，我们将不复存在，……准确地说，我们随着生物功能的丧失而死亡"。④ 尽管动物权益保护主义者能够解释人与他或她身体间的关系，他们也不能完全解释头部移植后的人格同一性，因为一个人的精神生命（也就是TSI）第一次与单个生物体失去对应关系。头部移植保留了两个截然不同的生物体部位，却没有一个生物学单位在手术中存活。动物权益保护主义者的一个公开回答主张，在头部移植中存活下来的个体是其躯体被连接于头部的供体，尽管事实是供体会拥有全新的陌生心理内容和历史。另一种回答称头部/大脑

---

① PASCALEV A，PASCALEV M，GIORDANO J. Head transplants，personal identity and neu-roethics [J]. Neuroethics，2016，9 (1)：15-22.

② JEFF M. The ethics of killing：problems at the margins of life [M]. New York：Oxford University Press，2002.

③ STEINBOCK B. Life before birth：the moral and legal status of embryos and fetuses [M]. 2nd ed. USA：Oxford University Press，2011.

④ DEGAZIA D. The definition of death [J]. American Journal of Bioethics，2007，3 (1)：5-6.

的存活对整个生物体的存活足够重要，因此合成人和头部在手术中存活下来的那个人是同一人。然而，如此回答意味着大脑/头部在生物体中占据优越地位，若不同时承认包括思想、自我意识和记忆是人类大脑的优越功能，就很难证明这一点的正确性。

因此，如果动物权益保护主义者用大脑鉴别生物体，该观点将会陷入其对立面，即心理认同法。或者动物权益保护主义者会维持两种更深入的矛盾的和逻辑上矛盾的观点：在头部移植的案例中，他或她可以声称供体和受体均死亡，因为他们的生物体不再以手术前的组合形式存在。或者动物权益保护主义者可能主张供体和受体均在移植中存活，因为两个截然不同的生物体被肢解并被组合在一起。这两种选择都不是特别有前途，也都不能回答有关移植后个体的人格同一性问题；更确切地说，他们的辩解以损害生物学观点的哲学合理性为代价。

面对这一心理学和生物学困境，双方阵营的哲学家们主张，我们应该将人格同一性这个棘手的问题与什么对生存下来的自我重要这个问题区别开来。他们称后边这个问题（即什么对个体重要）没有必要要求维持长久的个人同一性，且不论个体被理解为一个生物体还是一个精神个体。对于德格拉奇亚来说，叙述性认同，对那个其生存正处于被讨论中的人来说才是重要的，"一个人的自我概念，他认为什么对决定他是谁最重要，他在告诉他自己是谁时组织叙述的方式"。① 德格拉奇亚将这一点与自主、真实性和自创造的概念联系在一起。不仅当一个人记忆中断或丧失时（即由于失忆症或失去知觉的时间过长），而且当一个人经历了不能与其生命的有意义经历相调和的重大损失、灾难性的个人事件或失去自主能力时，似乎其叙述认同会被瓦解甚至丧失。

即使个体继续作为精神和/或生物个体存在，所有这些情况会导致其叙述认同中断。当应用到头部移植的案例中时，叙述认同的概念会要求经历的精神生命和心理连续性存在。既然只有当运行的大脑存在时这些才会成为可能，有经验的动物权益保护主义者（例如德格拉奇亚）将不得不承认，至少在关系到叙述认同时，移植后的 TSI 是那个能够连续描述生存的人，即头部。因此，尽管出于不同的原因，生物学方法叙述认同版本的结论非常接近于同一性心理概念的结论，尤其是德里克·帕菲特的观点。

德里克·帕菲特认为，人格同一性对自我的生存并不重要。在他的重要著作《理与人》中，帕菲特以思维试验的方式明确论述了大脑移植来支持上述论点。他不同意任何形式的动物性，也不承认人格同一性依赖于任何形式的物

---

① DEGRAZIA D. The definition of death [J]. American Journal of Bioethics, 2007, 3 (1): 5-6.

质，不论是肉体的还是非物质实体的。另外，他不同意人的绝对概念以及人格同一性被理解为"深刻的事实""笛卡尔的纯粹自我"，某种独特的一体的，并脱离一个人所处的多种状态，也即他不同意通过假定人的身份或人所持有的精神状态来描述同一性。相反，他从记忆的连通性、意向、信念、欲望及其他精神状态开始。连通性于他而言是个程度问题。"要想让 X 和 Y 成为同一个人，每一天必须有足够的直接心理连接"，心理连续性是强烈连通性重叠链的支撑。特定记忆会在多年后遗忘，意味着这个人现在的记忆不再与其直接相连。尽管如此，起源并在过去的二十年里衰退的记忆的其他重叠链可帮助他回忆起许多重要的事件。① 因而，帕菲特认为，我们不是脱离大脑和躯体以及各种相互关系的身体和精神事件而单独存在的实体。我们的存在不仅包含我们的大脑和躯体的存在，还包括我们的行为、思想及其与我们的身体之间的关联。我们的同一性仅仅包括心理连通性和/或心理连续性与适当缘由的关系，这种关系不以一个人和未来两个不同的人的"分支"形式存在。② 帕菲特提到的这种"分支"形式是指，可通过裂变单个个体分裂为两个或多个其他不同的个体，因此否定了原始个体的数值同一性。帕菲特主张只要继承了被分割的原始大脑的两个个体，保留着足够的记忆和这些记忆的组织，原来的人就已经从分裂的两个人中生存了下来。

　　然而，原来的人可能不再与合成的人一样了。这导致帕菲特断定对一个人的生存起重要作用的不是人格同一性，而是其精神生命的心理连续性，也表达为人精神状态之间的连接，或"关系 R"。帕菲特认为生存所必需的唯一条件就是关系 R，"具有适当缘由的心理连通性和/或心理连续性"。③ 他解释说"适当缘由"可以是通过经历唤起人类心理连续性的"任何一种缘由"，它可以带来记忆等精神事件。帕菲特表达的"任何一种缘由"考虑到了精神事件可产生于不同缘由，不需要由任何特定肉体促成的可能性，例如，记忆可产生于个人经历以及技术和医学方法。实际上在现在，通过大脑操作（例如脑深部电刺激、经颅电刺激或磁刺激）和/或模拟的虚拟现实产生精神事件是可想象的，在技术上也是可行的。

　　根据帕菲特的观点，经历了完整大脑移植的人与保留有心理连续性的必要关系 R 的那个人，即其运行大脑被保留下来的那个人是同一个人。④ 然而，如

①　PARFIT D. Reasons and persons [M]. Oxford：Oxford University Press，1984：206-217.
②　帕菲特. 理与人 [M]. 王新生，译. 上海：上海译文出版社，2005：311.
③　PARFIT D. Reasons and persons [M]. Oxford：Oxford University Press，1984：215.
④　PARFIT D. We are not human beings [J]. Philosophy，2012，87：5-28.

果手术导致心理连续性丧失（即严重失忆），帕菲特会认为即使移植手术获得成功，且合成 TSI 获得康复，移植前的两个人也都没有活下来。

由此可知，头部/全身移植的可能性引起了大量的哲学和神经伦理学悖论，这些对现存的辨别人格同一性的哲学方法，以及它们对移植后个体同一性的意义提出了质疑。既然对超自然和人格同一性的叙述构成了有关道德主体、责任以及一个人在社会中的位置的伦理分析和判断的基础，我们已发现的哲学难题也对分析卡纳维洛提议的手术引起的道德、法律、临床和社会问题不利。很明显，移植受体会面临许多挑战：从新的（身体的）遗传同一性产生的体像和自我认同感到社会关系和法律地位。对现有哲学观的主要挑战是如何描述合成个体的同一性。正如我们已经说明的那样，主要的心理和生物学立场不能完全解释或定义移植后 TSI 的超自然地位和人格同一性。该问题根源于心理和生物学方法的某一共有方面：作为躯体的生物有机体和作为头部/大脑/思想的人之间的假定对立状态。所以，动物权益保护主义者看到的是相同大脑下的两个躯体，而帕菲特看到的仅是接受了一个新躯体的人（即头部/大脑/思想）。

我们认为自我在根本上是有具体形象的，一个人精神生命的心理内容、定向依赖于（某些形成了）肉体，并作为与世界相连的一种方式。因此，自我的连续性（即人格同一性）依赖于躯体和外部环境。我们不需要同意帕菲特有关关系 R 决定同一性的观点。然而，我们主张"适当缘由"不仅仅是大脑工作过程的直接原因，恰恰相反，其包括更广泛、更具促进作用的涉及大脑和躯体的功能性相互作用（如果不是个体）的缘由。一个人的经历内容并非独立于生物"介质"；一个人的具体形象构成了其经历的内容和形式，并塑造了其概念架构。正如拉考夫和约翰逊所说，一个具有迥然不同的生物构造（即球形身体）的人会以不同的方式体验世界，我们的特殊类别，例如上-下，可能对这种存在几乎没有意义。[①] 在头部移植的案例中，尽管具有相同物种的人体的个体间经验差异相比而言会更小些，拉考夫和约翰逊的例子仍具有教育意义。我们可以在连续的案例中研究身体体验对自我的影响，从极端到更加可行：从将人类大脑移植到鲸鱼躯体内，到将丘吉尔的大脑移植到一个六岁小女孩躯体内的著名设想，[②] 再到帕菲特的将一个同卵双胞胎的头部移植到他同胞的躯体上的例子。在某种程度上，在这些连续案例中，躯体太不同，不可能使旧躯体保留在大脑思维中的记忆和经历与新躯体的经历和感官影响之间存在连续性。也

---

① LAKOFF G, JOHNSON M. Metaphors we live by [M]. Chicago：University of Chicago Press，1980：57.

② PUCCETTI R. Brain transplantation and personal identity [J]. Analysis，1969，29（3）：65-77.

许同卵双胞胎之间的头部-躯体移植最有可能保留那个头部被移植到一个新躯体上的人的连续性，但即使是这种情况也极有可能达不到完全连续。因此，我们得出结论认为身体的巨变也将会从根本上改变存活下来的那个人，使他/她成为一个不同的人。我们支持辩证地认识合成人。这将是一个新的人，他/她部分延续自头部/大脑（尤其是记忆、心理和生活内容方面），部分延续自供体，尤其是在其神经系统的结构和功能提供的输入和调控模式方面，以及新具体形象的自我形象方面——所有这些将影响一个人的心理状态。合成人需要将这两方面融合在个人和社会感中：他或她必须处理家人和亲属关系、历史、叙述问题，以及社会对他或她这个人的认可方式。我们假定这将会使合成人（也就是 TSI）与头部被移植的前人（即之前体现的头/大脑）和其躯体将连接"新"头的前人（但他以前感觉/感知并受其之前的大脑影响）均大不相同。斯坦哈特也支持在头部移植中存活下来的那个人将是一个新人的结论。然而在我们看来，斯坦哈特的假设得出了正确的结论，他将人格同一性视为"细胞和分子系统的功能持续"（中枢神经系统、肠道神经系统、免疫系统和内分泌系统）。① 如此强烈的生物决定论将其蕴含在头部-躯体移植涉及的两种细胞和分子系统的合并中，之前的两个人均未存活。事实上，斯坦哈特的观点蕴含了这样一个事实：将一个人的头部和躯体的一半连接至另一个人躯体的一半，产生的是一个新人。从而斯坦哈特得出结论：尽管受体的头部、大脑和（大多数）躯体保留了下来，头部-躯体移植不仅会产生一个新人，也会因此导致一系列复杂的胸腔多器官移植问题。事实上，有关 TSI 家人、亲属关系和社会与法律立场的问题也值得他们自己深入探究。例如，根据基因组成，移植后个体的孩子是否被视为移植前供体的后代？如果 TSI 如我们所说是一个新人，那么如何确定他或她的法律地位？他或她在法律上是延续自躯体的供体，还是头部的供体，与两者无关还是两者的结合？

卡纳维洛提议的手术引发了更深刻的必须得到解决的哲学和神经伦理学疑问和问题。HEAVEN-GEMINI 手术产生了躯体-大脑关系以及自我与他或她的过去的关系根本转变的可能性，并对具体形象和社会关系的意义（和社会价值）提出了质疑，手术结果仍然不明确不确定。一方面，我们有充分的理由将其留给经历转变的人去从他或她自己的角度按照他或她自己的步骤商议他或她同一性的参数。然而，就我们是社会存在这个意义上来讲，转变的过程也包括其他与自我之间关系的相互转化，包括与供体家人和爱人之间的关系。也许其

---

① STEINHART E. Persons versus brains: biological intelligence in human organisms [J]. Biology and Philosophy, 2001, 16: 3-27.

新颖性和其他先驱技术及近似可能性水平的技术要求建立在新的神经伦理法则之上，以及在某些情况下修改哲学构造以适应 21 世纪世界舞台上科学知识、能力和社会环境的改变。[①] 推测脑科学及其科技呈现的轨迹是一件令人愉快的事，并对参与以虚构叙述为基础的伦理思想实验有指导意义。但我们认为对在不久的将来可能或很可能会发生的那些神经科学发展没有准备是不妥当的。神经伦理分析的任务是阐明并质疑这些变革进程并帮助在科学、技术和人类境况界限范围内预想有意义的人生可能性。

（六）道德判断的本质

道德评判是一种个体行为，它是指个体依据现存的道德规范或道德原则对道德现象或道德事实进行权衡从而决定选择后果并给予善恶评价的过程。传统观点认为，道德判断基于个体理性，没有个体的理性思维基础，道德判断就无法实现，因此可以认为，道德评判是个体摆脱感性束缚进而升华到理性认知的过程。相比较而言，感性的道德评判只是个体个人利益的取舍和评价过程，主体借助的是社会中现存的道德原则和规范，以及自我感知的自我权益需要，从而对道德活动进行评判。与此相对，理性的道德评价并非主体借助死板固定的道德规范进行道德活动和现象的评判，而是依据并超越抽象的法律规范上升到普遍的公正规范，对相关道德活动和现象进行评价和选择。因此，从根本上说，道德评判是一个理性认知战胜感性认知的过程，在此过程中，主体需要借助自我认知、逻辑和心理学等方面的知识，从整体的角度对相关道德活动的最内在本质进行权衡，进而做出利弊、善恶抉择。

道德判断主体是理性个体的主张，最早出现于亚里士多德的论断中，他认为人是理性的主体，理性是人区别于其他动物的根本所在。经典理性主义者认为，道德评价是理性推理的活动，体现的是主体理性思维的结晶，正是理性使主体成为道德主体。康德主义者认为，尽管感性是人不可或缺和忽视的对象，但人之为人的根本在于其理性思维能力，是理性给予人类以立法和准则，使人不会困于感性奴役的境地。[②] 也就是说，理性是人之为人的根本所在，理性为人立法。

与此对应，感性主义者的观点则截然相反，他们认为理性并不是道德评价

---

① LANZILAO E, SHOOK J, BENEDIKTER R, et al. Advancing neuroscience on the 21st century world stage: the need foranda proposed structure ofan internationally-relevant neuroethics [J]. Ethics in Biology, Engineering and Medicine: An International Journal, 2013, 4 (3): 211-229.

② 宋希仁. 西方伦理思想史 [M]. 北京: 中国人民大学出版社, 2003: 326-327.

的根据，在个体道德活动中，感性或情感而非理性才是促动了个体行为的直接因素。理性只不过是相关手段选择、真伪判别推理的作用，它与主体行为意志并无直接关联。因此，从这个意义上说，只有情感才能激发行为意志，单独的理性是无法完成对行为意志的激发作用的。[①]

　　情感主义者与理性主义者之间，有关道德行为的触发机制以及道德评判标准的争论，在哲学史中旷日持久、悬而未决。这一貌似无法由哲学思辨本身所撼动的僵局，终于在近代神经科学面前有所松动，出现了令人信服且可永久平息征战的曙光。

　　神经科学的发展及研究证明，包括道德评价和道德行为的任何主体活动都有其神经科学基础，也即大脑神经系统网络及其结构。例如，与信念关联的是大脑的前部额叶皮层；与道德评价有关的是内侧大脑前额叶皮层等区域。[②] 达马斯奥等人研究发现，大脑额叶腹内侧皮层受伤的患者会变为不道德的人，说谎、没有羞耻感等。而且，不同的精神状况会有不同的道德行为和道德评价与其对应。[③] 情感反应或激发程度的不同，可能导致道德评判发生变化，感性因素在大多数情况下比理性因素更能对个体道德行为产生影响。[④]

　　人类的所有认知成分，包括情爱、精神和个性等，都是大脑神经系统及其结构产生的动态过程，这种当代唯物主义的观点对传统机械唯物论的思想提出了严峻挑战。神经科学研究为道德行为、道德评判及其本质依据找到了新的路径，使传统抽象的道德评判争议有了现实的科学视角，为解决形而上学的道德猜想提供了科学根据。然而，由于技术的局限以及人类知识水平和认知能力的限制，有关道德评判情感与理性角色的争议依然存在。随之更深刻的急需首先思考的问题是，神经科学道德对传统道德判断提出了哪些实质性的挑战？道德判断的本质是什么？自然科学的思维、路径和方法真的能解决抽象的形而上学的哲学问题吗？

　　传统观点认为，道德活动体现的是行为主体的自由意志及其抉择，自由意志的存在是道德活动及道德评判的前提和基础，也是道德责任评判和归因公正性和合理性的保障。然而，神经科学特别是脑成像研究表明，情感与意志都在

---

① 宋希仁. 西方伦理思想史 [M]. 北京：中国人民大学出版社，2003：326-329.

② YOUNG L, SAXE R. The neural basis of belief encoding and integration in moral judgement [J]. Neuroimage, 2008, 40 (4)：1912-1920.

③ ESLINGER P J, DAMASIO A R. Severe disturbance of higher cognition after bilateral frontal lobe ablation：patient EVR [J]. Neurology, 1985, 35 (12)：1731-1741.

④ GREENE J D, SOMMERVILLE R B, NYSTROM L E, et al. An fMRI investigation of emotional engagement in moral judgement [J]. Science, 2001, 293 (5537)：2105-2108.

道德活动中起到了一定作用，但自由意志并不存在，即使传统道德责任归因所依据的自由意志存在，道德评判的公正性和合理性也可能得不到保障。

1. 对自由意志的挑战

西方哲学史中，大多数人都相信自由意志的存在。亚里士多德认为，只有主体处于自愿的行动才是值得被赞赏或责备的，而违反了主体意愿的行为不具有道德性质和属性，因为这样的行为"初因在外部事物之上且被强迫者对此完全无助"。① 亚里士多德在此所表达的初因，只是主体行动前所表现出的自我选择自由的能力。黑格尔认为，自由意志是道德责任评判的基础和前提，只有以自由意志为依据，道德归因才是合理和公正的，而行动只有作为意志的过错时才能把相应的道德责任归属于他。② 也就是说，除非自由意志是实实在在存在的，否则没有任何人应该为自己的行为负责，因为这种行为的初始动因并不是作为主体的他的真实意愿，他只是作为整个世界因果链条中的一个固定齿轮而存在，相应地，把由此引发的道德责任归咎于他，就是不公正和不合理的。③ 我们认为，上述这些观点正确地把握了个体行为中自由意志所扮演的重要角色，但却把自由描述成了绝对状态，看作是脱离了客观因果机制的存在物，这种绝对化的观念往往导致合理的道德责任归因限于幻化，使其困难重重。确实，能否证明那种绝对的不受因果机制制约的自由意志尚属未知。

其实，有关自由意志的争议，哲学史中一直没有定论。我们认为，这一方面在于意志本身属于人类的最高秘密，人类复杂系统的最高机密，这本身的困难程度可想而知；另一方面，正如很多学科中出现过的那样，如目的论和目的性等，概念的混乱使用和不清晰的界定，往往是争议潜在的真正缘由。意志自由并不能完全等同于自由意志。通常意义上，意志自由是指人的主观能动性，人在面临多种选择的可能性时，可以根据自身的客观情况、意愿、理想和计划来做出选择，这种选择体现的是主体的真实自我，并非来源于外在力量的压迫。但这种自由绝不是没有约束的和绝对化的。意志自由使主体道德行为和道德评判成为可能，使道德责任归因的公正性和合理性得以实现。因此，伟大的人类导师恩格斯认为，如果不谈谈所谓的自由意志，人的责任，必然和自由的关系等问题，就不能很好地讨论道德合法的问题。④ 意志自由非常重要，它关涉到道德决策和价值判断，但尽管如此，面对具体情境和问题时，也应具体分

① 亚里士多德. 尼各马可伦理学 [M]. 廖申白，等，译. 北京：商务印刷馆，2003：26.
② 黑格尔. 法哲学原理 [M]. 范扬，张企泰，译. 北京：商务印刷馆，1982：12.
③ LEVY N. Neuroethics [M]. Cambridge, UK, NewYork：Cambridge University Press, 2007：8.
④ 马克思，恩格斯. 马克思恩格斯选集 [M]. 第3卷. 北京：人民出版社，1995，6：52-153.

析。自由意志的概念，由于其脱离了自然环境、遗传因子等因素的限制，是摆脱了物质世界因果链条中的绝对存在，也许只有在人们的想象中才得以存在。如中国战国时期的庄子认为，真正自由之物是不受任何外在和内在之物局限的，犹如大鹏展翅，翱翔于天地之间，但其终究需借助于风，不是真正的自由，只有秉承天地的正气，御六气之变，方能游于无穷，获得真正的自由。康德的唯心主义宣扬理性的神圣和意志的绝对自由，把自由意志作为人的根本，道德的基础和前提。与此不同，唯物主义的马克思论者认为，人是生存于社会环境之中的，人的任何活动都会受到客观规律的影响甚至支配。因此，所谓的道德自由也不是超越这种客观规律的必然之物，它来源于人们对客观世界规律的认识以及现实生活世界的改造实践。换言之，唯物主义的基本原则坚持认为，只有通过丰富的实践经验，将客观世界的规律转化为改造世界的行为规范和能力，方能获得自身行为活动的自由，这种自由是个人自由与社会生活规范的统一，受到历史条件和客观世界规律的制约与限制，并非脱离了因果规律的绝对化了的自由。[①]

　　唯物主义者的论点得到了当代神经科学的验证，脑成像研究发现，人类意识活动都有一定的大脑区域与之对应，例如人在聆听、判断时，不同脑部区域都相应地不同程度地被激活。[②] 意识丧失的患者根源于其脑部前扣带回损伤，[③] 前扣带回与个体情感调节密切相关。这也证明了绝对自由意志存在的虚妄。意志作为大脑神经系统的整体涌现结果，不可能脱离神经系统独立存在，它只是大脑在长期的历史进化过程中形成的特有属性，也可以认为意识是神经元系统结构及其状态的另一种描述。在克里克看来，意识也只不过是神经元的行为表达，它可以在个体生长、发育和成熟过程中不断地得到强化和修饰。[④] 因此，意识是客观物质基础的存在形式，与客观物质无法相互脱离和独立的事实，是无可争论的。承认脱离物质基础的绝对自由的意志存在，无异于重新陷入身心二元论诡辩的泥潭。

　　2. 对宿命论的挑战

　　与唯心主义的身心二元论不同，宿命论认为，人是物质世界因果链条中的一环，人的过去、现今和未来都是物质世界规则规定好了的。也就是说，我们

　　① 罗国杰. 伦理学 [M]. 北京：人民出版社，2004，3：354-355.

　　② GLANNON W. Bioethics and the brain [M]. NewYork：Oxford University Press，2007：46.

　　③ 高新民，刘占峰. 心灵的解构：心灵哲学本体论变革研究 [M]. 北京：中国社会科学出版社，2005，10：450.

　　④ 高新民，刘占峰. 心灵的解构：心灵哲学本体论变革研究 [M]. 北京：中国社会科学出版社，2005，10：396.

的意志的自由只能从正确的方向选择错误的走向，也即偏离规律规定好了的我们习以为常的生活习俗，这也是规则所不允许的。我们最好顺从规律，遵守上帝已经规定好了的生活轨迹，事实上我们已经或正在过的生活就是规定好的最好生活，这是我们所没有意识到的。在此观点下，所有人都不必为自己的行为负责，因为我们的生活本质上体现的并非自己的意愿，我们是没有自由的，所有行为都是事先预设好了的，不会真正发生偏离或产生任何改变。然而，脑成像研究的结果却与此截然相反。我们首先看个案例：一辆失去控制的列车正向被绑在轨道上的五个人驶去，解救他们的方法只能是扳移道岔，使该车驶向另外一个方向，但是这样做的结果将导致另外一个被绑在轨道上的人死亡。请问，你是否愿意这样做，以拯救五个人而杀死一个人？绝大多数人的回答是肯定的。然而，情况稍加改变，结果可能截然不同。假如这辆列车上方有一座天桥，天桥上有一个胖子，推下这个胖子可以阻止列车，从而拯救前方五个人。请问，你是否会这样做呢？大部分人的答案是否定的。[1]

康德主义的先验论学说认为，道德具有先验性特征，人类所有的行为都应该具有顺从性和宿命性的特点，人们面对冥冥之中的天命，是无法擅自更改或偏离早已注定了的行为模式的。但上述事例说明，在面对相同或相似的道德情境时，根据现存的社会道德规范，人们能够做出大致相同的道德判断，这是第一种情况给予我们的启示；在第二种情况中，面对相同的结果，只是手段稍加改变，人们的选择竟会截然不同，这是不符合康德先验论观点的。根据先验论者的看法，既然拯救五个人的结果相同，无论人们手段如何，都会做出一致的行为判断，这是无法更改的宿命。然而上述两种不同的抉择，似乎是对这种观点的最好否证。

脑成像研究证明：面对第一种情况，人们的大脑主观逻辑思维的区域被明显地激活；而面对第二种情况时，大脑主观情感的区域被显著地激活，而逻辑脑区则没有显著的变化。[2] 这足以说明，大脑内部不同脑区的激活状态是与主体所面临的不同道德情境相联系的。大脑内部不同激活状态的直接反映是主体的行为模式和道德决策。但根据神经科学研究表明，大脑内部结构和系统表征并非一成不变，它还会根据个人所受教育程度、社会经历的不同而有所改变，并得到重新塑造。而在具体的道德情境中，面对不同的场景，不同的外在环境的改变和情感因素的冲击，大脑神经网络的状态也会有所不同，从而最终表征

　　① 张立立. 神经伦理学视角下的道德判断 [J]. 自然辩证法通讯，2008 (3)：88.

　　② GREENE J D, SOMMERVILLE R B, NYSTROM L E, et al. An fMRI investigation of emotional engagement in moral judgement [J]. Science, 2001, 293 (5537)：2105-2108.

在个体不同的道德行为选择中。以上种种，给传统道德宿命论主义者提出了严峻挑战。

3. 对唯意志论的挑战

唯意志论者的观点与自由意志的绝对性论者不谋而合，它认为我们的意志具有绝对性，它是不受任何约束的绝对自由，是独立性的先验存在。似乎意志是遨游于任何物质之上的自由物体，却能够决定或操纵人类一切行为。然而，这种论点与当代神经科学的研究结果背道而驰。我们看这个案例：1848年，铁路工人盖奇在工作时不幸被一根铁棍击倒，一些碎铁片击伤了他的大脑，损伤了大脑额叶腹内侧皮层。盖奇从事故中走了出来，似乎并没有受到任何损伤。他的语言、记忆和运动能力仍然是完善的，但不同的是，盖奇的性格似乎发生了巨大改变。他不再遵守社会道德规则，没有道德自觉并蔑视道德习俗和道德责任。以致周围的亲朋好友都惋惜地认为，盖奇不是以前的他了。①

依照唯意志论者的观点，盖奇的语言、记忆和运动能力是完善的，推理能力也正常，似乎具有完整的毫发无损的自由的意志。既然如此，按照正常推理，他的道德行为模式和道德抉择应该不会改变，因为这些因素受绝对的自由意志支配，并不会受到大脑神经基础的影响。但是事实证明，这一通常的逻辑推理是行不通的，盖奇不是以前的他了。原因何在呢？

达马西奥的研究团队证明，大脑额叶腹内侧皮层区域与人的语言、记忆、规划和推理能力紧密相关，它是情感与觉醒在认知系统中的中介，处于道德行为控制的核心，将直接制约个体道德行为决策。② 一般情况下，大脑额叶腹内侧皮层与个人道德行为直接相关，两者对应变化。表面上看来，这只是当代神经科学研究的简单事实，但却对传统唯意志论提出了严峻挑战。按照唯意志论者的观点，自由意志是绝对的、完全对立的存在，并不受任何物质性基础制约。但事实相反，大脑受损伤后，个体道德行为发生了显著改变，并最终反映在个体道德行为模式的结果之中。这与唯意志论者盲目强调意志的绝对自由地位发生了冲突。唯意志论者的绝对自由意志诡论，只是把意志归为脱离物质基础的绝对存在，这种虚幻的推理不免陷入身心二元论的窠臼，即物质与精神相对独立并绝对分离。这与当代唯物主义的身心一元论背道而驰。

4. 传统道德判断的困境

道德责任判断的归因，既不能依靠传统唯意志论者的唯心主义，也不能简单依据当代神经科学研究的结论。脑成像研究不能全面保障道德责任归因和判

---

① 韩玉昌，于泽. 脑成像技术在心理学中的应用 [J]. 辽宁师范大学学报，2005，9：59.

② GLANNON W. Bioethics and the brain [M]. NewYork：Oxford University Press，2007.

断的绝对公正与合理。道德判断的传统标准依然需要进行清晰分析和详细论证。综上所述，自由意志的绝对存在终究是虚幻的妄想，而我们认为意志自由的依据又是什么呢？有无坚实的科学根据呢？

一般认为，意志自由被认为是与个体自控行为同等对待，个体有理性思索和判断能力，在此基础上进行自我控制，比如平衡利弊、规划目标并理性判断等。哲学意义上的自控被认为是摆脱情感的束缚而使理性取得主导地位，法律意义上是指，不处于不自觉的非自控状态或机械状态。例如癫痫或精神错乱等，这些被认为是主体不能自控，从而不需要承担法律和道德责任的行为状态。然而，对于传统道德责任判断来说，由于无法从科学层面寻找主体的上述精神状态的判断依据，无法得出令人信服的科学结论。脑成像虽然能够提供上述精神状态的科学证据，但同样不能全面保障道德评判的公正性与合理性。

神经科学研究证明，在个体规划、评判和行为抉择中，前额叶皮层发挥着关键作用，它与大脑边缘系统之间的联系使我们理解个体自控行为成为可能。比如，前部额叶被认为是个体规划、情绪反应和控制的重要位置；大脑前部扣带皮层及中央区域对个人行为决策和情绪控制十分关键；杏仁核等边缘神经系统区域在行为目的、评判和行为激活中起到了关键作用。大脑这些相互连接的神经系统结构及其功能，在调节个体行为模式及道德决策中发挥了重要作用，因此，大脑神经系统被判断为个体行为自控能力的基础。[①] 也可以说，自控是大脑神经系统有序状态的结果表征。

脑成像对自由意志、唯意志论和宿命论等提出了严峻挑战，从而导致传统道德责任归因和判断困难重重。自由意志通常被传统道德责任判断归因于先在的基础位置和主要依据。但是，当代神经科学特别是脑成像研究证明，绝对自由的意志状态是不存在的，脱离物质基础的绝对自由是虚幻的。当然，这一方面是由于自由意志与意志自由概念使用混乱的结果，另一方面，自由意志本身的绝对化存在内涵，也是其本身存在争议的主要原因。一般情况下，我们认为，脑成像对传统道德责任判断依据的自由意志指出了其内涵混乱、概念不清的事实，从而导致道德责任评判陷入困境，但并不是说，脑成像研究否定了传统道德责任判断标准。因此，面对当代神经科学研究的最新成果，如何进行概念归类和澄清，明确自身评判依据的真实内涵，是传统道德责任评判公正性和合理性的最大障碍。

绝对化的自由意志并不存在，在厘清概念的分歧和内涵的混乱之后，意志

---

① ROSKIES A. A case study of neuroethics: the nature of moral judgement [M] //. Neuroethics, 2006.

自由概念能够使道德判断走出泥潭吗？这同样是传统道德责任判断需要解决的重要问题。一些游离于理性与非理性状态之间的大脑模式，同样为道德责任判断设置了重重困难。例如情感障碍患者和梦游症患者等，如何界定他们的意志自由状态？这种状态是否属于理性状态范畴？在这种大脑状态下，个体道德行为结果如何评判，有无科学依据？

5. 理性的神经科学维度

亚里士多德最早提出了人是理性动物的命题，作为人之为人的根本，理性指人们按照客观世界规律和道德原则进行思维和判断并处理日常生活的能力。道德判断所依照的乃是工具理性与实践理性融合后的完整理性，是人类实践智慧的总结，同样也是适应环境的历史沉淀，是大脑神经系统不断复杂化和完善化的产物。这种理性方可作为道德评判的基础和前提，是道德评判合理性和公正性的保障。

人类的意识依存于脑神经系统结构与性能的完善性，脑神经系统的连接模式、结构强度等都可引发相应的意识改变。这是当代突现论唯物主义的核心论点。在突现论看来，任何心理现象都是由多层次的大脑中枢神经系统状态，由物理的、化学的和社会中的多因素交叉融合产生，是脑神经系统整合的涌现。[①] 而意识，在神经科学家安德尔曼看来，只是一种神经系统连接状态的再进入过程，这种过程的基础是神经系统网络结构，它是人脑信息加工、传递和分享的过程，保证了各脑区信息更新和分享的空间同步性，具有动态性和不稳定性特征，从而直接促使了意识的形成。而克里克的研究表明：脑蛋白在个体学习和记忆形成中也起到了重要的信息传递和加工作用；钙离子在神经元内引发相关化学反馈，从而促使突触间的活动和联结；最后生长关联蛋白和细胞粘合分子保障了突触间联结的稳定性。[②] 意识的这种形成过程，很好地解释并示意了神经系统意识的进化和完善过程，也为在科学中进一步阐释高级意识状态奠定了基础。

作为一种意识形式，理性可在一般意识状态的形成、完善与解释中得到阐释。脑神经系统的发育、形成和完善表明，大脑神经系统并非一成不变，在个体生长发育的过程中，面对完结环境的不断刺激和压力推促，它同样具有相对稳定性和灵活可塑性。关键的问题是，如何界定这种相对稳定性的范围，从而在科学层面上对理性进行可视化或可测量性的把握。传统意义上的理性及其标

---

① 高新民. 现代西方心灵哲学 [M]. 武汉：华中师范大学出版社，2010，3：122-126.

② 高新民，刘占峰. 心灵的解构：心灵哲学本体论变革研究 [M]. 北京：中国社会科学出版社，2005：256-416.

准探索，只限于柏拉图式的抽象猜测，抑或康德式的形而上学思辨，并没有也不可能在科学可视化层面上进行统一界定。脑成像研究表明，大脑各个不同区域都对应着相应的认知和逻辑思维，脑区的激活状态往往有相应的意识状态相对应，也就是说，意识和不同脑区之间有着相应的对应联系。例如，大脑前额叶、颞叶与逻辑意识间的联系，扣带回与情感间的联系，前额皮层与情绪控制间的关系，等等。所有这些脑区的状态都可以在个体外在的行为中表现出来。①这也同时表明，在科学层面上界定完整的意识状态是有可能的。这种猜测得到了神经科学家丘奇兰德的验证。

丘奇兰德说，大脑神经系统及其与意识状态之间的联系，其实已经使我们在科学层面上描述出自控的神经系统状态的边界成为可能。在识别自控与非自控的大脑神经系统状态的各自神经生物学系统参数后，包括各个脑区间的连接类型、神经系统传递素的释放类型、突触密度、轴突髓鞘化对比以及激素参数等数据，我们能够界定出一套大概的、不精确的自控正常范围的参数空间。就好比在此空间内有个容量，在此用量的参数范围内时，个体就处于自控状态。但这里需要说明的是，由于大脑神经物质及系统状态的可变性和动态性，自控与非自控状态间的参数边界可能是模糊和不明显的。②

虽然有关自控状态的 N 维参数空间只是假设，目前尚不精确，但这种假设为我们研究自控的科学依据提供了一个新的视角，在这里我们可以借助当代科学技术，为形而上学的理性思辨提供科学的验证数据。相信随着神经科学技术的发展和成熟，这种参数空间的边界能够得到更加精确的表达。借助于此，有关个体决策、情感、推理和评判的神经系统自控状态可以得到明确的表征。当然，我们也不能对科学数据寄予过多厚望，它不可能完全解决纯粹的形而上学思辨问题，这是两种不同的科学体系。

（七）脑成像作为法律证据的相关问题

虽然人们早已知晓大脑对于理解人类行为的重要性，但正如神经科学研究所证实的，到目前为止，尽管人们在此领域取得了惊人的进步，在大脑解释行为及其模式和标准规范方面，人们了解的仍然十分有限。直到 20 世纪 70 年代，人脑结构和功能成像技术（例如，计算机断层扫描（CT）、磁共振成像

① GREENE J D, SOMMERVILLE R B, NYSTROMLE, et al. An fMRI investigation of emotional engagement in moral judgement [J]. Science, 2001, 293 (5537): 2105-2108.
② CHURCHLAND P S. Moral decision-making and the brain [M] //. Oxford, New York: Oxford University Press, 2004: 23-26.

（MRI）和正电子发射断层成像（PET））技术才开始广泛应用于临床和研究，到 20 世纪 90 年代初功能性磁共振成像（fMRI）等技术才应用于大脑功能无创成像。特别是后者，它使我们在了解大脑与行为的关系方面取得了惊人的进步。因此，许多人夸张地断言神经科学证据与法律问题具有相关性，且神经科学可能彻底改变法律制度。

神经科学证据（NE）特别是脑成像已经受到很多临床和社会学科的广泛关注和重视（如心理学、精神病学和法学等），这并不足为奇，因为其可以解决关于大脑结构和功能的相关问题和事实，并为大脑认知及其障碍提供有效的证据。例如，在法庭上的测谎、追求真相、确定偏差（就陪审员、证人和各方而言）、引起或评价回忆、确定能力（例如接受审讯、待执行或做出医学决定）、证实存在顽固性疼痛、证实上瘾（或敏感性）、显示性变态或掠夺性冲动（用于非自愿民事承诺）或显示未来危险等方面。[①] 到目前为止，虽然一些辩护律师可能反对脑成像的解释方法或因果关系，但是不可否认的是它确实为确定事故受害者是否具有脑异常提供了有效手段和方法。因此，神经影像证据已经在各类司法审判中（民事、刑事案件，各种目的）得以优先考虑和承认。然而，NE 的科学有效性及其与刑法中精神标准（如意图、知识和理解）的法律相关性尚不清楚。因此，法官会感到高度怀疑。虽然如此，一个不可否认的事实是，神经影像的发展确实直接或间接地影响到了法律，在很多关于新型技术创新应用的讨论中都能够看到神经影像的间接应用。在刑事语境下，被告在庭审的不同阶段为不同的目的而优先使用神经影像证据。例如，法庭已经认可与精神不健全请求有关的神经影像证据（或认为被告有权接受神经影像检测），被告寻求在刑事审判罪行的阶段使用神经影像证据显示其行为能力下降（或无能力具有必须的犯罪意图，或作为证明精神障碍辩护的附属方面）。神经影像在精神障碍辩护中使用的最有名的例子是 1981 年企图暗杀总统罗纳德·里根的约翰·欣克利（John Hinckley）。当时，法庭认可采用 CT 显示的欣克利出现了大脑萎缩的证据，这是器质性脑疾患的证据，辩护律师与政府专家们就此展开了激烈的争论。[②]

1998 年和 1999 年，跨学科专家组召开了神经行为大会并发表了关于心

① GREELY H T. Prediction, litigation, privacy and property: some possible legal and social implications of advances in neuroscience [D]. http: //papers. ssrn. com/sol3/papers. cfm? abstract _ id =503183. 　[C] //In Neuroscience and The Law: Brain, Mind, and the scales of Justice, Brent Garland, ed., The Dana Press, 2004.

② SNEAD O C. Neuroimaging and the "complexity" of capital punishment [J]. New York University Law Review, 2007, 82 (5): 1265.

智、大脑和暴力之间关系的一致性声明，他们就大脑在暴力行为中的作用开展了详细的文献研究，并在 2001 年发表声明，指出大脑边缘系统和前庭被认为在暴力行为中发挥了关键性的作用。声明内容如下："攻击性行为被认为来自大脑边缘系统在特定环境下的活动，而杏仁核是最常涉及的结构组织……额叶可向人们提供在复杂社会环境中进行判断的能力，而随之采取的行为会导致严重的后果。在多起案例中，这种判断的能力在抑制大脑边缘冲动方面发挥了重要作用，而如果采取了行为，将导致社会的不和谐或破坏性结果……因此，在颞叶边缘调节的攻击性冲动与前额区域影像冲动控制之间存在着平衡关系。"[①]神经影像研究获知并促进了暴力理论的发展。阿德里安·雷恩（Adrian Raine）于 1994 年首次出版了此类研究，他使用 PET 证明被指控犯有谋杀罪的人员存在着前额皮质活动下降。在雷恩后期开展的多项研究中，共识声明中的数据对前额皮质边缘系统的暴力模型进行了简要描述。其他研究神经影像文献的文章同样证实了前额叶功能障碍和暴力之间存在着广泛的联系。进一步的文献综述和主要神经科学家撰写的文章都得出了类似的结论。[②] 例如，在遭受前额皮质的震荡伤后，路易斯·卡尔佩珀（Louis Culpepper）发现自己难以控制对五岁继女的骚扰冲动。在另一起类似的案例中，一名没有犯罪记录且婚姻稳定的学校老师，在大脑前额叶中出现了鸡蛋大小的肿瘤且在肿瘤不断发展后，他发现自己难以控制观看儿童色情作品，有向继女提出性要求和发生性关系的冲动。在肿瘤被摘除后，他的抑制能力和自我控制能力得以恢复。最近的例子是安德鲁·莱恩（Andrew Laing），他在一起滑雪事故中遭受大脑前额叶震荡损伤，随后完全失去了性抑制和男女之防的顾虑。[③]

关于暴力犯罪倾向的重要且不断发展的研究领域与精神变态和反社会性人格障碍的神经生物关联性有关。精神变态被定义为一组个性特点，包括可控制性、缺乏同情心和冲动性等的疾病。正如美国心理学协会提交的罗珀诉西蒙斯案中的非当事人意见陈述，"在没有完全改变的情况下，精神变态被认定为是根深蒂固的，随时间保持稳定不变，是具有抵抗力的"。反社会性人格障碍是在童年时期形成的，保留至青春期早期甚至成人期，表现出不尊重或侵犯他人

① FILLEY C M, PRICE B H, NELL V, et al. Toward an understanding of violence: neurobiological aspects of unwarranted physical aggression: aspen neurobehavioral conference consensus statement [J]. Neuropsychiatry Neuropsychology and Behavioral Neurology, 2001, 14: 1-14.

② SNEAD O C. Neuroimaging and the "complexity" of capital punishment [J]. New York University Law Review, 2007, 82 (5): 1265.

③ SNEAD O C. Neuroimaging and the "complexity" of capital punishment [J]. New York University Law Review, 2007, 82 (5): 1265.

权利的行为特征。功能神经影像（非结构神经影像）强烈表明了精神变态中的
额叶和颞叶，以及角形脑回和胼胝体的功能障碍。换句话说，关于大脑结构的
研究结果是非决定性的，功能研究结果显示异常大脑活动和精神变态之间存在
强有力的联系。阿德里安·雷恩（Adrian Raine）开展了关于暴力神经学基础
方面的工作，根据研究结果，雷恩初步认为"脑结构不全或许是微觉醒、条件
恐惧、良心缺乏、决策制定不足等描绘反社会、精神病行为的基础"。他同样
在反社会性人格障碍人群的胼胝体中发现了异常的白质体积（连接大脑左右半
球的组织带，通过变态心理量表修订版测量得出）。雷恩推测这种异常能够通
过影响精神病患者的情感，损害大脑两个半球之间的交流。①

　　认知神经科学家们关于死刑量刑的短期目标非常简单明了，就是通过能够
证明暴力犯罪生物倾向的简短神经影像研究来帮助被告减轻惩罚。虽然美国不
同州之间在程序上存在着差异性，但所有的死刑量刑制度都会指导陪审团在考
虑是否做出死刑判决方面对减轻和加重因素进行评估。对减罪证据做出考虑是
关于个人判决量刑的宪法要求。最高法院认为被告在呈现减罪证据方面享受相
当大的自由，被告的性格、记录以及侵犯行为发生时的环境等都可以作为被告
获得低于死刑量刑的考虑因素。很多辩护专家都证实了精神疾病或大脑损伤在
说服陪审员认定被告罪不该死，应当用终身监禁代替死刑方面所发挥的减罪作
用。神经科学家运用他们的工具代表被告直面死刑判罚在程序的框架范围之
内。神经科学家在帮助被告减轻罪行方面发挥着越来越重要的作用。一些优秀
的神经科学家利用成像资料在庭审时帮助死刑被告获得了减罪结果。一些专家
同时也开展了与死刑被告需求相吻合的研究。认知神经科学家认为尽管功能障
碍并不能为法律上的罪行提供借口，但被告人大脑暴力抑制功能的紊乱完全能
够减轻他们在道德方面的责任，他们应当获得终身监禁的惩罚而不是死刑。

　　根据情况介绍，神经影像研究结果表明青少年行为的不成熟很大程度上是
由他们大脑解剖上的不成熟引起的。情况介绍引用了结构和功能神经影像研究
来说明被认为起到风险评估、冲动控制和高水平认知作用的大脑新皮质区域在
青少年时期还未完全发育成熟。相反地，被认为是冲动性和暴力来源的大脑皮
层下区域则在青少年时期已完全发育成熟。具体而言，美国医学协会的说明指
出大脑边缘系统，特别是否仁核，在青少年的大脑中异常活跃。大脑的这部分
区域与"侵略性、愤怒和恐惧等原始冲动"存在着联系。大脑前庭，特别是前
额叶，是大脑中与冲动控制、风险评估和道德推理有关的区域，在青少年时期

　　① RAINE A，LENCZ T，TAYLOR K，et al. Corpus callosum abnormalities in psychopathic an-
tisocial individuals［J］. Archives of General Psychiatry，2003，60（11）：1134.

仍处发展阶段，尚未成熟，因此难以协调和检查边缘系统的影像。①

认知神经科学家希望从暴力犯罪的根源上利用神经影像研究来帮助死刑被告减轻罪过。这种理想短期来看是立足于现有死刑量刑框架，采取即时、具体和实际的干预措施。但是活跃在该领域的认知神经科学家们对于刑事司法有着长期的、更为理论化的理想。他们以从根本上和概念上修改刑事惩罚为工作目标；具体而言，他们寻求使用神经科学，特别是神经影像作为工具来阻碍、影响并最终推翻作为处罚原则的报应性司法。一旦惩罚制度受到人们的怀疑，他们认为刑事法律将走到终点，即实现避免出现社会伤害的前瞻性结果主义目标。这种所希望的新方法将开启"诊疗性司法"制度的新时代，而刑事被告将接受更为人性化的处理。

格林（Greene）和科恩（Cohen）认为神经影像带来的神经科学进步将最终证明"关于人类行为和责任的常识性概念"都是虚假的。"作为结果，我们设计的用于反映这些概念的法律原则存在缺陷，必须从根本上进行审查，并采用反映自由意志和人类能动性真相的神经科学观点来替代"。他们批判优先考虑报应性司法的原则，并称"报应性司法依赖不被科学认可的关于自由意志的直觉和自由主义概念"。为了捍卫他们的观点，格林和科恩他们将惩罚制度定义为提倡"在缺乏罪行减轻的环境下，从事犯罪行为的人们应当受到惩罚"的原则。

格林和科恩进而将目光转向过去开展（如今仍在继续）的关于自由意志本质和可理解性的辩论中。格林和科恩认为神经科学目前取得的进步已经解释了关于人类思想和选择的纯粹物质因素，他们开始挑战自由主义和报应性惩罚的基本原理。自由主义提出了采用惩罚制度以来的关于自由意志的强大概念（以及道德责任）。格林和科恩同意自由主义假定的自由主义概念力量来源于其通过非物质机制操作的要求，这与现代科学的观点相违背。他们认为神经影像最终将完全摧毁自由主义关于自由意志立场的反唯物主义根基，并推翻受到应有惩罚的基础。此外，可以明显看出报应性司法与强硬决定论在概念上是相互矛盾的：如果所有行为完全由超于人类控制的物质原因来决定，则惩罚制度所依赖的主观恶性和受到应有惩罚的概念将变得无法理解。②

格林和科恩还认为相容论关于自由意志最适度的理解是其难以为惩罚制度

① SNEAD O C. Neuroimaging and the "complexity" of capital punishment [J]. New York University Law Review，2007，82（5）：1265.

② SNEAD O C. Neuroimaging and the "complexity" of capital punishment [J]. New York University Law Review，2007，82（5）：1265.

的严格要求提供足够支持，无论是作为总体目标还是分配制度。他们描述了兼容并包主义者关于自由意志的观点，将自由意志定义为产生理性行为，即根据信仰服务欲望的行为的最低能力。格林和科恩回应道，虽然法律重点关注最低合理性的问题，但社会中的人士真正关心的是在更广义的意义上的，即被告是否需要承担责任，这是自由主义者关于自由意志的构想。尽管被告在法律意义上被证实具有最低限度的理性，但公民们仍然要问实施犯罪的是否是"真正的他"，或是否由"他的教养""他的基因""他的环境"或"他的大脑"来承担责任。格林和科恩认为这些问题来源于自由主义者关于自由意志的看法，不接受莫尔斯（Morse）相容论的唯物主义决定论。莫尔斯的理论受到二元论的驱使，即认为大脑和心灵是不同的实体。因此尽管当前的法律存在相容性，但实际上是受到了"自由主义者道德直觉"的驱使。格林和科恩将法律的正式要求和社会关于自由意志的丰富内涵之间的紧张关系描述为不稳定的"权宜婚姻"。他们预测神经影像将为这种关系带来危机：认知神经科学（受助于神经影像）将最终表明"他"和"他的大脑"之间不存在差异性，因而进一步证明自由主义者关于人类能动性的二元论直觉是站不住脚的。这构成了他们信念的基础，莫尔斯低估了神经影像对法律特别是刑事惩罚的转换性力量。

　　莫尔斯无疑是正确的，精神错乱的法律标准对于确定法律罪行最为适度；被告被认为仅需要具有"适度理性"来为他们的行为负责。少部分案例中被告提出了精神障碍辩护就是最好的证据，但其中能够获得成功的不多。在死刑量刑的环境下，存在着多种复杂的道德责任观念，格林和科恩的分析非常准确。根据格林和科恩的观点，只有自由主义者的不相容论能够对报应性司法的原则提供足够支持。但他们预测（实际是希望）认知神经科学将打破这种基础。他们指出哲学上反对自由意志的声音将不会证明对大众具有说服力。神经影像支持的科学将会获得成功，而哲学思想将遭遇失败：格林和科恩认为如果人类能动性的观点被证实是虚幻的，社会态度也会发生改变。法律惩罚将最终不得不顺应趋势来反映最新揭示的自由意志真相。换句话说，一旦社会将认知神经科学的教训内部化，作为承担的道德（和刑事）责任，对人类能动性错误理解的报应将作为惩罚的合法理由而被淘汰。总之，认知神经科学关于死刑量刑的愿景由两个方面组成：短期目标是通过实际的方法帮助死刑被告减轻罪过，长期的根本目标是推翻作为惩罚制度原则的司法。

　　有很多种方法来评估认知神经科学家关于死刑量刑的综合性愿景。正如在开始时提到的，在提供一种善意的批判：即以人道主义的态度，同情、团结一致的立场以及对死刑判罚的厌恶情绪来进行分析，这也是认知神经科学家从事该领域研究的出发点。根据认知神经科学项目的理想标准，评价了其智慧性和健康性，即帮助死刑被告说服陪审员和法官不要做出死刑的判决，这也为此类被告创建了一种更富同情心和人道主义的法律制度。但不幸的是，即便认知神经科学家们的短期和长期目标能够真正实现，似乎也难以带来上述结果。相反，认知神经科学家们渴望的刑事制度似乎将悲剧和讽刺性地证明，对死刑被告来说其比当前的体系更加严厉和缺少人道主义。

为什么这么说呢？很简单，其短期目标依靠完全基于报应的减轻罪行的特殊理论，这种理论的基础被认知神经科学项目构建者完全否决。相反地，项目长期目标致力于打破短期愿景所依赖的学说的根基（例如报应）。因此项目长期目标的成功必然要击败短期目标。更为糟糕的是，长期项目明确留用的现存机制（死刑量刑框架的特征仅由避免社会伤害的结果论目标来驱使）可以说构成了对死刑被告生命最严重的威胁。如果根据长期目标的愿景来重新构建死刑量刑体系，这种威胁将由于认知神经科学家的研究而出现戏剧性的扩大。实际上就像我在下方说的那样，只有依靠受到应有惩罚主义，才能将暴力行为根源的神经影像证据理解为减少死刑被告的有罪性。这一结论符合在美国死刑量刑法律体系，或更广泛地说在刑法中受到应有惩罚是最有价值的限制性原理的事实。

人们能够预期认知神经科学的构建者在回应上述批评时做出的反应。首先他们或许认为关于减罪的短期理论并不取决于受到应有惩罚，而是关于死刑威慑作用并不适用于脑部缺陷或人格障碍的被告的观点。其次他们反驳说这种批判拒绝承认长期愿景的目标并非剥夺权利，而是改造。最后他们认为关于严厉、非人道和侵犯性刑法体系的预测难以通过努力实现，因为社会不接纳；市民们对这种体系的厌恶和恐惧难以被容忍。这些观点被依次采纳。①

认知神经科学家们通过在威慑价值作用结果论而不是受到应有惩罚中打减罪概念的基础来捍卫他们对神经科学证据的使用。他们认为死刑惩罚或许不能阻止大脑异常的个体实施犯罪，并且展示他们存在大脑异常的证据也不过是表明向他们宣判死刑时不存在威慑理念。由于对惩罚处于减罪、幼年期精神错乱或受胁迫等环境中的人不具有威慑价值，格林和科恩在支持以这些理由进行辩护时采用了这种方法。这种方法与边沁（Bentham）回应布莱克斯通（Blackstone）关于犯罪行为允许原谅条件的观点一致。布莱克斯通认为原谅辩护可缩小至单一的考虑：意志的需要或缺点；恶意的想法是犯罪责任性的前提条件。边沁反驳说原谅辩护并非植根于应受责备和惩罚的概念中，而是对惩罚那

---

① SNEAD O C. Neuroimaging and the "complexity" of capital punishment [J]. New York University Law Review, 2007, 82 (5): 1265.

些"年幼、疯狂、无意违反法律、被迫或不得已犯罪的少年"不具有效果的认可，因为对这些罪犯在本质上难以产生威慑作用。① 这一说法难以为减罪的短期目标理论提供结果论的理由，原因至少有两项。第一，正如哈特（H. L. A. Hart）提到的，是"不合逻辑的推理"，这种推理旨在宣称死刑威胁对存在大脑损伤或人格障碍的被告不具有威慑作用。如哈特所指出的，惩罚的实施能够以更高的标准保证法律对正常人的一致性，从而提高在社会中控制犯罪的程度。此外，死刑判决作为特殊的威慑对于已宣判罪犯也是有效的。尝试通过这种方式扎根关于减罪短期目标理论的尝试却因为一种根本的原因而难以实现：死刑量刑法律不接受关于受到认知神经科学家研究减罪各种条件（前额叶活动减退、反社会人格障碍或精神病态）影响的被告不受威慑影响的观点。审判法律不接受（减罪专家们也不认可）这些犯罪行为的鉴定。如果法律接受了这种请求，被告将在审判的举证阶段获胜而不必参加审判。在当前的死刑范畴内，似乎有可能实现描述认知神经科学家们提出的关于短期目标的减罪理论特征，而不是植根于受到应有惩罚分配理论的关于减少罪行的论证。因为如此，如上所述的长期和短期愿景之间仍然存在着争执。第二，认知神经科学项目中的被告或许认为项目以改造为目标而不只是剥夺权利，也就是说项目渴望建立一种"诊疗性司法"的体系。这一说法也难以以理论和审慎的原因挽救该项目。首先，该体系如何在避免出现未来社会伤害方面以追求改造罪犯而不是经济效率为目的，这一点并不明确，这是因为神经上存在缺陷的被告应当受到惩罚，但由于减罪原因不至于判处死刑，这似乎是对报应的一种诉求。其次，对于存在暴力犯罪诱因有关神经问题的被告，改造似乎证明没有效果。根据精神健康领域的传统观点，对在这种条件下进行改造的进一步期望似乎也无希望（如肯尼迪大法官在罗珀案中所观察到的，这就是作为加重因素的说服力）。正如鲁滨逊（Robinson）所述，一旦受到应有惩罚作为惩罚的一种合法分配原则被消除或犯罪行为治疗方法被证明无效，整个社会会将目光转向刑法中唯一具有价值的剥夺权利。最后，认知神经科学家们可能会声称以上预计的严厉的死刑量刑体系不会作为认知神经科学项目的结果而出现，因为难以获得公众的支持。换句话说，他们认为这种体系即便具备普遍的合乎逻辑的认可，也会因结果论的原则而带来太多的社会不认同感。格林和科恩之所以这样想是为了回应那些认为他们的观点会带来过重惩罚的看法。举例来说，就像他们认为的社会不会忍受对违反停车法的人执行死刑的非人道主义行为。对于这一观点，存在

---

① SNEAD O C. Neuroimaging and the "complexity" of capital punishment [J]. New York University Law Review，2007，82（5）：1265.

两种有力的回应意见。

第一，对死刑的认知神经科学项目展开批判，而不是针对更广义的刑法。死刑被告可以说是社会中最令人憎恨和感到恐惧的成员。人们不太可能出现对以永久剥夺这些被告权利为目标的体系的实质性社会不满。不论好坏，对于在法律上有罪，神志正常，具有行为能力和犯罪意图的被告执行死刑不会遭遇普遍的反对，对于那些展示神经影像证据表明存在神经问题或人格障碍，但仍被以谋杀罪起诉（并非无法压制）的被告来说情况并非如此。检方将反社会人格障碍和精神病态作为加重因素的连续成功使用，以及表示具有额叶功能障碍不应判处死刑的被告的庞大数量说明我们的社会对于死刑还是非常包容的。①

第二，尽管存在着向难以控制暴力行为的被告执行死刑的社会不满，但根据格林和科恩设想的法律框架，这不会影响死刑的执行。相反，这种担心将被作为"他"和"他的大脑"之间的非理性二分法的解释而消除，而这种方法是认知神经科学所谴责的。如格林和科恩所述，对于在商量杂货店过道时相信欧几里德和牛顿是安全的等小事情而言，使用具有吸引力的构想（例如自由意志）是可以接受的。他们认为我们必须有勇气放弃这些幻想，支持认知神经科学的真相，就像当我们在向太空发射火箭时必须要相信罗巴切夫斯基和爱因斯坦一样。②

第四节　神经成像与心理健康

根据世界卫生组织的定义，健康不仅是没有疾病和不虚弱，而且是身体、心理、社会功能三方面处于完美的状态。③ 今天，生活节奏的加快和社会压力的增加不断威胁着人们的幸福感。为了实现"精神和社会的安适状态"，我们需要比祖先具有更强的精神能力。为治疗疾病和失调问题而采取大脑干预的技术是值得称赞和存在正当理由的。但是，以满足日常生活或不健康心理的需求为出发点，改善那些希望获得更高效率、更好表现以及高于正常水平的人们的

---

①　SNEAD O C. Neuroimaging and the "complexity" of capital punishment [J]. New York University Law Review, 2007, 82 (5): 1265.

②　SNEAD O C. Neuroimaging and the "complexity" of capital punishment [J]. New York University Law Review, 2007, 82 (5): 1265.

③　World Health Organization. WHO definition of health. Available from: http: //www. who. int/about/ definition /en/print. html. Accessed: August 22, 2016.

脑部情况，会带来许多伦理和社会问题。① 而全球心理健康是一个更具广泛意义的概念，它是一个相对较新颖而极具影响力的领域，它源于"没有心理健康就谈不上健康"这一意识的觉醒，以及对跨文化且还能在全球推广的精神疾病护理的需求。② 全球精神健康有赖于很多之前就有的研究领域。第一，跨国流行病学研究已经指出精神障碍在全球蔓延，但是这些都没有引起足够的重视，也未给予充分的治疗，中低收入国家中的治疗差距最大。第二，精神疾病人类学研究（包括对移民和难民的研究）也指出精神障碍的理解和干预需要对相关社会文化环境的认同。全球心理健康从业人员已经将工作重心放在提倡通过各种措施缩小治疗差距以及在资源欠缺的地区开发新的方法以缩小治疗差距，③ 这一工作已经对精神疾病学的研究和实践产生了显著影响。

在不确定医疗处方是否有效的情况下，健康和疾病之间没有明确界限的问题就显现出来了。前期患病的患者在痊愈后是否应当继续接受治疗？学生以及学术界和商界人士对于提高注意力、集中度和记忆力的治疗方案的需求目的是什么？除了广泛采用和使用的改善神经功能的药物治疗外，过去十年里出现了几种非药物治疗方案。例如，磁电大脑刺激。在科研和其他文献中描述为"非侵入"的一系列非药物大脑治疗方案，最近吸引了人们相当大的兴趣。这些方法通过磁场和电流诱导神经调节和神经刺激，从而起到改善大脑功能的作用。

在医学和非医学领域研究最多、使用最广的非药物治疗方法是经颅磁刺激和经颅直流电刺激。经颅磁刺激通过在头皮槽内传递强磁场脉冲，在大脑组织中产生感应电流。新的经颅磁刺激设备不仅适用皮层结构，而且能够到达大脑的内部结构。经颅磁刺激使用一台复杂且造价昂贵的设备，该设备通常配有能够立体观察治疗区域的仪器。④ 但目标区域相对过大，治疗是否具有针对性是存在质疑的。除了积极的疗效，经颅磁刺激治疗有时也会产生一些副作用，包括局部疼痛，头痛，治疗期间的身体不适，听力影响，脑电图后遗症，抽搐，亚临床脑电图异常，晕厥，认知和神经心理变化，急性精神变化，内分泌后效应以及毒性。经颅磁刺激也会对不同的神经传导物质、免疫系统和自主神经系

① RACINE E, FORLINI C. Responding to requests from adult patients for neuroenhancements [J]. Neurology, 2009, 73: 1406-1412. Medline: 19776378 doi: 10. 1212/WNL. 0b013e318 1beecfe.

② PATEL V. Global mental health: from science to action [J]. Harvard Review of Psychiatry, 2012, 20 (1): 6-12.

③ PATEL V, CHOWDHARY N, RAHMAN A, et al. Improving access to psychological treatments: lessons from developing countries [J]. Behaviour Research&Therapy, 2011, 49 (9): 523-528.

④ CHERVYAKOV A V, CHERNYAVSKY A Y, SINITSYN D O, et al. Possible mechanisms underlying the therapeutic effects of transcranial magnetic stimulation [J]. Frontiers in Human Neuroscience, 2015, 9.

统的功能有所影响，并刺激不良的相互作用。① 相比之下，经颅直流电刺激治疗更为简单和实惠。经颅直流电刺激在头皮中使用弱电流，从而改变大脑的兴奋性。这种方法被认为是一种神经调节技术，与经颅磁刺激相比，具有非特定和更大的治疗面积。佩尔蒂埃（Pelletier）等人对经颅直流电刺激治疗的副作用进行了综合性概述，包括神经可塑性的变化，神经形成，血管新生，炎症和细胞凋亡。此外，经颅直流电刺激治疗能够影响神经突分支的总体数量（数量的增加或减少取决于采用阴极还是阳极刺激）。它也会带来头皮不适感，这是常见的唯一副作用。大量研究表明经颅磁刺激和经颅直流电刺激在治疗各种脑功能障碍方面具有有效性，对于认知和情绪也会产生积极作用。② 尽管目前还没有就潜在的不利作用和结果进行过公开讨论，但它们的治疗设备使用得愈加广泛，商业用途不断增加。尽管存在大量关于经颅磁刺激和经颅直流电刺激的研究，但它们在面积巨大的脑组织中对大脑可塑性产生的不可控影响没有引起人们的足够重视。能够在时间和空间上开展精准治疗的新方法已经得以运用，但这些方法只能缓解不能根除治疗过程所带来的危害。我们每个人的生活经历都构成一张错综复杂的网络，仅就神经调节而言（经颅磁刺激还包括神经刺激），经颅磁刺激和经颅直流电刺激不仅调节我们希望改善的显著和特定功能，也会影响到其他各种各样的大脑功能。在一些案例中描述的严重副作用表明，应当谨慎使用这两种技术开展治疗工作。③ 由于在个体差异性和神经网络复杂性方面存在不足，因此难以对经颅磁刺激和经颅直流电刺激的作用和长期效果进行预期。通过干预脑电活动，例如神经元之间的电脉冲燃烧和传输，我们正在改变其化学性、神经可塑性和对于人体功能极为重要的生化途径。当这些方法用于处于发育期和青春期的大脑时，这一问题变得尤为重要和关键。经颅磁刺激和经颅直流电刺激适用于头皮表层，由于是外部作用，它们被认为是温和而且无害的。"非侵入"的描述掩盖了这两种方法能够改变神经活动、影响神经可塑性的事实，从而难以使患者和将经颅直流电刺激设备用于康乐用途的人

① ROSSI S, HALLETT M, ROSSINI P M, et al. Safety, ethical considerations, and application guidelines for the use of transcranial magnetic stimulation in clinical practice and research [J]. Clincal Neurophysiology, 2009, 120 (12): 2008-2039. Medline: 19833552 doi: 10. 1016/j. clinph. 2009. 08. 016

② BENNABI D, PEDRON S, HAFFEN E, et al. Transcranial direct current stimulation for memory enhancement: from clinical research to animal models [J]. Frontiers in Systems Neuroscience, 2014, 8: 159. Medline: 25237299 doi: 10. 3389/ fnsys. 2014. 00159.

③ PELLETIER S J, CICCHETTI F. Cellular and molecular mechanism of action of transcranial direct current stimulation: evidence from in vitro and in vivo models [J]. International Journal of Neuropsychopharmacology. 2015, 18 (2): pyu047. Medline: 25522391 doi: 10. 1093/ijnp/pyu047.

们产生信任感。尽管治疗能够带来积极的变化，但也会产生危害。因此根据戴维斯（Davies）和科宁斯布鲁根（Koningsbruggen）所述，经颅磁刺激和经颅直流电刺激治疗应当符合安全和伦理准则的要求，任何外科手术都是如此。治疗中出现的副作用和意外结果不仅会影响我们的心理健康和体内激素平衡，也会影响性格和心理特征。①

　　心理健康极为强调承认心理疾病患者的人权，获得恰当治疗的权利；"没有心理健康就谈不上健康"，有意义的"全球健康"方法必须蕴含身体和心理健康服务资源的平等。心理健康政策必须确保心理健康和医疗服务具有同样的优先性，这表明制定此类服务时考虑了保障心理疾病患者的人权。此类政策应确保心理健康成为健康服务的一部分，并在社区中提供此类健康服务。神经伦理学也一直在关注很多社会政策问题。实际上，神经科学和社会政策交汇的特点反映在神经伦理学的四大支柱之一，即关注神经科学进步的社会和法律意义，包括健康护理差异、此类进步的益处的不公平获取等等。例如，在考虑精神增强问题时，也有人争论将社会资源保留起来用于治疗（而不是增强），增强（例如学生和职业人员使用刺激药物以提高表现）可能对社会中能负担得起此类干预的特权阶层更为有利，因此毫无公平可言。因此，我们必须弄明白并确保神经技术是否得以不当使用，是否有人故意滥用精神技术以增大个人、集体和国家间的不对称关系。② 即使如此，对人权和心理疾病的关注也并非毫无争议。人权的概念，实际上就是人权概念本身可能并不代表固定的自然种类，可能取决于具体的时间和地点。鉴于此，要论述具体的通用人权，我们需要从概念方面大力着手；此类其他道德概念包括"义务""好""美德"。这点再次强调对这一领域的概念分析的需求。虽然如此，心理疾病的治疗需求仍然与人权密切相关这一重点是全球心理健康的重要伦理基础。同样，为了维护基本人权和临床神经科学研究中的伦理实践以及在创建和实施临床评估和干预的过程中维护稳健的伦理规则，神经科学活动也一直需要强调人权。此类关注构成神经伦理学的第二个支柱。随着全球心理健康议程不断促进中低收入国家和地区的心理健康研究，这也需要同时提高对环境引起的神经伦理问题的重视和投入。③

---

　　① DAVIS N J, VAN K M G. "Non-invasive" brain stimulation is not non-invasive [J]. Frontiers in Systems Neuroscience, 2013, 7：76. Medline：24391554 doi：10. 3389/fnsys. 2013. 00076.

　　② GIORDANO J. Neuroethics：interacting "traditions" as a viable meta-ethics? [J]. AJOB Neuroscience, 2011, 2 (2)：17-19.

　　③ SHOOK J R, GIORDANO J. A principled and cosmopolitan neuroethics：considerations for international relevance [J]. Philosophy Ethics and Humanities in Medicine, 2014, 9 (1)：1.

　　除了安全性和公正性外，其他几项伦理问题也需要在此指出。社会中越来越多的明示与暗示强迫问题是重要的伦理问题。属于社会文化范畴的价值体系不能发生改变。应当高度重视公平和努力工作，在实现目标（例如考试、名校招生等）过程中"走捷径"被认为是不合适、不可接受的行为。因此增加智力的药物应当与竞技运动中滥用的药物一样拥有相同的伦理道德关注。此外，作为经颅磁刺激和经颅直流电刺激治疗的意外结果，使用者出现身份和个性方面的变化在大多数情况下是不被接受的。随着这两种技术在一些增强病例中显现出明确的积极效果，当发展到没有任何副作用的阶段时，探求它们是否具有合理性将是十分有趣的事。但是安全性之外的伦理问题将会长期存在。从另一方面来说，治疗的内在本质使得我们相信没有副作用的情景难以出现。这两种技术的可接受性取决于对它们使用过程中潜在不良作用和结果的公共讨论。尽管公众还没有充分意识到神经改善产生的安全、伦理、社会和法律方面的后果，但我们已经看到不同价位的经颅直流电刺激设备在市场上出售，互联网上有关于"自己动手"的设备使用说明。一些医学机构为经颅磁刺激打起了广告，声称不仅能治疗脑功能障碍，还可以改善情绪和认知能力。在我们有机会分享关于这些设备的管理和控制规定之前，人们已经能够采取非药物的方式进行自我改善。在不健康的野心和虚荣心面前，选择一种谨慎而缓慢的神经改善方式对于很多人来说是很难做到的，因为他们对获得快速改善和更好生活的希望超越了合理的谨慎。真正的问题不是我们停止使用这些设备，而是它们正在把我们引向一个难以预知结果的方向。

　　神经伦理学对经验和关联研究的需求一样。这一领域的关键支柱是自然主义认为神经科学的进步可以很好地诠释哲学问题这一观点。举例来说，该领域一直在强调神经科学方法在检验自我、介质和责任的性质等基本问题的重要性，解释了决策和冲动控制的神经解剖学、神经生理学和神经基因学发现对当前对这些构造的理解的影响。神经伦理学也一直特别注意使用经验方法解决生命伦理问题，也已经获得一系列此类问题的数据。举例来说，神经成像方面的进步已经成为探索神经伦理学经验问题的动因（例如，精神疾病的成像发现是会增加还是会减少耻辱？）；但是每当引入新的工具或方法，都会有人质疑这些工具在研究和临床实践中的有效性和价值。心理健康对实证经验的重视以及神经伦理学对经验伦理学的重视并非无可争议。经常有人指出缺乏证据并非总能证明功效或效果不足。① 鉴于多数心理健康研究的开展区域中的很多都是只有

　　① ALTMAN D, BLAND J. Statistics notes: absence of evidence is not evidence of absence [J]. British Medical Journal, 1995, 311 (7003): 485.

少数人居住，我们必须承认直接从现有证据进行外推并不合适。例如，中低收入世界开展的心理干预试验极少，我们无法确定西方心理干预疗法在这些环境中的适应程度。此外，可能还需要价值取向来补充。[①] 在元哲学界，有人强烈认为哲学不能简单地对等为科学。[②] 同样，在生命伦理学界也仍然有一些复杂问题要通过概念分析而非经验分析才能得到最好的解释。

---

① FULFORD K W M. The value of evidence and evidence of values: bringing together values-based and evidence-based practice in policy and service development in mental health [J]. Journal of Evaluation in Clinical Practice，2011，17（5）：976-987.

② OVERGAARD S，GILBERT P，BURWOOD S. An introduction to metaphilosophy [M]. Cambridge：Cambridge University Press，2013.

第六章　医患关系伦理

医患关系与医疗行为相伴而生，是医疗实践中的核心问题，它泛指医生与患者两个群体之间的关系。社会经济的普遍迅速发展提高了人民的生活水平，在物质财富得到满足的基础上，人们对身体健康的关注日益提升，医院成为了人们健康管理的主要平台，医患关系成为了社会关注的重要领域。

第一节　医患关系的概念

医患关系是世界性问题，"每一个医学行动始终涉及两类当事人：医生和病人；或者更广泛地说，医学团体和社会。医学无非是这两群人之间多方面的关系"。[①] 医患关系是临床治疗所必须面对和处理的重要问题，医患关系构成了医患伦理互动的核心内容。

一、医患关系的演变

医患关系是医生与患者之间在医疗实践中所形成的互动关系。大体上看，医患关系分为三个历史阶段，即古代医患关系、近代医患关系和现代医患关系。

古代社会，生产力水平较低，经济发展程度不高，科学技术较为落后，对知识的获取，多以经验性的实践为主。受地域因素影响，交通不便，医患关系处于熟人社会之中，具有朴素性的特点，表现为直接性、稳定性和亲密性。同时，受儒家正统思想中"仁"的影响，中国古代医患关系有着良好的道德基础，呈现出较为和谐的景象。古代医者深受儒家思想的影响，怀有悬壶济世、妙手仁心、救死扶伤之理念。医生虽然有着较高的地位，受到病人的依赖，但患者并不完全把希望寄托于医生，对医生不过于苛求和期望，一定程度上消除了双方的不和谐隐患。

近代以来，受启蒙运动的影响，人们的思想得到解放，思想上注重追求民

---

① H. P. 恰范特，蔡勇美，刘宗秀，等. 医学社会学［M］. 上海：上海人民出版社，1987：67.

主、自由和平等。在科学技术的高速发展中，人与自然、人与人的关系也发生了变化，人的思维由价值理性转向了工具理性。随着科技化水平的提高，医学与科技器械的结合导致医疗过程出现了医生—机器—患者的新方式，医患关系逐渐间接化。医学学科分类细化，专业化程度逐渐加深，医生的流动性增大，医患关系变动性逐渐加大。随着试验科学的深化，患者成为了医生研究疾病的对象，医患关系中的情感交流逐步减少，不和谐隐患显现。

现代社会中，互联网的广泛普及与应用，生物技术的快速发展，科技手段的极致运用，科学技术正以前所未有的速度不断向医学渗透，并发挥着日益重要的作用。一方面科技促进了医学的快速发展，有效推动了医学科学研究，提高了疾病诊治的安全性和效率；另一方面，现代医学对科技的依赖性逐渐增加，医生的自主性减弱，医患双方缺少充分的沟通和交流。医患矛盾偶有发生，医患关系不和谐现象出现。

二、医患关系的内涵

医学是以疾病治疗为手段，以患者生命健康为目的的经验性科学，从医患双方的互动关系角度看，医患关系的内涵有以下三种界定。

第一，医患关系是一种以健康为目的的合作关系。疾病是医患互动关系发生的基础和前提，医患双方地位平等，遵循既定的伦理原则和道德要求，健康成为了医患双方互动的共同目标。

第二，医患关系是一种选择与被选择的服务关系。患者自主选择疾病诊治的医生，医生尊重患者选择并提供积极的医疗服务，患者有选择或放弃治疗、同意或拒绝治疗的权利。

第三，医患关系是建立在信任基础上的契约关系。在信任的基础上，病人将自身的生命健康托付给医生，医方接受患者委托并与其共同协商，努力帮助患者恢复生命健康。医患关系是一个复杂的概念，在这个概念中，病人自愿地接近医生，并在对医生信任的基础上建立一种合同契约关系。[①]

---

① CHAMSI-PASHA H, ALBAR M A. Doctor-patient relationship [J]. Saudi Medical Journal, 2016，37（2）：121.

第二节　医患关系的内容

医生和病人群体的互动，构成了医患关系的核心内容。[①] 医患关系的构成是多种社会关系共同作用的结果，在现实社会中，这种互动关系的本质主要表现在社会关系、法律关系和道德关系三个方面。

社会关系。医患关系并不仅仅局限在医生和患者两个方面，具体地看，它蕴含着多种人际关系的互动和交往，是现代社会中最为基本也最为重要的社会关系之一。医患关系不能被看作是简单的个人问题，它不仅关系到在医疗活动中发生直接联系的医生与患者，还包括以医疗机构为主的相关医务人员，以及以患者为中心的家属、朋友、亲戚等。因此，医患关系是一种覆盖面较大的人际关系。同时，医患关系受社会多元文化的影响，在社会多元文化的相互影响下，不同群体的世界观、价值观都会有所不同，医患关系不再只是人与人之间以及语言与语言之间的互动，更是思想与思想、观念与观念的碰撞，是一种综合性的社会文化关系。

法律关系。法律在医患关系的调节上发挥着重要的作用。首先，契约法律关系。随着西方契约观念的传入，医生与患者之间的关系被看作是合同契约的关系。患者为了治病而与医方达成约定，双方签订医疗合同。契约的建立具有法律效力，医患双方都需要遵从约定，不得违背，否则将会受到法律的处罚与制裁。其次，民事法律关系。《中华人民共和国民法通则》主张"民法调整平等主体的公民之间、法人之间、公民和法人之间的财产关系和人身关系"。在大多数情况下，医患矛盾被看作是民事纠纷问题，受到民法的监控和管制，双方在平等协商的基础上，形成基本的权利和义务的关系。最后，消费法律关系。随着我国市场经济的发展，医疗机构的商业化，医患关系逐渐演变为一种消费关系。作为经营者，医疗机构为患者提供基本的医疗健康服务，对于基本医疗服务的需求，患者自觉地成为一名消费者。在有偿消费的基础上，医方作为服务提供者，患方作为服务接收者，医方与患方形成了经营者与消费者的关系。

道德关系。道德规范在医患关系中同样起到了至关重要的作用。首先，在医患之间的互动、沟通和交流中，双方都需要遵守基本的道德规范。医务人员需要遵循诚实守信、忠于职守、清正廉洁、无私奉献等基本的职业操守，患者也应当自觉树立相互尊重、诚信友善、宽容正直的道德品质，医患之间构建友

---

① 马金生. 中国医患关系史研究刍议 [J]. 史学理论研究，2015（02）：139.

好的合作关系，完成共同的价值目标。其次，道德规范在医疗行业中被高度重视。医疗卫生机构是具有社会服务性的，与民生健康息息相关的机构，它承担着治病救人、造福社会的重要使命。道德规范成为医务人员行为正当、尽职尽责从而勇于肩负使命担当的重要驱动力。最后，道德规范是正当医患关系维系的重要手段。道德规范是法律的重要补充，在明确医患双方基本权利和义务，医生职业道德要求、医德医风培育和学习，以及在正当价值观念的塑造中，道德规范都起到了规导和制约的重要作用。

　　医患关系是医疗实践活动中最基本、最重要的人际关系。受现实社会各种因素影响，医患关系并非一直处于友好、稳定与和谐的状态。受内外多重因素的共同作用和影响，医患冲突、矛盾或暴力问题偶有发生。其中医方因素主要包括以下三个方面：第一，道德素质和服务态度。医生的主观感受在构建和谐医患关系中尤为重要，医生的内在品质和外在素质是构成医患关系的基础。[①] 个别医务人员仍然存在态度差，存在"生、冷、硬"等问题，不利于医患和谐沟通和交流。第二，医学技术水平。基于医学技术水平的高质量医疗服务，是帮助患者恢复健康，获取患者信任和托付，实现和谐医患关系的重要基础。第三，工作压力。医务人员工作压力导致情绪波动，进而干扰治疗并影响医患关系。

　　患者的存在是医患关系建立的基础，医患关系不和谐中的患者因素也主要包括三个方面：第一，医学知识。患者医学知识不足，对医学技术发展状况不了解，对自身疾病认知不够，容易对医生的治疗产生怀疑和误解，是造成不信任的原因。第二，医学期待。对医学发展和医生期待过高，没有认识到医学发展的有限性和疾病治愈的概率性，容易对不符合预期的治疗后果产生误解，导致医患矛盾。第三，道德素养和法律知识。部分患者道德素养低、法律知识匮乏、态度傲慢、权钱意识强并行为失当，直接从负面影响医患关系。

　　此外，影响医患关系的因素还包括其他方面。例如社会舆论的不当导向和失真报道，西方文化和价值观念的错误引导，以及医疗卫生管理制度的不完善、不健全，医疗行为安全监管的不严谨、不细致，等等。

---

① ROTER D. The enduring and evolving nature of the patient-physician relation ship [J]. Patient Education and Counseling, 2000，39 (1)：5-15.

第三节　现代医患关系冲突的原因分析

医患冲突问题可以说是一个全球性问题，虽说国际医疗水平不断提升，但是各国所面临的医患冲突问题没有因为技术的进步而消失。医患关系的冲突，应该就是社会矛盾在医疗业当中的反映，是表现在经济实力、心理状态、道德文化水平、综合素养等若干方面的矛盾；牵涉面比较广泛，是一个极其复杂的问题。有医疗技术方面的原因，也有医生素质方面的原因；有制度方面的原因，也有文化方面的原因。引发这一冲突出现的原因是错综复杂的，我们很难给出一个既正确又科学的解释。

一、医患对"疾病"现象的不同诠释

就现代社会来说，之所以会出现医患关系冲突问题主要是因为医生和患者对于疾病有着不同的看法和认识。从现象学的视角来分析的话，我们可以看出，医患之间存在矛盾不是因为医生没有解释疾病的成因、危害，也不是因为患者害怕生病或死亡，而是因为双方对于疾病这一现象的理解存在显著差异。"现象学"是较为重要的哲学思想，是由知名思想家兰伯特（J. H. Lambert）率先提出的，其希望能够更好地探究真理、认识世界。后来，康德将"现象学一般"理念引入哲学当中，继而费希特也完善了这一理论，黑格尔在前人的基础上创作了《精神现象学》，① 并阐释了何为"绝对精神"。其强调，所谓精神现象学就是人们在探究问题进程中逐渐由现象看到了本质。在哲学大家们看来，现象学其实就是指引人们看到问题的本质。我们在认识事物时，总是会经历一个由外表到内在，由现象到本质的过程。黑格尔在阐释现象学的属性时说道，意识其实也是一个发展变化的过程，其现象与本质存在着同一性特征，在经过不断的斗争后，实现了现象和本质的同一。另外，他还指出，当意识由现象走向本质时会经历一个"中介过程"，具体而言就是由自身演变为对方，但是对方还是和自身保持着同一，通过对方可以反映出自身。总之，黑格尔的理念就是：自我的东西、直接的东西，若是没有历经"中介过程"，就无法演变为对方的东西。现象学探究的是事物的根基问题，详细阐释了其本质问题，对于我们认识客观事物有了积极的影响。②

海德格尔于《存在与时间》著作当中，以词源学为切入点分析了"现象

---

① 靳凤林. 死，而后生：死亡现象学视阈中的生存伦理 [M]. 北京：人民出版社，2005：89.
② 靳凤林. 死，而后生：死亡现象学视阈中的生存伦理 [M]. 北京：人民出版社，2005：22.

学"的哲学价值。他指出，就希腊文字而言，现象学（phenomenology）应该是由 phenomenon（现象）以及 logos（逻各斯）综合而成的。phenomenon 来自于 phainesthai，表示的是展示自身；logos（逻各斯）的内涵是比较丰富的，如规律、逻辑等，但是在该哲学家看来，其最为重要的意思是言谈。逻各斯所发挥的作用就是指引人们用言语将事物的内在揭示出来，以便其他人了解事物。从这个角度看，"现象学"的内涵就是在言谈进程中揭示出事物的本质。基于此，海德格尔概括道，"现象学说到底就是诠释。逻各斯带有明显的诠释的属性，因此我们可以将现象学称之为诠释学"①。

加达默尔进一步完善了有关现象学的学说，并提出了一个独立的哲学概念，即诠释学。在他看来，诠释学是一种完善的哲学体系，其核心思想就是深刻而全面地理解问题。他指出，一种真正有价值的诠释学应该是在理解本身进程中彰显历史的真实性。基于此，他将需要的东西视为"效果历史"，按照本性来说，所谓理解应该是一种效果历史事件。②"效果历史"指出诠释学的目标不是机械而单纯地复制他人的思想或理念，而是巧妙地将过去和当下结合起来，让原作者的思想和后来阐释者的思想统一起来。另外，其还阐释了"视域融合"的内涵，具体而言即为了全方位地理解文章所描绘的东西，我们需要深入问题当中，只有进入作者的世界当中，才可以看到作者所看到的东西，在双方精神交流的基础上，相似的观点开始融合，相互排斥的东西在对抗进程当中不断被吸收，直至所有的判断都融合在了一起，最终构建起一个全新的判断，在一个全新的环境下来理解文本的内涵。此种理解属于高级阶段的理解，关注的是理解者和原作者的沟通，沟通的结果就是衍生出新的理论和思想。

借助于现象学的方法论我们可以较为客观地理解医生和患者之间的矛盾冲突，有助于我们更好地从医生或者患者视角出发来理解疾病问题。

（一）对疾病表现与状态表现的认识差异

就现象学视角而言，医生、患者对于病患问题的看法有着本质不同。患者看到的是"生病"（illness），用较为通俗的话语来说就是，感觉到身体的不适，认为自己生病了，这是从患者的生活经验来谈的，并不是医生的诊断。疾病状态（disease state）则是已经被医生诊断的，确定是患上了某种疾病。可以看出，站在患者的立场来看，illness 即是疾病，但是医生认为只有 disease

---

① 海德格尔. 存在与时间 [M]. 陈嘉映，王庆节，译. 北京：三联书店，1999：39.

② 加达默尔. 真理与方法：哲学诠释学的基本特征 [M]. 洪汉鼎，译. 上海：上海译文出版社，1999：385.

state 才属于疾病。在医院中我们经常可以看到一种现象，惶恐不安的患者在向医生描述自己的不适，认为自己罹患了重大疾病，医生却不耐烦地打断了患者的"哭诉"，这使得患者对医生心存不满，但是医生其实并不是故意打断的，而是认为患者所说无凭无据，不能因为患者的几句话就认为患者患有疾病。医、患分别从自身的立场出发来理解"病患"，同时又都自信地认为自己的理解是科学的、有依据的。

（二）生活体验与科学解释分歧

一般来说，医生与患者的体验是有所不同的。正如胡塞尔所说的那样，某人的注意方式会对其体验产生显著影响。上述两大主体的体验方式本来就存在着差异，因此他们也不会得出相似的体验结论。患者主要是依据日常情感体验来认识疾病的，如果他们产生疲惫、疼痛、发烧等症状时，就本能地认为自己"生病"了。在患者看来，生病就是自己的身体或者心理呈现出不协调的反应，判断生病的依据就是身体出现异样，至于临床研究以及临床诊断问题则通常不考虑。但医生是接受过系统训练的，有着较高的医学素养，是根据诊断结果来做出判断的。当病患来就医时，医生通常不愿意听对方解释，而是根据化验结果或者检验结果来判断。诊断是一种较为理性的思考，当核心指标和患者的体检、化验等检查结果基本一致时，医生才会确认对方罹患疾病。若是指标和化验存在明显不同，医生就认为对方没有生病，身体出现异样只不过是对方的一种假想而已。就临床医学来说，医生关注是只是疾病状态而已。首先，在医生看来，临床数据是客观而真实的，他们对血液化验、拍片等特别青睐；其次，医生认为患者所描述的体验只是患者的某种感觉，不能作为客观依据来看待。可以发现，医生和病患在很多方面都是存在着理解方面的差异的。患者对于疾病有最直观的体验，但是医生是没有这种体验的，他只是从科学角度来看待病情。此种认知方面的差异致使双方的矛盾和冲突从未间断过：患者认为医生非常冷血，对于他们的痛苦熟视无睹，缺乏基本的同情心，但实际上医生只是在诊断方面投入了巨大精力，并思考如何操作才可以治愈疾病，因此无暇倾听患者的抱怨。

（三）对"躯体"和"病患"意义的不同理解

在患者看来，"我"就是根植于我躯体当中的，只有躯体活着才能证明我还活在世界上，而生病会损害我的躯体，会促使我更早地离开世界。但是对于受过系统训练的医生而言，患者的躯体只是一个客观对象，不管是哪里出现问题都应该用科学来阐释。医生所在意的是患者的各个器官、各个构造是否存在问题，并尝试着用医学术语来解释相关现象。医生关注的不是生病以后身体的表象反应，而是考虑如何用现代化的仪器以及设备来研究出现问题的根本原因所在，也就是努力地透过现象来剖析本质。

"病患"应该属于较为特殊的存在，然而遗憾的是，医患双方都没有很好地认识到这一点。在患者看来，生病就意味着自己无法较好地控制躯体，整体感、确定感以及健康感不断丧失。[①] 整体感的丧失表现为身体饱受痛苦的折磨，它的存在致使"我"和躯体间的和谐统一逐渐不存在了。当病人在就医时，那些较为敏感的患者开始担忧自己的性命，尤其是在做检查或者接受手术时，躯体好像不再属于自己。但是医生很难理解这种体验或感觉，在他们看来："我是在努力地救治病患，我是专业的，病患就应该积极配合。"在现实当中，还有一种情况会激发双方的矛盾：医生已经用最专业的技术控制住了病情，认为自己的做法天衣无缝，但是病人觉得他的躯体被"医生摆布"后，痛苦感并没有得到缓解。

所谓的丧失确定感其实说的是，由于无法排解恐慌感而导致自身不能确定未来和生活。病情的变化会促使患者陷入悲观境地当中，他们感觉世界末日就要到来，无法做出科学而合理的决策。关于利益问题，患者是依照自身的人生价值以及生活体验来做出基本判断的，他们认为医生也是有着同样的体验的，这是一种默契，根本不需要特别强调。但现实情况是，医生只是依照数据来判断病情，所谓的体验对于他们来说不值一提。双方的判断依据是完全不同的，这使得他们在接触中频频发生矛盾。

生病致使患者产生了身体不受控制的想法。第一，就普通病患来说，对于生病所带来的病痛通常是无能为力的，这使得他们变得悲观不已。为了缓解病痛，他们开始到医院来就医，在生病的患者看来，现代的技术是如此发达，水平是如此先进，医生可以解决所有的问题，疑难杂症也不在话下。其实，此种想法是不科学的，也是不切实际的，因为任何疾病的治愈率都不会是百分之百。若医生"冷酷"地告诉患者，手术有风险时，患者就开始发怒，认为医生丧失了基本的职业道德。第二，患者在接受检查时会产生失控感。医院里陈设着各式各样的设备，病患在接受检查时发现自己成了设备的"摆弄对象"，无计可施，只能接受。此时患者开始意识到，自己不再是身体的主人，而是成为了医生"玩弄的工具"。医生占据了主导地位，可以随意地发布命令，而我们只得听从，没有辩驳的余地。第三，患者需要在他人的帮助下来完成自己本来

　① 图姆斯. 病患的意义：医生和病人不同观点的现象学探讨 [M]. 邱鸿钟，陈蓉霞，李剑，译. 青岛：青岛出版社，1999：89.

可以独立完成的事情。生病以后，他们不能随意地下床走动，不能按照自己的意愿来进食，一切只能在医生的指导下进行，好像他们不再是一个健全的人。就医患双方而言，由于医生掌握了专业化的知识，拥有丰富的经验，因而在交往互动当中占据了主导地位，患者此时处于劣势地位，按照对方的要求来开展活动，这让患者产生了无法支配自身身体的感觉。

"生病"后，病人似乎无法正常地感知世界了。既定的生活规律被打破，如不能继续到单位上班，或者不能按时去学校学习。罹患疾病以后，病人总是认为整个世界都发生了变化，好像就连无色无味的空气也发生了变化，自己熟悉的生活环境消失了，取而代之的则是冰冷的机器、冰冷的病房。生病以后，身体某个部位的功能将会下降或者消失，好像生活一下子发生了翻天覆地的变化，如腿脚不灵活致使他们无法上楼梯，这在以前只不过是个简单的动作而已。由于身体发生变化，因而病患总是觉得自己一无是处，往日熟悉的环境此时变得陌生不已。[①]

总而言之，由于双方对于"躯体"以及"疾病"的认识存在很大不同，因而极易出现摩擦。首先，患者主要是从生活经验角度出发来辨识疾病的，只要身体出现了某种不协调就是生病的表现，这种体验是不美好的，甚至令患者以为他对自身的世界失去了控制。其次，医生只关注科学和数据，他们好像没有人类基本的悲悯心，只是在开检查单子或者住院单子。医生们会依据数据来判断病情，而且通常不会向病人做出解释，在他们看来，解释原因是在浪费时间，患者只要遵照他的要求来治疗就会康复，原理是复杂的，病人没有医学知识，根本理解不了。对病患来说，其主要是借助于语言来描述身体的不适，但医生要深挖语言背后的信息。双方所关注的内容是大相径庭的，彼此都不了解，在此种大环境下，两者必然会矛盾不断、火花四溅。

二、信息不对称情况下的医患信任危机

（一）对医疗服务的影响

信息不对称是一个经济学概念，其着重强调的是，信息总是不均匀地分布于经济主体当中，换言之就是某些人掌握的信息多而其他人掌握的信息少。[②] 医学也是一个学术性比较强的学科，随着时间的发展，该专业越分越

---

① 图姆斯. 病患的意义：医生和病人不同观点的现象学探讨 [M]. 邱鸿钟，陈蓉霞，李剑，译. 青岛：青岛出版社，1999：111.

② 张维迎. 博奕论与信息经济学 [M]. 上海：上海人民出版社，1996：43.

细。另外，医学有着较大的不确定性，随着社会的进步以及大环境的改变，疾病谱也会随之变化，再加上每个人的机体都是存在差异的，因此同一种疾病在不同的人身上所表现出的症状也是会有所不同的，因此医生需要针对具体的情况来确定治疗方案。医学的专业性非常强，普通人很难理解医学原理知识，这就决定了此领域里存在着信息不对称问题。在临床当中，患者所掌握的信息无疑是比较少的，他们不知道治愈疾病需要多少时间、需要花费多少金钱、需要享受多少服务。更为根本的是，有时候医生对于此类问题也无法做出精准的回答，因为每个人的恢复能力都是存在差异的。但总体来说，医生所掌握的信息是远远多于病患的，这为冲突的发生埋下了隐患。

知名学者埃文斯（Evans）强调，由于信息不对称问题的存在，致使医疗服务需要者总是被动地接受，而无法积极地介入其中。医生是服务的提供者，同时又是病患的发言者，在很大程度上可以控制病患的行为，这致使道德风险发生的概率有所增大，如有些医生故意开具没有必要的检查单，或者指定病患服用某些药物，以便从中获取私利。

我国部分学者也在探究此类问题方面倾注了不少心力。李红霞指出，医患之间的信息不对称问题可以细分成两大类：第一，在开展治疗活动进程中患者有可能出现逆向选择问题。第二，道德风险频频发生。在具体操作进程中，医疗资源是被医院垄断的，这促使医生产生了利用信息优势来侵害病患权益的想法。有的医生道德操守较差，喜欢追名逐利，这主要是因为其占据了信息方面的优势。同时，由于病患处于被动地位，因而无法维护自身的权益。①

众所周知，我国的医疗机构大多是由国家出资建设的，这促使民众产生了一种认识：医院是属于国家的。现如今改革工作正在如火如荼地开展，政府不再向医院投资，医院像企业一样是需要自负盈亏的。但在民众看来，医院是享受着特殊照顾的，不会倒闭，这对于医院进入市场参与竞争产生了制约作用。就目前的中国而言，医院行业的竞争机制还没有构建起来，这使得信息不对称问题长期存在，对于患者而言这无疑是一种损失。

1. 逆向选择

相较于其他产业而言，医疗业的一个显著特征就是专业性强，虽然每天都会有大量的患者进入医院寻求服务，但是他们对于自身到底需要哪种服务这一问题其实是不太了解的。随着市场经济的发展，私立医院如雨后春笋般涌现出来，此类医院为了引起病患的注意，经常打出博人眼球的广告，最重要的一点，其给出的价格是比较优惠的。综合型大医院一般采用的都是最先进的设

---

① 李红霞. 信息不对称理论之于医疗服务研究 [J]. 医学与哲学，2005，26（7）：46-47.

备，因此收费较高。我国的经济水平还比较低，民众的收入也较为普通，在就医时还是比较看重价格因素的。为了节约成本，病患产生了逆向选择行为，这引发了一个较为严重的后果，以技术和设备著称的大医院没有足够的收入来维持运营，而技术水平较差的医院却人满为患。在信息不对称的大环境下，逆向选择现象的出现对于我国医疗事业的健康发展会产生负面影响，而医疗服务的低下对于病患的健康也是有害的。

2. 道德风险

这一风险通常强调的是代理人在开展经济活动时出于尽可能扩大自身利益的目的，从而导致对他人利益构成侵犯的现象。参照信息经济学的相关理论可知，信息不对称现象的存在意味着此类风险问题几乎不可避免。①

医患双方作为医疗服务市场中的两个重要组成方面，由于契约关系的存在最终构建了委托代理关系。在这种关系内部，医患双方彼此都拥有各自突出的特点。对于医生来讲，不管是在信息、资源的获得与利用上，还是在自身专业能力方面显然完全不同于患者，但对患者来讲，医生也无法确切了解和掌握其个人信息。因此所谓的信息不对称并非仅仅存在于其中一方之中，显然是一个共通的问题。这也就意味着对道德风险要全面看待，医生作为服务提供者显然存在上述问题，而病患作为需求方亦是如此。

站在供方角度来看，诱导需求显然是上述风险中的关键类型。所谓诱导需求，即医疗单位出于追逐利益的目的，在明知病患自身信息不对称的情况下做过度服务并让病患为此付费。比方说在现实操作中，不少病患会被医生要求采用各类高尖端技术仪器辅助检查或者治疗，还有的被安排做各种非必要的大规模检查，另外还有部分医生在处方出具和药品的选择上习惯于不断提高总价，其目的是能够拿到更为丰厚的药品返点。上述行为都可以归入道德风险之中。这种现象显然会导致国内医疗服务行业出现量价齐升的问题，过度医疗让服务数量快速增加的同时也促使价格水涨船高，费用消耗持续攀升，不仅让广大患者觉得看病越来越贵，同时对医疗资源整合与优化也带来了不利影响。

站在需求方角度来看，采用刻意隐瞒与欺骗的手段通常是道德风险的展现形式。作为病患来讲，其对医疗服务有相应的需求，但从信息对称的角度来看，他们在某些情况下甚至还会表现出一定的优势。比方说患者前往医院看病，此时对医生来讲，必须要经过问诊等环节来对病患的状况做出了解，在这一过程中，患者的口述就成为了信息的重要来源，接下来医生才会利用仪器检

① 王勇，弓宪文，赵鹏. 中国医疗费用过度上涨的信息经济学解释［J］. 重庆大学学报（自然科学版），2005，28（4）：143.

测以及数据来做出分析。因此患者能否准确、清晰并完整地说明自身情况显然会给医生的准确判断带来影响。这意味着来自需求方的道德风险重点涉及下列两部分内容：

首先，病患对自身病史的叙述存在遗漏或者刻意隐瞒的问题。比方说在涉及医保报销和各类因为意外事故的情况中，患者出于维护自身利益或者肆意牟利的需求而做出此类行为，极易导致医疗服务的提供方无法对病情做出准确判断，甚至影响治疗方案的拟定。

其次，部分病患存在欺诈索赔的问题。某些患者在就医过程中对服务有意见甚至出现各类纠纷问题，很可能借此对全部治疗服务或者方案进行质疑，其目的是想借此进行大额度索赔。

《医疗事故处理条例》出台之后，上述两种情况在现实操作中变得愈发多见。该条例出于患者在信息不对称情况下自身较为弱势的因素考虑，因而设定了举证倒置的要求。不过从现实案例来看，也出现了非医疗机构自身责任导致在举证方面存在困难的问题。例如某些患者在就医时对自身病史的叙述存在遗漏或者隐瞒，还有的因为拒不听从医生的检查意见等导致医疗机构没有办法对患者本身情况做到详细了解，无法对其各种隐藏性的疾病进行诊断，由此引发各种风险甚至导致不良后果。对此类问题，医疗机构也无法切实举证，进而在相关案件的处理中出现诉讼失败等现象。

鉴于上述情况，显然道德风险是医患双方都可能存在的问题，不过从目前的国情来看，绝大部分专家对这一问题的探讨都侧重于将其对准医疗机构和广大的医生群体。比方说黄承等学者利用医疗市场主体的模型架构展开分析，认为医疗机构和医生群体显然在其中充当强势的角色。他们认为如果缺乏强有力的监管措施，前者出于维护私欲的考虑必然牺牲病患的权益。他们认为在这种关系中，病患显然是毫无优势可言的，但出于对自身健康权益的维护只能接受被侵权的事实。杨同卫表示，医务工作者自身在信息、资源方面处于绝对强势地位，所以产生各类道德缺失现象不足为奇。[①] 弓宪文等人强调，此类机构和医生群体一方面在服务中对技术、服务和价格都有决定作用，这就为诱导需求创造了极大的便利，也是导致这一问题发生的先决因素。[②]

通过上述分析可以看到，所谓的信息不对称问题并不是一个单方问题，对医患双方来讲它都是存在的，因此道德风险也必然会涉及两方。假如仅仅将问

① 杨同卫. 医患信息非对称性的伦理分析 [J]. 中国医学伦理学，2001 (3)：29.
② 弓宪文，王勇，李廷玉. 信息不对称下医患关系博弈分析 [J]. 重庆大学学报（自然科学版），2004，27 (4)：127.

题强加到某一方尤其是强行给医疗机构供方贴标签，显然是有问题的，势必会导致医患矛盾和冲突的持续升级。

（二）医者与患者利益冲突产生的信任危机

假如我们把信息不对称问题的存在看作是引发道德风险的前置性因素，进而导致医患彼此不信任程度加剧甚至出现欺诈问题，这显然是不够深刻和全面的。双方之间存在利益纠葛和矛盾冲突才应当是上述问题的核心。

利益冲突强调的是人在维护自身利益的同时存在越界的现象，最终导致他人利益受损并出现矛盾。有关其所涉及的内容，邱仁宗做出了以下归纳。首先，利益冲突应当被看作境况而非行为。这意味着它不应当被单纯地归纳为非法的甚至与道德伦理相悖的一种问题，最重要的问题是寻求解决之道。其次，在利益冲突境况中双方构成了信托关系。处在这一关系中时，委托人由于自身专业和技能性知识的匮乏，会将自身利益交由受托人来进行维护和处置。由此可见，前者的利益能否实现取决于后者的专业性工作。另外，受托人一方面需要确保委托人利益的实现，另一方面其中还囊括了对自身利益在内的多方利益的考量。最后，受托人出于确保自身权益实现的需要，其对委托人的利益的实现可能具备制造某些障碍或者形成一定阻碍的可能性。①

由于人在社会中无时无刻不在同周围的人与事物发生联系，这意味着人处于各种利益纠葛之中，因此利益冲突是一件必然发生的事情，区别只在于是哪一类冲突及其状态的差异。对国内医疗领域而言，其表现涉及两点：

首先是这一服务公益性特征同当前市场化发展构成的矛盾。

从国内医疗机构的属性和定位上来看，显然其被列入公益事业这一领域。从性质上看，公立医院不仅具备事业单位属性，更重要的是其有福利性特征。但随着我国市场化改革的不断推进，此类服务走向市场化显然也是大势所趋。从财政支持上看，我国对此类机构的预算支持和费用投入不断下降，出于运营和生存的考虑，医疗机构自身也必须顺应市场要求，增强生存能力。比方说，基本上所有的医疗机构都在采用以药养医的方式来为自身创造收益，因此在诊疗过程中会看到大量高额药品费用的产生。另外还有不少医院在收费项目上就做了很多调整，各种高端设备在不断更换、普及和应用。部分医生存在接受红包和各种返点、提成的现象。显然这让医疗服务的公益属性大打折扣。另外随着医保制度改革的推进，曾经的公费和劳保医疗制度不复存在，在新的制度要求中，所有医疗费用都有一定比例的患者自付部分，自付比例基本为 20% 到

---

① 邱仁宗. 利益冲突 [J]. 医学与哲学，2001，22（12）：22-23.

40%的标准；而如果无法享受医保制度的病患就只能通过全额自付的形式来获得服务。对我国民众来说，医疗费用成为压在头上的一座大山。对此我们应该认识到，医疗服务走向市场化是必然，但不能因此彻底抹杀其公益性。处在转型期的各种制度分化，显然让医患间利益冲突变成了无可避免的事实。

其次是信息不对称导致医疗机构对高利益的持续追求。

前文中提到，在医疗市场与医疗服务中，信息不对称是引发道德风险的关键点。从现实操作中来看，医疗服务提供方自身不论在技术还是信息上都拥有无可比拟的优势，首先其出于对机构运营的扩大和医务工作者利益的维护，大多数都会通过不断提升医疗费用来达到目的；其次我国的医改制度也成为上述现象存在和发展的助推因素。部分医生在工作中开具的处方经常出现各种高价、贵重药品，还会选择多做手术的形式来提高医疗费用。从很多报道信息中可以发现，某些病人的手术并非必须实施的项目。而从医生开具的药品作用来看，真正对疾病有明确治疗作用的比例仅为10%，也就是说剩下的90%中不是必须可用的药物和根本无用的药物分别达到30%和60%的占比。[①] 而且从药品销售的角度来看，很多价格昂贵的药品销售起来反而更加容易，特别是那些国外进口药品更是如此，这直接导致我国国内不少价格实惠、效果突出的药品受到了冲击。我国作为人口大国，医疗资源不足的现象长期存在，但现实中过度医疗所引发的资源浪费现象同样触目惊心。医疗负担成为了广大普通百姓的不可承受之重，"看病贵"成为我国十分突出的问题。患者自身由于信息资源的劣势更容易加深其对医疗机构的误解和矛盾心理，使上述问题变得更为突出。

医患关系曾经有过极为和谐的阶段，医生认为救死扶伤是职责所在，对于自身的薪酬和利益也没有太多的渴求；对病患来说，他们对医生充满着无限的信任和尊重。但这并不是说要全盘抹杀掉双方利益。对医生而言，是在利用专业知识和技术接触病人，帮助病人解除痛苦的同时获得自身生存的资本，他们中的绝大多数也都将帮助病人解除病痛当作自己的最高目标。但最近一个世纪以来，医患关系有了很大转变。医疗产业同整个社会的经济发展存在更为密切的联系，行业和从业者都愈发关注自身收益的多少。显然这导致双方曾经的目标出现严重分化，病患利益受损的情况愈发多见。[②] 由此导致的维权运动也逐渐增多。关于这一点，中外同样如此。我国的医改从19世纪80年代就已启动，但改革的步伐并不顺畅。医院在市场机制中如何更加合理地提升自身收益

① 刘菊芳. 深圳市卫生局抓医疗管理的做法 [J]. 中华医院管理杂志，2001，17 (9)：534-535.

② 杜治政. 医患关系面临的课题：利益的冲突 [J]. 医学与哲学，2003，23 (11)：4-5.

成为核心议题。显然这直击医患双方利益，病患们发现尽管医疗服务一如既往，但费用直线上升，再加上相关制度的滞后，直接让广大群众看病问题成为了生活中的一大难题。这直接导致医患双方信任度直线下降：患者认为去医院是烧钱，还要被医生坑；而医生认为患者"难伺候"，经常会遭到患者投诉。出于这些考虑，很多医生会在服务中尽可能地降低自己的操作风险，特别是针对各种手术性治疗，大多选择客观说明而很少协助患者并给予人文关怀，害怕承担更多不必要的责任。近些年来，各种医疗纠纷和事故层出不穷，根本原因除了患者维权意识的觉醒，另外就在于双方不信任情况的加剧。

三、技术至上导致医学人文精神的"迷失"

（一）医学由"人学"到技术至上

无论中外，有关医学的起源说明均以保障人类生命和健康为基本要求。

我国医学自古代开始就被认为是仁爱之术，且都将仁爱救人看作医患双方联系的基石。《论医》的作者杨泉认为，行医之人若不具备仁爱之心，则不能担此大任。孙思邈也强调，一个优秀的医生，在行医治疗时必须要能够凝神静气，没有什么额外的欲望，对待病人应有恻隐之心，将解除病人痛苦作为自己的心愿。同时他认为医生要做到对病人一视同仁，无论对方贫穷还是富贵、是何年纪、是何关系、是何身份，都不应区别对待，要如同亲人一般。《医门法律》的作者喻昌也认为，医术是仁义之术，需要用真情和真心去对待。对于病患疾苦要细细究查，不可有错漏。从这些内容来看，医学问题的落脚点就在于人，其认识的差异直接导致了道德与价值观的差异。①

医学经过漫长的发展，除了生命与健康之外，相关的道德规范也在这一过程中不断成形。总的来说，纵观这门学科的发展历程，其实同人类发展进程息息相关。近代医学借助技术的进步不断创造出辉煌的成就，但同人学逐渐割裂了。

西方资产阶级在文艺复兴时期就开始掀起理性思潮，社会在科技的推动中加快了自身运转和发展，它也促使医学技术不断攻克人类生命和健康的难题，获得了极高的技术成就。技术至上的观念由此兴起。持这种态度的人认为，技术具有最重要的地位，其他东西均不可与之相比较。海德格尔曾表示，技术统治让事物更迭速度加快，它的地位和重要性也开始不断为人所看重，甚至让人

①　张怀承. 天人之变：中国传统伦理道德的近代转型 [M]. 长沙：湖南教育出版社，1998：86.

们放下了很多原本世俗中的认知。① 显然，这导致医学中的人文精神开始不断地衰落甚至丧失。

西方医学在 19 世纪进入我国并不断冲击传统中医的地位。可以这样说，西方医学系统的不断建立和推广，也促进了中国现代医学的发展。生物医学将技术主义奉为核心，强调无病即为健康，也就是人的内外机体维持着正常状态同时功能和各项反应达到正常指标。② 所谓健康的标准就是机体反应正常，这其实是站在生物意义角度来对人的健康进行判定。很显然，现代医学对人的认识和分析仅从生理价值出发，从而将人的心理及社会价值完全剔除。尤其是对人文关怀及生命价值等问题都极为轻视。这些以细菌论等纯医学理论为基础的医学知识的发展和进步虽然从技术层面获得了极大突破，可透过生命伦理的角度看，其将医学定义为对疾病的判定和治疗，但对人的主观需求弃之不顾；它让医务工作者充当健康的评判者，用一切生理指标对病患做出确认，这让人的社会性变得毫无意义和价值。③

由于医学的技术蜕变速度不断加快，医患关系中的"人学"部分不断被剥离。在中国传统医学中，医患双方的沟通和交流是极为重要的内容。前者调动全部知识、技术和感官，利用望闻问切医治病患，人与人之间的关系是充分信任的关系。而技术的进步让当前的医疗机构被各类发达仪器所占据，上述诊疗过程几乎被仪器检测所取代，医生在这一过程中可根据数据来进行判断并再也不会选择倾听的方式。这些都导致医患双方的沟通和交流日益减少，机会被剥夺的同时，从情感体验上看也无疑是在走下坡路的。医生用大量的时间来观察影响和分析数据，却无暇顾及对患者的安慰和关怀。他们在这一过程中只关注疾病再无其他。至于病人，在医生眼里好像只相当于一个个受损的和尚待修复的机器。医生对于病患的认识仅仅是各种组织的组合，将人的社会性和价值属性完全抛之脑后。日本专家池田大作认为，在科学的挟持下，医学获得了极大进步，但这一过程也是情感逐渐被丢弃的过程，仅用科学和理性来对待世界，"人学"部分也必将成为一种逐渐同人类剥离的物体，同样放到医学角度上来看，生命也被呈现出更加物化的状态。④

对于医生来说，他们通过显微镜等各类物质化的仪器和方式来对疾病进行

① 海德格尔. 林中路 [M]. 孙周兴，译. 上海：上海译文出版社，2006：306.

② 沃林斯基. 健康社会学 [M]. 孙牧虹，等，译. 北京：社会科学文献出版社，1999：16.

③ 李霁，张怀承. 从医学模式的递嬗看生物心理社会医学模式的伦理意蕴 [J]. 中国医学伦理学，2000（5）：12-15.

④ 汤因比，池田大作. 展望二十一世纪：汤因比与池田大作对话录 [M]. 荀春生，等，译. 北京：国际文化出版公司，1985.

分析与诊断，而对病患而言，其在就医过程中大量的倾诉和自身描述基本上都会被医生看成没有意义甚至是浪费时间的行为。医生习惯于将眼睛对准仪器和分析报告，他们认为和一个滔滔不绝的患者相比，这些东西显然更为重要。从当前的医疗现状来看，这几乎已经成了极具普遍性的问题。著名学者王一方表示，当代医学所取得的成就是技术突破带来的成就，但也正因为这样，让医学在自身发展过程中愈发迷失，因为技术的进步导致了它对人类价值及意义的迷失。从医学发展史的角度来看，应首先注重其思想发展的历程，然后再对学术和专科的发展问题做出探讨。站在世俗角度来看，它的历史除了耀眼的成就与欣喜，也满载着无数困惑与反思。①

（二）医学教育中人文素养培养不足

在以前，学者习惯于用"人"字来指代医学专业的结构，因为医学教育必须要考虑两个问题：一"撇"指代的是医学方面的技术，一"捺"说的是医学方面的人文情怀。然而现实是，医疗事业过度关注前者而忽视了后者，以致医院当中出现了部分素养以及道德水平较差的医生。这影响了现代化医疗机制的构建进程。

其一，国内医学人才的人文素养普遍较差。

通常来说，医学专业主要是面向理科生的。我们知道，在高中时代，学生需要择取文理科专业，为了帮助学生顺利地考上大学，各个高中通常都会借助于题海战术来开展教学活动。对于理科学生来说，每天都是做习题、做实验，很少读经典作品，致使自身的人文素养较差。

其二，学校不太关注人文教育活动的开展。

平心而论，医学教育相对来说还是比较落后的。即便是到了现在，我们仍旧没有摆脱前苏联教育模式的影响，各个大学高度重视"专业"问题——医学专业的学生主要接受专业化的医学训练，如解剖等，很少开展人文教育活动。西方国家的教育体系相对完善，其将医学专业分为三大板块：自然科学、人文科学、医学。其中人文课程占据的比重还是比较大的，美德两国的比重占到了50%，英日两国的则占到了三分之一。人文科学主要涵盖了法律、哲学、美术等专业的知识，主要用以提升医学人才的人文素养、增强其以人为本的意识。

国内各大高校目前的课程创设还不够科学，具体而言分为医学理论课程、专业课程、公共课程等类别，其中公共课程将人文课程囊括在内，占比大约是10%，而在人文课程当中，毛概、邓论又占据了较大比重，较为单一，无法满

---

① 王一方. 敬畏生命：生命、医学与人文关怀的对话 [M]. 南京：江苏人民出版社，2000：22.

足学生的需要。人文课程关注的是学生思政水平的提升，和医学的关联性比较小。所幸的是，部分学校正在开展改革工作，引进了和专业关系比较密切的人文课程，如卫生经济学、医学心理学等。此类课程目前主要是以选修课的形式出现，可见学校对此还是不够重视。就教学模式来说，主要采取的是灌输式教育模式，直接将相关的人文理论知识传授给学生，而没有针对实际案例来进行引导，致使学生对于自身的专业缺乏一个客观公正的了解。我们知道，人文精神关注的是人类的全方面发展问题，渴望可以实现真善美的价值追求。如果人文教育演变为一种形式，那么学生的精神追求将无法得到提升，我们的社会将会变得缺少"人情味"。如果医学专业的学生没有人文追求，就会将病患当作一个工具，忽视了病患也是一个活生生的人这一点。施卫星就曾意味深长地说道："若医生只是从生物学的视角入手来看待病患，或者说认为医学的使命就是攻克医学难关、更好地认识机体的构造，而不懂得秉持着人性化原则来看待病患，那么，我们的医生和那些给宠物治病的兽医有何区别？"①

其三，国内医学院校缺乏人文情怀。

在以前，医学院校属于专科院校，随着时代的发展，部分医学院校开始和其他高校合作，创办了独立的医学院。但医学院给人的感觉是庄严、沉重，学生们每天就是在实验室里渡过时光，没有接触其他课程的机会。教学方法的过于单一导致学生的视野变得愈加狭隘。另外，即便是有教师开设人文精神培养方面的课程，也只是泛泛而谈，无法和医学这个特殊的专业系统结合起来。杰拉尔德·拉扎勒斯曾经在文章《一个美国专家眼中的中国医学教育》当中批评道，中国的医学人才培养太过落伍，其中最重要的表现就是不太关注学生精神境界的提升问题。②

其四，医学实践活动缺乏人文理念的支撑。

医学实践是医学专业一项重要的教学活动。就国内来说，医学院的学生需要掌握一定的临床实习经验，实习生进入医院以后，各个科室的主任或者资格比较老的医生都会将自身的诊断经验传授给学生，并指导学生开展一系列的实践活动，然而这些德高望重的老医生很少会和学生谈论医德、医生素养等问题。慢慢地，学生们形成了一种错误的看法，即医生只要有较高的诊断水平就足够了，每天就是开药方、上手术台，其他的不必关注。走上工作岗位后，他们也是秉持着上述原则来开展工作的，不会尝试着和病患做朋友，不会站在病患的立场上来看待问题。就当下来说，我们并不缺少名医，技术娴熟的医生不

① 施卫星，何伦，黄钢．生物医学伦理学 [M]．杭州：浙江教育出版社，2001：6．
② 讴歌．医事：关于医的隐情与智慧 [M]．北京：北京出版社，2006：56．

胜枚举，或许他们一眼就可以看出检查报告的问题所在，可以为病患编制最佳的治疗方案，但是他们不能做到热爱病患，积极地和病患拉近距离。

希波克拉底早就说过，明确何人生病远远比了解某人生了何种疾病更有价值和意义。罗伊·波特曾经如此呼吁道：若想让病患信任医生，医生首先得对病患这个人感兴趣，而不只是对疾病本身感兴趣。[1] 当下，医疗队伍的水平可以说是参差不齐，之所以出现此种问题就是因为学校在开展教育工作时忽视了对人文精神的培养。

四、法律意识和法律制度的问题

改革开放政策实施以来，民众的法制观念不断增强，患者开始积极地维护自身的合法权益，在此种环境下，医生的从业压力陡增。我们知道，医生向来是占据着主导地位的，患者一般只能"唯命是从"。患者的就医过程可以说就是听医生"发号施令"的。进入新世纪以后，我们的社会发生了深刻的变化，病患通过互联网可以了解到许多的医学知识，他们开始要求享有知情权，要求医生保护自己的隐私，如果出现事故还会要求医院进行赔偿。当下，西方国家已经从法律层面肯定了病患享有知情权。另外，患者还要求和医生构建起平等关系，医生应该学会尊重患者，给予患者一定的人文关怀。

当下，我国依法治国战略已经得到了全面实施，政府要求，各个行业都应该依照法律的规定来开展工作，但遗憾的是，医生作为一个特殊的群体，无视法律的重要性，总是认为自己是拯救民众的伟人，无须"看病患的脸色"。当冲突爆发后，医院不是想办法加以解决，而是放任不管；有些医院为了避免身陷舆论的旋涡，要求医生学会忍让，对于病患的吵闹以及责骂要做到不回应、不还手；医疗事故发生后，医生为了逃避责任，开始在病例上面做手脚；某些医生和医药代表相勾结，以"卖药"的形式牟取私利。

王大庆等学者指出，现如今病患们已经意识到自己享有知情权，会想办法维护自身的权益，然而医生还是没有摆脱传统观念的束缚，无视时代发展这一问题，这是导致医患关系紧张的重要因素。[2] 郭华强调：我国的法律机制还是不够健全的，且民众的法律意识相对较差，很多时候不知道利用法律来维护权益。[3]

① 波特. 剑桥医学史 [M]. 张大庆，等，译. 长春：吉林人民出版社，2000：233.

② 王大庆，胡海涛，王莹，等. 从医患冲突看医患权利保障的社会环境 [J]. 医学与哲学，2004，25（9）：19-21.

③ 郭华. 多角度分析医患关系 [J]. 医学信息，2005，18（12）：1655.

　　就当前来说，我国还未出台专业性法律来解决医患矛盾问题。客观而言，医生以及病患都应该是受到法律保护的，同时又要遵守法律的规定，不得肆意为之。通过解读相关法律我们可以看出，就医疗行业而言，关于知情同意权的法理依据，告知标准、告知的范围，医生的权利等问题，司法部门都还没有给出具体的阐释。即便走上法庭，也无法较好地处理医患之间的矛盾，因为我们缺乏相应的指导性法律，最终的判决在很多时候也是不够科学的。

第四节　医患和谐及其伦理原则

　　和谐医患关系是建构和谐社会的重要组成部分，是维护社会稳定、促进医学发展、实现社会人文价值理性回归的重要基础。和谐医患关系是和谐社会的内在要求，是医疗卫生事业协调发展的外在表现，是提高诊疗水平和人民群众健康水平的前提条件。① 因此，和谐医患关系的构建不仅对医患双方的互动和沟通有着重要的意义，同时对我国和谐社会的实现有着积极的促进作用。

一、医患和谐的基础

　　医患关系实际上是医患双方的互动关系。从具体内容上看，沟通是医患关系的基本形式，沟通是情感的互动、心灵的交融和信息的传递，良好的沟通能够消除医学知识信息的不对称状况，实现有效的医患互动；信任则是和谐医患关系的基本前提，充分的信任是和谐医患关系的基础和有效保障。

（一）医患沟通

　　医患双方受知识背景、文化习俗、语言习惯或宗教观念等因素的影响，对疾病的认知和治疗的理解可能产生差异，导致双方沟通困难。特别是对疾病的描述，或非专业术语的方言或专业的复杂语词，都可能阻碍双方对具体疾病病情的理解，致使患者不认同医学治疗手段，导致患者对诊断结果的不信任，不遵从医嘱，医患双方无法真正配合，医患沟通无效。

　　有效的沟通可以使得医生与患者彼此理解和相互尊重，明确对方的需要和自我的责任，既有利于医生了解患者的病情，并给出正确的治疗方案和合理的建议，也有利于病人对病情的了解，提高病人对医务人员的信任。双方有效的沟通，既能促进患者疏解内心压抑，又能使其理解医学有限性和医生的无奈，

---

　　① 洪艺洋，杜雨桐. 和谐社会视角下医患关系现状分析与思考［J］. 中国农村卫生，2019（13）：14.

降低对疾病治疗的过高期待，促进双方理解并减少医患纠纷。然而，需要注意的是，有效沟通需要相应的技巧和条件。第一，沟通态度。友好的沟通态度直接影响医患双方的彼此印象，尊重、友好、真诚、平和和积极的态度是必须的。第二，沟通技巧。包括语言技巧和行为技巧。患者就医过程中，普遍情绪低沉，脆弱性和敏感性突出。这就要求医务人员具备一定的心理学知识，理解病人心态，在沟通互动中注意肢体语言的表达并发挥语言的情感功效。第三，观察聆听。疾病的治疗不仅依赖于医疗技术设备的数据和图像，还包括患者的体验和感受。这就要求医务人员必须观察患者的体征变化，同时聆听患者心声，掌握其感受性的信息反馈。

（二）医患信任

医患信任是促进医患双方有效交流和沟通，确保疾病信息获取准确性和完整性，建立友好合作关系，并减少和避免医患矛盾和冲突的基础。因此，医患信任是和谐医患关系的基础和核心。① 医患信任的建立也需要三个必要条件：第一，信息的真实性。医患沟通要确保没有信息传递上的故意隐瞒和欺骗，注意态度真诚、沟通真实和必要的知情同意。第二，职业道德规范。医患沟通中应避免不必要的利益、权利等外在因素干扰，保证良好的动机和目的，以及正确的价值取向和职业道德规范。第三，隐私保护。隐私保护是对患者基本权益的尊重，是防止敏感信息泄露导致患者身心伤害的必然要求。

二、医患和谐的对策

医患关系是一项长期复杂的系统工程，和谐医患关系的构建不是一蹴而就的，需要明确各方的行为职责，自觉履行和承担相应的义务，推行一系列必要的措施和规范。

（一）加强道德修养

医疗服务行业对医务人员的道德素养的要求较高，"夫医者，非仁爱之士不可托也；非聪明答理不可任也；非廉洁淳良不可信也。"（《物理论》）医务人员道德素养的提高需要进行良好的医德医风建设。医德，即医务人员的职业道德，是医务人员应具备的思想道德品质，具体表现为同情心、耐心、包容心等，它们是赢得患者满意和认可的重要条件。在医德教育上，呼吁广大医务人

① CHO J H, SWAMI A, CHEN I R. A survey on trust management for mobile Ad Hoc Networks [J]. IEEE Communications Surveys & Tutorials, 2011, 13 (4), 562-583.

员学习社会主义核心价值观，"用社会主义核心价值观来推动现代医学，现代医学要体现以人为本、体现公益性"①，倡导积极向上、健康进取的良好风尚，明确医师职责要求，促进其思想觉悟。

（二）增强专业技能

医学是一门科学，医生的职业是行使一门建立在医学基础上的艺术。② 医术的目的在于追求健康，因此，病人恢复健康，身体痊愈是每位医生的使命、责任与愿望。疾病是否得到有效治疗取决于医师技术水平的高低，它是检验医患关系的重要因素。精湛的医术是医生通过不断学习和经验积累而获得的，因此，增强医者的专业技能，一方面需要医务人员加强学术研究、提升科研水平、破解医学难题；另一方面也需要医务人员不断总结和积累经验，提高临床实践能力和专业技能，避免失误和疏忽。

（三）普及医学知识

良好有效的医患沟通应该是双向进行的，仅靠医生用患者可以理解的词语、针对医疗相关信息与患者进行沟通并不够，患者也需要调整自己的被动态度，清楚自己在沟通中的角色。③ 患者就诊前，医务人员应对其进行相关疾病知识的讲解和普及，包括医学现状、疾病预防和安全常识科普，使患者了解自身疾病基本情况、当前医学治疗水平、主流的可供选择的治疗方法、可能的风险或不适，以及术后注意事项等情况。唯有如此，患者本人及家属方能真正了解疾病和医学客观现状，不会给予治疗过多期望，了解医学的局限性和医务人员的困难，从而给予疾病和治疗客观公正的对待并端正医患关系。

（四）提高媒体社会责任感

信息化技术水平的提高，使得网络传播速度加快，媒体在医患关系中的作用逐渐凸显出来。媒体在医患关系中所扮演的角色，往往与建构并呈现医患双方的形象存有密切的联系。④ 医患矛盾和医患纠纷的加剧，部分原因是由于媒体的不实报道、添油加醋甚至推波助澜，造成问题的扩大化、严重化。和谐医

---

① 何成森. 医患关系的演变对当今医疗卫生事业改革发展的启示 [J]. 江淮论坛，2015，2：119.

② 约纳斯. 技术、医学与伦理学 [M]. 张荣，译. 上海：上海译文出版社，2008：113.

③ 王一方，甄橙. 北京大学医患关系蓝皮书：语言与沟通 [M]. 北京：北京大学医学出版社，2019：101.

④ 马金生. 中国医患关系史研究刍议 [J]. 史学理论研究，2015（02）：145.

患关系的构建要不断提高媒体的专业度和责任感。媒体作为公共宣传的主要传播工具，不能以利益为目的而采用不当言论制造哗点，应当一切从实际出发，本着求真务实的精神，坚守作为媒体的专业素养，积极履行基本的职业要求和道德责任。

（五）深化医疗卫生体制改革

《"健康中国 2030"规划纲要》中提出要全面建成体系完整、分工明确、功能互补、密切协作、运行高效的整合型医疗卫生服务体系。党的十九大报告指出，要深化医药卫生体制改革，全面建立中国特色基本医疗卫生制度、医疗保障制度和优质高效的医疗卫生服务体系，健全现代医院管理制度，加强基层医疗卫生服务体系和全科医生队伍建设。深化医疗卫生体制改革，制定医疗卫生管理条例，规范医疗卫生市场的秩序，加大政府医疗卫生财政投入，才能在制度上构建和谐的医患关系，具体措施应包括确保医疗价格公平公正，发展基层医疗卫生服务机构和完善社会医疗保障制度等方面。

三、医患和谐的伦理原则

美国学者汤姆·比彻姆（Tom L. Beauchamp）和詹姆士·丘卓思（James F. Childress）提出了医学伦理的四项基本原则：尊重自主、不伤害、有利和公正。国内学术界则依据中国的国情并结合国际医德规范提出了尊重原则（保密、自主、知情同意）、公正原则、有利和不伤害原则等。[1] 这些基本的道德规范，在现实医疗实践中，则需要根据不同情况而具体化，建构出符合医患之间互动的道德要求，化解医患冲突与矛盾。自主、有利、知情同意的原则，病人对医疗信息的获取以及对医疗法律的关注都会影响医患关系。[2] 和谐医患关系应履行的原则包括：

（一）有利原则

道德不仅要求我们真诚待人，不伤害他人，还要求我们增进他人的福祉。美国医学协会在论述医患伦理关系时认为："病人和医生之间的关系应建立在信任的基础上，并使医生产生将病人的利益置于他们自己的利益之上的道德义

---

[1] 袁俊平. 医学伦理学教程 [M]. 北京：科学出版社，2012：68.

[2] FONTANELLA D, GRANT-KELS J M, PATEL T, et al. Ethical issues in geriatric dermatology [J]. Clinics in Dermatology，2012，30 (5)：511-515.

务"。① 有利原则的主要形式有利他、爱和人道。医生坚持患者生命至上的原则，考量患者的健康和安全，谋求患者利益的增进。休谟认为："我们所有增进社会利益的义务似乎都蕴含着一些互惠的东西。我从社会获得利益，因此应当促进社会利益。"但有利原则并非是强制的、义务性的，它比不伤害原则要求更高，体现的是一种积极的人文关怀，是情感上的仁慈、同情和关爱。

（二）知情同意原则

知情同意主要是指治疗医师通过检查做出诊断，有义务向患者告知病情、诊断结果、病情的发展趋势以及治疗费用等详细真实的信息，不得故意隐瞒和欺骗患者；临床医师提供可行的治疗方案并对其风险做出评估，让患者充分了解整个治疗情况，掌握真实的信息，从而做出符合自身需要的自主选择。治疗方案是在得到患者的同意和承诺之后才得以确定的，医方不能随意做出决定。医生的原则是保障患者的权利，知情同意原则主要包括知情和同意两个方面，在逻辑上，两者是递进的关系，在确保患者享有完全的信息知情权之后，才能行使治疗方案的完全同意、部分同意或完全不同意的权利，这样才能确保同意的有效性。

（三）尊重自主原则

自主是一种个人行动自由的形式，在这种自由中，个人根据自己的生活计划决定自己的行动路线。尊重一个自主者，最低限度是要承认这个人有权持有自己的观点、做出选择以及根据自己的个人价值和信念采取行动。② 尊重患者的自主不仅仅是对其个人选择的不干涉，同时也要求对破坏患者自主原则的干扰因素的消除，避免患者受外界压力和强制力量的逼迫而做出不符合本意的决定。尊重是对决定权的承认和肯定，人们能够自主地采取行动，不存在贬低、损害他人自主权的行为和态度。

（四）保密原则

当一个人不管是通过语言还是通过肢体向他人透露信息时，只要接收信息

---

① AMA's Code of Medical Ethics [EB/OL]. http：//www.ama-assn.org/ama/pub/physician-re-sources/medical-ethics/code-medical-ethics.page.

② 比彻姆，丘卓思.生命医学伦理原则 [M].李伦，等，译.北京：北京大学出版社，2014：64.

的人承诺未经透露信息者的同意不会将信息透露给第三方，这就是保密。① 保护、尊重患者的隐私是医患关系应当遵循的基本伦理原则，也是各国法律的普遍性规定。临床医师作为患者疾病治疗的直接操作者，不仅能够通过检查获得患者基本的个人信息和身体健康状况，在双向互动中还能通过交流了解到病人思想上、情感上和心理上所不愿透露的信息。患者出于信任和为了得到救治而向医者袒露心声，医方有责任、有义务保守患者不愿公开的秘密。但是保密原则也只针对个人隐私问题才得以执行，一旦涉及国家、社会和公众的利益，或者继续保密会危及确定的第三方生命或重大健康风险时，医生可以不用遵循保密原则。

（五）公正原则

公正有公平、正义、应得和权利等含义，它指社会资源、风险、权利和责任等应该被公正地分配。在生命伦理学研究中，公正原则分为：分配公正、回报公正和程序公正。医患关系中的公正原则，涉及患者的方面包括，享有医疗救治的机会、承受医疗救治的风险和收益、获得医疗救治中的相应权利（包括受尊重、保密等）、得到医疗健康保险的补偿，以及履行相应的义务等；涉及医生的公正原则是指实施医疗救治过程中，公平公正地对待所有患者，不因患者的社会地位、经济能力、社会关系以及医生的个人偏好而有所差别。

第五节　医际关系与医际和谐的路径选择

现代医学的发展，医生从单一的个体职业者向群体职业者转变，医生不再独自承担患者的整体健康问题，而是采取相互配合的方式进行医疗实践活动，这时候就不能忽视医务人员之间的关系问题，也就是所谓的医际关系。医际关系主要是指医疗卫生系统的内部人员之间的特殊人际关系，主要包括医生、护士、医疗技术人员以及医务管理人员之间的相处方式。对于医际关系的协调与规范有利于更好地实现医务人员的配合，提高治疗和诊断工作的办事效率，促进医疗实践活动的开展，更好地构建和谐的医疗环境。

一、医际关系的三种模式

医际关系反映了医疗技术的逐渐成熟和稳定，是重大疾病得以抑制和治疗

---

① 比彻姆，丘卓思. 生命医学伦理原则 [M]. 李伦，等，译. 北京：北京大学出版社，2014：294.

的最直接体现。类似于器官移植类高风险高复杂的现代医疗手术，必定需要多学科背景医务人员的全方位合作和协调。因此，可以认为医际关系是现代医学发展的必然结果，是医学科研活动的重要课题。

（一）平等协作型

从横向协作关系看，随着现代医学专业分科的细化和疾病本身的特异性，包括疾病的多变性和不可预知性等，医务人员包括医生、护士、医疗技术人员之间必然存在复杂的合作关系。医师不仅需要外在设备专业人员的检查结果，需要助理人员和护工的协助，更需要不同科室专业医师的同心合作。

（二）主导从属型

从纵向指导关系看，医际之间存在上下等级的差异，如主任医师、副主任医师、主治医师以及住院医师等。一般来说，级别不同意味着业务水平存在高低差异，级别越高意味着实践经验和医学知识越丰富。上级医师对下级医师有监管和指导的职责，根据医师能力合理分配任务和规划专业发展，并将经验与方法传授给下级医师。

（三）争利忘义型

争利忘义型的医际关系则完全放弃了救死扶伤、病人至上的价值理念，把患者第一的原则抛诸脑后，不顾医生的职责和使命，以个人的得失为临床实践活动正当性的评判标准，以追求利益的最大化为终极目标。在这种类型的医患关系中，医务人员失去了基本的道德良心，恶意中伤，相互诋毁，篡夺他人或集体的研究成果或利益；不谦虚、不尊重、不团结、不仁爱；遇事互相推诿；对他人遭难幸灾乐祸，落井下石；利益集团互相包庇，隐瞒错误；等等。医际关系中的这部分现象，极大破坏了正常的主流医疗秩序，严重影响了医患关系的和谐。

二、和谐医际关系的功能

和谐的医际关系是医疗实践活动得以顺利展开的基础，治疗过程不仅需要医生与患者的配合，也不能缺少医生与医生、医生与护士、医生与医技人员等的交流与合作。和谐的医际关系具有重要的功能，具体表现为以下四个方面。

（一）价值导向功能

以患者健康为导向的共同的价值观念、目标追求和利益宗旨，是和谐医际关系的根本体现，它要求全体医务人员自觉遵从职业道德，明确自身的职责要求，抛却个人利益、纠纷和矛盾，始终将患者的利益放在首位。医务人员之间融洽的、正向的价值观念，能够激发医务人员强烈的感召力和使命感，抵制医疗市场的不正之风，防止医疗机构内部的腐败、紊乱。

（二）道德约束功能

和谐的医际关系，通过"无形的、非正式的、非强制性的和不成文的行为准则起作用"[①]，这种被内化为思想行为理念的道德规范，能够最大化地控制和约束医务人员的个人利益和欲望，促进其以患者的最大利益和健康为宗旨，用医德协调处理医际关系，既是医者自我道德规范养成的必然要求，又可成为医务人员之间和谐关系的润滑剂，医务人员在共同的目标取向中建构出友好的合作关系。

（三）协同凝聚功能

和谐的医际关系可以最大化发挥医疗共同体的整体协作功能，实现患者利益最大化的价值诉求；有利于建立团体观念，摆脱个体执业意识并提高集体荣誉感；有利于防止医务人员离散化和碎片化，促使其形成互帮互助、和谐友爱的医疗共同体，它是高组织性、高效率、高协作性的社会团体的重要指标。

（四）心理激励功能

和谐医际关系可以最大化地发挥医疗整体的协调配置功效，增强医务人员之间的尊重和信任。这种具有共同目标和相同价值理念的医疗氛围，能促进医务人员在互帮互助、齐心协力的工作中发挥出积极性和创新性。它以患者治疗中的现实最大利益为导向，以患者治疗过程中的体会和感受为评价标准，在保障患者利益的医疗竞争中获得满足感和成就感，不断获得行动上和精神上的激励。

三、和谐医际关系的路径选择

随着医学科学的发展和分工的细化，疾病的研究和治疗被内化为不同科室的职能分工，因此医学领域的研究中不同科室和医疗科研人员间的相互协作和配合是必需的。越是现代化的医疗，越是需要医生的集体合作，越是需要建立

---

① 杨金奎. 医际关系道德浅论 [J]. 中国医学伦理学, 1998 (4): 22.

良好的医际关系。^① 和谐医际关系的打造需要注意以下几个方面。

（一）病人至上，树立共同的价值目标

在亚里士多德看来，"每种技艺与研究，同样地，人的每种实践与选择，都以某种善为目的"。^② 救死扶伤、保证患者生命健康，是医务人员的职业道德要求，因此无论任何时候，医务人员都应该把患者的利益、治疗的需要和安全放在首位，树立共同的价值目标、同心协力地践行治病救人的职业使命。

（二）彼此信任，建立友好的合作机制

分工与合作是现代医学精细化发展的产物，然而复杂的疾病治疗和系统性的科研需求，必然需要医务人员之间自觉地组成一个团体，构成一个规模庞大的合作队伍，他们一起为实现共同的价值目标而奋斗和努力。这就要求医务人员相互配合并建立友好的信任关系，发展成为可以依靠和信赖的伙伴，从而在信任合作的基础上，尽职尽责、践行理念、解决医学难题并促进医学发展。

（三）相互尊重，践行普适的人格尊严

人作为独立的个体，虽然在身份、地位、职业以及经济状况等方面存在差异，但在人格上理应是平等的，拥有相同的价值和尊严，尊重既是对自己，也是对他人。和谐医际关系的建立，需要以相互尊重为前提，避免尔虞我诈、阿谀奉承和狂妄自大，需要在医疗实践活动中践行普适性的平等的价值理念，虚怀若谷、谦虚谨慎并尊重每个人的生命价值和人格尊严。

（四）公平公正，营造良性的竞争环境

建立和谐的医际关系，需要公平公正的环境。首先，确保医疗机构管理层面的公正性。避免利益抱团、以权谋私和以势压人的情况，每个医务人员都应该拥有平等的职业地位和道德身份。其次，建构平等的医疗环境。医疗活动中开展平等的对话交谈和积极的批判与自我批判，允许并尊重不同的意见和声音，形成平等、公正、民主的医疗风气。最后，打造平等的考核标准。医务人员考核不搞关系、不走后门，根据学科发展特点和业务发展需求，建立以科研水平和业务能力为标准的考核机制。

① 阮芳赋. 略论医际关系 [J]. 中国医药管理，1986 (11)：29.
② 亚里士多德. 尼各马可伦理学 [M]. 廖申白，译注. 北京：商务印书馆，2003：3.